# Röntgenpathologie der Lungentuberkulose

Von

## E. Zdansky

Unter Mitarbeit von
E. Endrei

Mit 83 Abbildungen
(199 Einzeldarstellungen)

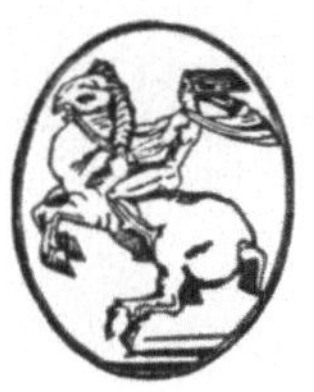

1968
Springer-Verlag
Wien · New York

Dr. *Erich Zdansky*
em. o. Professor für medizinische Radiologie
an der Universität Basel

Dr. *E. Endrei*
Oberarzt am Institut für Röntgendiagnostik und Strahlentherapie
der Universität Basel

ISBN-13:978-3-7091-5103-7     e-ISBN-13:978-3-7091-5102-0
DOI: 10.1007/978-3-7091-5102-0



Titel-Nr. 9232

# Vorwort

Der Rückgang der Lungentuberkulose hat dazu geführt, daß diese Krankheit aus dem Blickfeld der Laien rückte und selbst in Ärztekreisen an Interesse eingebüßt hat. Diese Einstellung ist nach dem übereinstimmenden Urteil aller Kenner des Tuberkuloseproblems bedenklich. Denn wenn auch die Krankheit den Charakter einer Volksseuche verloren hat, so ist sie doch selbst unter hygienisch und ökonomisch günstigen Bedingungen latent endemisch geblieben. Sie ist heute — wenn man von temporären Seuchenzügen absieht — noch immer die Infektionskrankheit mit der höchsten Mortalität und unter ungünstigen Lebensbedingungen eine der häufigsten Todesursachen überhaupt. Der Kampf gegen die Tuberkulose erfordert daher immer noch die volle Aufmerksamkeit. Unter den Maßnahmen, die an der Eindämmung der Lungentuberkulose beteiligt sind, kommt der Röntgendiagnostik als Reihenuntersuchung großer Kollektive, als subtiler Untersuchung des Einzelfalles und als Kontrolle der Therapieerfolge große Bedeutung zu. Das röntgenologische Interesse an dem immer faszinierenden und oft ganz unberechenbaren Verlauf der Lungentuberkulose muß daher lebendig erhalten bleiben.

Es ist das Anliegen dieses Buches, dem Leser in gedrängter Form die wertvollen Möglichkeiten, aber auch die Grenzen der röntgenologischen Erfassung der Anatomie und Pathogenese der tuberkulösen Lungenprozesse und ihrer verschiedenen Phasen und Verlaufsformen vorzuführen. Die Darlegungen beziehen sich auf die Verhältnisse einer sozialhygienisch und -ökonomisch hochentwickelten Population, in welcher Späterstinfektionen und Exazerbationen latenter Prozesse, die oft erst in vorgerückten Lebensjahren erfolgen, besondere Bedeutung für das endemische Fortbestehen der Lungentuberkulose zukommt. Die Darlegungen stehen ferner im Zeichen der modernen Chemotherapie und chirurgischen Behandlung der Krankheit und illustrieren die erstaunlichen Erfolge, aber auch die Grenzen dieser Maßnahmen.

Die Differentialdiagnostik gegenüber anderen Lungenkrankheiten konnte in dem gegebenen Rahmen nur insoweit berücksichtigt werden, als bei den verschiedenen Erscheinungsformen der Lungentuberkulose auf die differentialdiagnostisch in erster Linie in Betracht kommenden Prozesse hingewiesen wurde.

Die Röntgenbefunde des Abbildungsteils stammen hauptsächlich aus dem Krankengut des Instituts für Röntgendiagnostik und Strahlentherapie der Universität Basel, dessen Leitung ich bis 1965 innehatte. Meinem Nachfolger im Amte, Herrn Professor *H. Hartweg,* möchte ich meinen besten Dank dafür aussprechen, daß er mir das Archiv und die Einrichtungen des Instituts zur Verfügung gestellt hat. Viele Befunde verdanke ich Herrn Dr. *E. Endrei,* dem ehemaligen leitenden Arzt der früheren Heilstätte Grimmialp; er hat mich bei der Abfassung des Buches wertvoll unterstützt. Eine Anzahl von Abbildungen wurde aus meiner Monographie „Die Entwicklung der Lungentuberkulose im Röntgenbild" übernommen. Herr Professor *F. Gloor,* Prosektor am pathologisch-anatomischen Institut der Universität Basel, hat in dankenswerter Weise das Manuskript vom Standpunkt des Pathologen durchgesehen. Frau *Székely* gebührt mein Dank, daß sie keine Mühe gescheut hat, bei der Herstellung der Kopien das Optimum aus den Röntgenfilmen herauszuholen. Zu besonderem Danke bin ich schließlich dem Springer-Verlag, Wien, für die sorgfältige Drucklegung und Ausstattung des Buches verpflichtet.

B a s e l, im Mai 1968                                    **E. Zdansky**

# Inhaltsverzeichnis

# A. Allgemeiner Teil

## A. I. Die Stadieneinteilung der Lungentuberkulose im Lichte der Röntgenbefunde

Es gibt kaum eine Infektionskrankheit, bei der man sich in annähernd gleichem Maße und mit geringerem Erfolg um eine Einteilung in Stadien bemüht hätte, wie die Lungentuberkulose. Die jahrzehntelange Diskussion ging insbesondere um die *Ranke*sche Stadienlehre, die nach anfänglicher Zustimmung alsbald Kritik, Einschränkungen, Modifikationen und Ablehnung von pathologischer, röntgenologischer und klinischer Seite erfahren hat. Wenn man gleichwohl heute noch in Handbuchartikeln und Einzelpublikationen den Termini dieser Stadienlehre in verschiedenen Abwandlungen begegnet, entspringt das der Neigung, an eingewurzelten Begriffen festzuhalten, auch wenn sie den tatsächlichen Verhältnissen nicht gerecht werden.

Die *Ranke*sche Lehre beruht auf der Vorstellung, daß die Tuberkulose in immunisatorisch bedingten, zeitlich aufeinanderfolgenden Stadien verlaufe. Doch wenn auch zweifellos zellulär gebundene Antikörper und allergische Reaktionen an der Qualität der Lungenherde und am Verlauf des Lungenprozesses beteiligt sind, so ist doch der Nachweis nicht zu erbringen, daß die Krankheit jenseits des Primärinfekts einen Verlauf von der Art nähme, daß sich daraus klinisch, anatomisch oder röntgenologisch charakterisierte Stadien ableiten ließen.

Schon röntgenologische Verlaufsuntersuchungen zeigen, daß ein Lungenherd nach seiner Regression und anscheinenden Stabilisierung eine Reaktivierung erfahren kann, während gleichzeitig andere Herde gleicher Genese und gleicher Qualität in Ruhe verharren oder neue Herde derselben Genese eine fortschreitende Lungentuberkulose einleiten, aber auch wieder in eine Phase der Latenz oder in Heilung übergehen können.

Die Verschiedenheit der Weiterentwicklung gleichzeitig vorhandener Lungenherde läßt darauf schließen, daß zum mindesten nicht nur die durch spezifische humorale und zelluläre Antikörper bedingte Infektabwehr über das Schicksal des einzelnen Lungenherdes entscheidet, sondern daß auch Faktoren im Spiele sind, die von Herd zu Herd verschieden sein können.

In dieser Situation bleibt als einziges pathogenetisch, immunologisch und anatomisch wohldefiniertes Stadium der Lungentuberkulose der Primärinfekt, der sich nach Haftung des Tuberkelbakteriums in der Lunge eines bislang tuberkulosefreien Organismus entwickelt oder der — was weitaus seltener ist — nach völliger Abheilung eines Erstinfekts durch eine neuerliche exogene Infektion (Reinfekt) ausgelöst wird.

Der Primärinfekt hat eine Allergisierung gegen Tuberkulin und Änderungen der Zell- und Gewebsreaktionen auf das Tuberkelbakterium zur Folge, die beim Menschen in der großen Mehrzahl der Fälle mit der lokalen Begrenzung und klinischen Latenz des Infekts oder mit dessen Heilung abschließen. Er allein ist daher als echtes Stadium zu bezeichnen, wenn auch das Ziel der Heilung nicht immer erreicht wird und wenn sich auch aus ihm — ohne oder mit Latenz — eine akute oder chronische Lungentuberkulose mit oder ohne Streuung in Organe des Körperkreislaufs entwickeln kann.

Welche unüberwindlichen Schwierigkeiten einer Stadieneinteilung der Lungentuberkulose entgegenstehen, kann man schon aus der röntgenologischen Mannigfaltigkeit der Folgen des Primärkomplexes entnehmen. So kann der Primärherd des rezenten, progressiven oder exazerbierenden Primärkomplexes nach Verkäsung und Sequestrierung der erweichten käsigen Nekrose durch bronchogene Propagation unmittelbar, also ohne Zwischenschaltung eines „Sekundärstadiums", in eine Primärherdphthise überführen, die nach der Stadienlehre dem „Tertiärstadium" zuzuzählen wäre. Oder es kann sich eine kavernöse Phthise durch Einbruch progressiv oder exazerbierend käsig erweichter bronchopulmonaler Lymphknotenherde in den Bronchialbaum entwickeln (Kap. B. II. 3.).

Auf verschiedenen Wegen kann sich also aus dem Primärkomplex ohne Durchlaufen eines sogenannten „Sekundärstadiums" eine „tertiäre" kavernöse Phthise entwickeln. Andererseits kann es nach Regression einer Primärherdkaverne oder eines Lymphknoteneinbruchs zu einer lympho-hämatogenen Propagation (Kap. B. II. 2.) kommen, die dem *Ranke*schen Sekundärstadium zugezählt werden müßte.

Weitaus am häufigsten erfolgt allerdings die Weiterverbreitung des Infekts aus dem pulmonalen Primärkomplex ohne oder mit Latenz zunächst auf lymphohämatogenem Wege hauptsächlich in die Lungen, seltener in Organe des Körperkreislaufs. Doch auch diese hämatogenen Streuungen sind nicht der Ausdruck eines immunisatorisch charakterisierten Sekundärstadiums, denn die in die Lungen gleichzeitig gestreuten Herde zeigen sehr verschiedenes Schicksal. Während *ein* Herd durch fortschreitende Verkäsung und Erweichung kavernös zerfallen und zum Ausgangspunkt einer progredienten kavernösen Phthise werden kann, bleiben andere Herde stationär oder können sich produktiv umwandeln und narbig konsolidieren. Auch das spricht dagegen, daß der Verlauf einer Lungentuberkulose restlos immunologisch determiniert ist. Es ist nicht daran zu zweifeln, daß er auch durch die besondere anatomische Beschaffenheit der einzelnen Herde, ihren Gehalt an vermehrungsfähigen Tuberkelbakterien und ihre Lokalisation in der Lunge maßgeblich beeinflußt wird.

Auch das verschieden häufige Vorkommen extrapulmonaler Herde stützt die immunisatorische Unterscheidung eines Sekundär- und Tertiärstadiums der Tuberkulose nicht. Denn daß bei Lungentuberkulosen des sogenannten hämatogenen Formenkreises (Kap. B. IV.) Streuungen in Organe des Körperkreislaufs häufiger sind als bei der kavernösen Phthise, ist begreiflich, da bei ersterer eine in die Blutbahn durch längere Zeit oder rezidivierend streuende Quelle vorhanden zu sein pflegt, während bei letzterer diese längst versiegt sein oder nur noch gelegentlich fließen kann. An die Stelle der hämatogenen tritt dann die kanalikuläre Metastasierung in die Lunge, in die oberen Luftwege und in den Darmtrakt in den Vordergrund, obzwar auch dann noch hämatogene Streuungen in die Lunge und in Organe des Körperkreislaufs nicht zu den Seltenheiten gehören (s. S. 50).

Der wechselhafte Verlauf der chronischen Lungentuberkulose verbietet also die Einteilung in Krankheitsstadien, denn diese müßten durch charakteristische, nur ihnen zugehörige Merkmale gekennzeichnet sein und in gesetzmäßig gerichtetem Verlauf aufeinander folgen. *Birkhäuser* betont auf Grund klinischer Erfahrung, daß die Bedingungen, die für den Verlauf der Tuberkulose verantwortlich sind und ihren oft schubweisen Verlauf bestimmen, noch unbekannt sind. Sie sind zweifellos verschiedener Natur. Jedenfalls hat man den Eindruck, daß für den Verlauf eines tuberkulösen Lungenprozesses nicht die gesetzmäßige Folge immunisatorischer Stadien, sondern eine konstitutionell determinierte Resistenz und verschiedene konditionelle [1] Faktoren von Bedeutung sind, die teils *tuberkulosehemmend*, teils *-fördernd* sein können. Die Entwicklung der Tuberkulose birgt noch viele ungelöste Rätsel.

## A. II. Möglichkeiten und Grenzen der röntgenologischen Qualitätsdiagnostik der tuberkulösen Lungenherde

Der tuberkulöse Lungenherd kann bei Haften der Erreger im Alveolarsystem als exsudative Anschoppung mit Epitheldesquamation und Zellimmigration in die Alveolen erfolgen. Dies trifft vor allem für den Primärherd und für Streuherde zu. Der spezifische pneumonische Herd kann spontan und besonders unter Chemotherapie resorbiert werden, weshalb man röntgenologisch oft den Schwund selbst großer Anschoppungen beobachten kann.

Das tuberkulöse Exsudat hat allerdings die Tendenz zur käsigen Nekrose, die rasch auf das Lungengerüst übergreifen kann, sowie zur Entwicklung des spezifischen epitheloidzelligen Granulationsgewebes, wodurch azino-

---

[1] Wir verstehen unter Kondition die Summe der durch innere oder äußere unspezifische Einflüsse bestimmten oder modifizierten Eigenschaften, also auch Änderungen der Infektabwehr.

nodöse, zentral mehr oder weniger ausgedehnt verkäste Herde und größere Konglomerattuberkel zustandekommen.

Bei Ausbreitung der Erreger in den interstitiellen Gewebsspalten kann die Exsudation in den Hintergrund treten und die zellige Reaktion mit Bildung interstitieller produktiver Tuberkel stark überwiegen. Die vollständige Rückbildung produktiver und partiell verkäster Lungenherde ist ohne anatomische Residuen nicht möglich. Doch sind die zurückbleibenden fibrösen Narben oft so klein, daß sie dem direkten röntgenologischen Nachweis nicht zugänglich sind. Oft bleibt nur durch Narbenbildung und Ventilationsstörungen eine abnorme Helligkeit und Strukturarmut des betroffenen Lungenabschnitts zurück, die auf ein Narbenemphysem zu beziehen sind.

Der Anteil an Exsudation, käsiger Nekrose, spezifischem Granulationsgewebe und fibrösem Narbengewebe kann also in den tuberkulösen Herden sehr verschieden sein und ist für deren Qualität bestimmend. Mancher tuberkulös-pneumonische und käsig-nekrotisierende Herd erreicht die Phase des produktiven Tuberkels nie, sondern kann ohne oder mit Hinterlassung einer Fibrose resorbiert werden, oder nach Erweichung der käsigen Nekrose kavernös zerfallen oder sich auch bindegewebig abkapseln. Oft kann die käsige Nekrose nur gering sein oder gänzlich fehlen und die Entwicklung des spezifischen Granulationsgewebes ganz im Vordergrund stehen.

Da es sich also um Phasen handelt, die der Herd durchlaufen kann, jedoch nicht durchlaufen muß oder zur Zeit der Untersuchung noch nicht erreicht hat, und da diese Phasen sehr verschieden entwickelt sein können, kann man grobmorphologisch jeweils nur von *überwiegend* exsudativen, *überwiegend* produktiven, *überwiegend* narbig-fibrösen und fibrös abgekapselten Herden sprechen.

Die überwiegende Qualität eines tuberkulösen Lungenherdes wird durch seine Lokalisation, durch die angeborene und konditionelle Infektabwehr, durch die Masse und Virulenz der im Herd vorhandenen Erreger und seine Größe bestimmt. Die Herdqualität ist also für die wahrscheinliche Entwicklung der Krankheit bedeutungsvoll, und es muß das besondere Anliegen der Röntgendiagnostik sein, nicht nur das Vorhandensein und die Ausdehnung tuberkulöser Lungenherde, sondern womöglich auch deren überwiegende *Qualität* zu ermitteln.

Die Kriterien, die für die röntgenologische Qualitätsdiagnostik maßgebend sind, ihre Beweiskraft und ihre Problematik sollen im folgenden behandelt werden.

Eine unerläßliche Voraussetzung für die röntgenologische Qualitätsdiagnostik der Lungentuberkulose ist es, daß es sich im gegebenen Falle tatsächlich um einen tuberkulösen und nicht um einen andersartigen Prozeß handelt. Die tuberkulöse Natur ist nämlich dem einzelnen Herd nicht anzusehen; sie ist nur dann mit großer, oft mit an Sicherheit grenzender Wahrscheinlichkeit anzunehmen, wenn der röntgenologische Gesamtbefund der

Lunge für Tuberkulose spricht und wenn dieser mit dem klinischen Befund im Einklang steht. *Eine ausschließlich röntgenbildmäßige Unterscheidung des einzelnen Herdes* von unspezifisch bakteriellen, mykotischen, viralen, pneumokoniotischen oder nichttuberkulösen allergischen Herden, von Herden eines Morbus Boeck, eines Lymphogranuloms, einer Panarteriitis nodosa und anderen Kollagenosen, von einem chronischen Lungenabszeß, von septischen Infarkten, bronchiektatischen Kavernen usw. *ist nicht möglich.* Bei solitären, umschriebenen und selbst verstreuten Verdichtungsprozessen, bei segmentären und lobären Herden mit oder ohne nachweisbarem Zerfall muß man zudem immer mit der Möglichkeit eines primären Lungentumors rechnen, selbst in Fällen, die Tuberkelbakterien im Auswurf oder Mageninhalt haben. Denn Tumoren, die an sich schon tuberkulöse Prozesse jeder Qualität vortäuschen können, entwickeln sich bekanntlich nicht so selten auf der Basis tuberkulöser Lungennarben, die Epithelreste enthalten, als sogenannte Narbenkarzinome, oder sie können ihrerseits eine latente Tuberkulose durch destruierendes Wachstum aufbrechen und zur Exazerbation bringen. Beim geringsten Verdacht auf einen Tumor müssen daher alle zur Verfügung stehenden und jeweils aussichtsreich erscheinenden, nichtröntgenologischen, diagnostischen Möglichkeiten (Bronchoskopie und Zytologie; Thorakotomie) ausgeschöpft werden.

## A. II. 1. Der überwiegend exsudative Lungenherd

Die häufigste Reaktion des Lungenparenchyms auf die Fixation des Tuberkelbakteriums ist die Bildung eines intraalveolären fibrinös-zelligen Exsudats, also einer pneumonischen Anschoppung *(Huebschmann).* Diese kann sich auf eine Gruppe terminaler Azini oder auf das zu einem Azinus zusammengeschlossene Versorgungsgebiet eines Bronchiolus terminalis beschränken, greift jedoch oft auf benachbarte Azini über. Von der Größenordnung der azinösen Herde erhält man eine zutreffende Vorstellung, wenn es gelegentlich bei der Bronchographie mit dünnflüssigem Kontrastmittel zur sogenannten Parenchymfüllung kommt (Abb. 1). Die Exsudation kann sich aber auch auf einen Lobulus, der aus etwa einem Dutzend Azini besteht, oder auf mehrere Lobuli, ein Lappensegment oder einen Lungenlappen ausbreiten.

Das Exsudat kann rasch einer mehr oder weniger ausgedehnten Nekrose verfallen, die das bindegewebige Stroma des Lungengewebes einbezieht. Sie ist innerhalb des pneumonischen Herdes röntgenologisch nicht abgrenzbar (s. S. 9).

Röntgenologisch geben exsudativ-azinöse und lobulärpneumonische Lungenherde im allgemeinen weiche Verschattungen, die sich peripherwärts wolkig auflösen (Abb. 2, 42), weil die pneumonische Anschoppung an der Peripherie infolge lufthaltiger Parenchymteile an Schattendichte abnimmt. Durch diese unscharfe Begrenzung unterscheiden sich im allgemeinen die überwiegend exsudativen von den produktiven und fibrösen Herden. Doch gilt diese Faustregel nicht für segmentäre und lobäre exsudative Herde, die an Segmentgrenzen haltmachen bzw. an eine interlobäre Pleura heranreichen; bei entsprechender Projektion zeigen sie dann die charakteristische partiell scharfe Begrenzung (Abb. 72, 73), die in den schematischen Skizzen Abb. 25 und 26 dargestellt sind. Auch die kleinsten, röntgenologisch eben noch abgrenzbaren Herde, die nur einer Gruppe von Azini angehören, sind relativ scharf begrenzt, wenn sie in normal lufthaltiger Umgebung liegen (Abb. 57). Solche kleine rundliche Fleckschatten sind von produktiven Herden nicht zu unterscheiden.

Wenn die Interstitien der Lunge durch Hyperämie und durch entzündliches Ödem der perivaskulären und peribronchialen Lymphräume verdickt sind, wie dies bei miliaren Lungenstreuungen oft der Fall ist, kommen die kleinen Herdschatten in ein engmaschiges Netzwerk zu liegen, in dem sie gleichsam zu hängen scheinen (Abb. 36). Ein solches Bild kann einem miliaren Morbus Boeck oder Lymphogranulom, einer Pneumokoniose oder malignen Lymphangiose gleichen. Oft bringt nur das klinische Bild, die Leberbiopsie und der posttherapeutische Verlauf die Entscheidung.

Die röntgenologische Struktur des größeren exsudativen Einzelherdes ist homogen, da sein Zentrum luftleer ist, doch kann man in größeren pneumonischen Anschoppungen auf Schichtaufnahmen die hellen Bänder lufthaltiger Bronchialverzweigungen erkennen (Abb. 3, 70 c).

Bei Konfluenz exsudativ-azinöser oder -lobulärer Herde kommt es durch die Schattensummation einerseits und durch die Helligkeit dazwischenliegender lufthaltiger Parenchymanteile andererseits zu inhomogenen fleckig-wolkigen Verschattungen (Abb. 52 a). Schichtaufnahmen solcher Schattenareale ergeben manchmal den überraschenden Befund, daß manche Aufhellungen nicht durch lufthaltig verbliebene Parenchymteile, sondern durch kleine Zerfallshöhlen bedingt sind (Abb. 70 d).

Die Zuordnung großer oder kleiner, zu größeren Arealen konfluierender exsudativer Herde zu den Lungensegmenten oder -lappen ist in der Regel röntgenologisch möglich. Die schematischen Skizzen Abb. 25, 26 zeigen allerdings, daß die Form und Lage der Lappen und Segmente durch Schrumpfung, Verziehung oder Verdrängung so wesentliche Veränderungen erfahren können, daß man mit Aufnahmen in den Standardprojektionen für die Herdzuordnung oft nicht das Auslangen findet, sondern die optimalen Aufnahme- und tomographischen Schnittrichtungen erst mit Hilfe der Durchleuchtung ermitteln muß.

Die wahre *Größe* eines spezifischen exsudativen Einzelherdes ist aus der Größe des Herdschattens nicht mit Sicherheit zu erkennen, da der Herd von einer Zone *perifokaler Exsudation* (Kap. A. II. 5.) umgeben sein kann, die sich gegen die spezifische Exsudation nicht abgrenzen läßt. Diese Zone kann sehr breit oder sehr schmal sein oder auch praktisch fehlen.

Auch über die *Genese* des spezifischen exsudativen Einzelherdes gibt der Röntgenbefund keine Auskunft. Hämatogene Herde geben zwar im allgemeinen kleine, etwa stecknadelkopf- bis erbsengroße Fleckschatten, während bronchogene Herde meist größere Schattengebilde ergeben; doch gibt es sehr kleine bronchogene Herde, die von hämatogenen Herden im einzelnen nicht zu unterscheiden sind. Nur wenn man das röntgenologische Gesamtbild berücksichtigt, ist diese Unterscheidung mit mehr oder weniger großer Wahrscheinlichkeit möglich.

Hämatogene Streuherde lassen im allgemeinen keine örtliche Beziehung zur Streuquelle erkennen. Sie haben die Tendenz zur bilateral-symmetrischen Lokalisation und bevorzugen die kranialen Teile der Lungen, wenn sie nicht mehr oder weniger diffus in beide Lungen verstreut sind.

Bronchogene Streuherde können in die unmittelbare Umgebung der Streuquelle erfolgen, sind jedoch mehrheitlich von dieser distanziert. Sie bevorzugen bis zu einem gewissen Grade die abhängigen Lungenabschnitte, besonders die basalen Teile eines oder beider Unterlappen und basale Lappengrenzen der gleichen Lunge oder der Gegenseite, in denen sie nicht selten zu marginalen Schattenarealen konfluieren (Abb. 70).

Sie erfolgen aber auch gar nicht selten aus einem streuenden Herd eines Oberlappens in den Oberlappen der anderen Lunge. Lymphadenobronchogene Streuherde aus einer Drüsenbronchusfistel gehen mit Vorliebe zunächst in das Versorgungsgebiet des betroffenen Bronchus (Abb. 43).

Bronchogene Herde sind bronchopneumonische Herde sehr verschiedener Größe. *Loeschcke* spricht daher von bronchogenen Herden kleinen, mittleren und groben Kornes. Die Herde können zu großen fleckig-wolkigen segmentären (Abb. 8) und lobären Schattenarealen konfluieren. Manchmal können sie auf ein Subsegment (Abb. 55) beschränkt sein und dieses verschatten.

Exsudative Lungenherde jeder Genese können sich auf dem Wege des alveolobronchialen Hohlraumsystems entweder örtlich begrenzt, aber auch sehr rasch über große Lungenabschnitte (z. B. bei käsiger Pneumonie) ausbreiten (Abb. 70, 80, 81). Durch Verkäsung und kavernösen Zerfall können sie zur Quelle bronchogener Propagation werden. Man muß sich wundern, daß dieses Ereignis nicht regelmäßiger erfolgt. Die Erfahrung lehrt jedoch, daß selbst größere Anschoppungen spontan, häufiger noch unter tuberkulostatischer Behandlung vollständig (Abb. 42) oder mit Hinterlassung einer Fibrose (Abb. 61, 66) und eines regionären Emphysems rückbildungsfähig sind (Abb. 70). Auf ihren resorptiven Schwund haben schon *v. Müller* und *v. Hansemann* hingewiesen, doch haben erst die lange vor der chemotherapeutischen Zeit durchgeführten röntgenologischen Serienuntersuchungen von *Haudek* und *Fleischner* den Beweis erbracht, daß die Rückbildung tuberkulöser exsudativer Herde keine Ausnahme, sondern ein außerordentlich häufiges Ereignis ist, das jedenfalls weit häufiger vorkommt als deren kavernöser Zerfall. Auch *Assmann* hat auf die prinzipielle Möglichkeit der Resorption der Frühinfiltrate aufmerksam gemacht. Heute gehört die Resorption selbst ausgedehnter exsudativer Anschoppungen nach Chemotherapie zu den alltäglichen Beobachtungen. Allerdings ist zu berücksichtigen, daß an dem Schwund exsudativer Verschattungen auch die Rückbildung von begleitenden Atelektasen beteiligt sein kann. Eine röntgenologisch restlose Rückbildung exsudativer Herde ist freilich nur möglich, wenn die Entwicklung einer käsigen Nekrose oder eines tuberkulösen Granulationsgewebes geringes Ausmaß erreicht haben. Andernfalls bleiben abnorm helle und strukturarme Areale eines substantiellen Emphysems zurück, die von den harten Schattensträngen einer Fibrose durchsetzt sind (Abb. 70). Übrigens bedeutet das Fehlen röntgenologisch nachweisbarer Verdichtungen nicht, daß tatsächlich keine Residuen zurückgeblieben sind, denn kleine narbig-fibröse Reste können sich dem direkten röntgenologischen Nachweis entziehen und können durch die vermehrte Helligkeit eines zustandegekommenen substantiellen Narbenemphysems fortgeleuchtet werden.

Nicht alle weichen, wolkigen Verdichtungen bei Tuberkulose müssen durch spezifische exsudative Herde oder allergische perifokale Reaktion bedingt sein; sie können auch umschriebenen Ansammlungen von Ödem bei kardialer Dekompensation oder bei renaler Insuffizienz in mangelhaft beatmeten und drainierten Lungenabschnitten entsprechen *(Zdansky)*. Herz- und Nierenfunktion verdienen schon deshalb bei der Beurteilung der Lungen immer Aufmerksamkeit (s. S. 25).

### A. II. 2. Der überwiegend produktive Lungenherd (Tuberkel)

Der Tuberkel besteht im wesentlichen aus dem bekannten, an Gitterfasern und Gefäßen reichen spezifischen Granulationsgewebe, das sich wahrscheinlich als Reaktion auf Phosphatide und Wachse des Tuberkelbakteriums *(Roulet* und *Bloch, Sabin)* entwickelt.

Die Exsudation kann gegenüber der Entwicklung des epitheloidzelligen Granulationsgewebes ganz in den Hintergrund treten, jedoch scheint sie die zentrale käsige Nekrose des Tuberkels zu begünstigen. Um das Granulationsgewebe kommt es zur Bildung einer Zone von meist lockerem Bindegewebe.

Der einzelne produktive Lungenherd (Tuberkel) ist so klein, daß er jenseits der röntgenologischen Darstellbarkeit liegt. Nur durch Summation der Schatten multipler filmnaher Herde können die röntgenologisch nachweisbaren Fleckschatten miliarer Lungenstreuungen zustande kommen (Kap. B. IV. 1.). Erst größere azinonodöse Einzelherde und Konglomerattuberkel sind als gelappte oder ausgezackte harte Fleckschatten abgrenzbar, sofern sie filmnahe gelegen sind.

Konglomerattuberkel (Abb. 4) können ansehnliche Größe erreichen. Sie unterscheiden sich von den scharf konturierten Rundherden oder Tuberkulomen (Kap. A. II. 3. 4.) durch ihre unregelmäßige, oft zackige Begrenzung, so daß sie manchmal von einem peripheren Tumor nicht zu unterscheiden sind. Ein bronchographisch festzustellender Bronchusabbruch am Herd kann sowohl beim Konglomerattuberkel (Abb. 4) als auch beim peripheren Lungentumor vorkommen. Das Ausweichen benachbarter Bronchien spricht jedoch für expansives Wachstum und kommt nicht selten beim Tumor, aber kaum beim Konglomerattuberkel vor.

## A. II. 3. Die käsige Nekrose der Lungen- und Lymphknotenherde und deren Folgen

Praktisch enthält jeder tuberkulöse Herd — ob es sich nun um einen einzelnen Tuberkel, einen Konglomerattuberkel, einen größeren azinonodösen Lungenherd oder um Lymphknotenherde handelt — als wesentlichen Bestandteil ein bzw. mehrere käsig-nekrotische Zentren. Die käsige Nekrose kann allerdings nur geringe Ausdehnung haben und gegenüber dem erhaltenen Granulationsgewebe in den Hintergrund treten; sie kann aber auch so groß sein, daß sie nur von einem schmalen Saum von epitheloidzelligem Granulationsgewebe umgeben ist. Auch ein tuberkulöses Infiltrat und größere pneumonische Anschoppungen der Lunge können käsig-nekrotische Partien sehr verschiedenen Ausmaßes enthalten.

Röntgenologisch läßt sich die Verkäsung innerhalb eines Herdes nicht abgrenzen, da sie praktisch das gleiche Absorptionsvermögen für die Röntgenstrahlen hat wie Granulations- und Bindegewebe. Das ist um so bedauerlicher, als von der Ausdehnung der käsigen Nekrose eines Lungen- oder Lymphknotenherdes nicht nur dessen Schicksal, sondern auch der Verlauf der Krankheit als Ganzes wesentlich mitbestimmt wird. Je größer die käsige Nekrose ist, desto größer ist im allgemeinen die Wahrscheinlichkeit ihrer Erweichung. In der Lunge wächst damit die Gefahr der Bildung einer Kaverne, bei Lymphknotenherden die Gefahr einer Weiterverbreitung auf dem Lymphwege (Kap. B. II. 2.), eines Durchbruchs in Bronchien (Kap. B. II. 3.) und in andere Nachbargewebe oder Organe (Kap. B. III. 2). Außerdem leistet die käsige Nekrose der Lungen- und namentlich der Lymphknotenherde nach ihrer Erweichung der hämatogenen Propagation Vorschub (Kap. B. III. 1.). Manche Röntgenbefunde lassen auf das Vorhandensein käsiger Nekrose mit mehr oder weniger großer Wahrscheinlichkeit, oft mit Sicherheit schließen. Diese Befunde sind:

1. Kavernen,
2. Lymphknotenperforationen,
3. Bronchogene Streuherde,
4. Der tuberkulöse Rundherd (Tuberkulom) und
5. Verkalkungen und Verknöcherungen in der Lunge und in Lymphknoten.

### A. II. 3. 1.  Die Kaverne

Die Kaverne ist die folgenschwerste Entwicklung der käsigen Nekrose, denn sie ist die ausgiebigste Quelle bronchogener Propagation. Je ausgedehnter die käsige Nekrose ist, desto größer ist die Gefahr ihrer Erweichung und ihrer kavernösen Sequestrierung auf dem Bronchialwege. Manche Lungenherde, besonders die sogenannten Früh- und Spätinfiltrate (Kap. B. VI. 1. und 2.) haben besonders große Tendenz zur Verkäsung und zum Zerfall.

Als Regel kann gelten, daß Kavernen innerhalb von pulmonalen Verdichtungen röntgenologisch als Aufhellung (Abb. 5), innerhalb von lufthaltigem Lungenparenchym als Ringschatten (Abb. 6) erscheinen. Doch selbst auf technisch einwandfreien Aufnahmen können Kavernen dem röntgenologischen Nachweis entgehen, wenn sie absolut oder im Verhältnis zur Ausdehnung der umgebenden Verdichtung klein sind, wenn sie dünnwandig, in lufthaltiger Lunge und filmferne gelegen sind oder wenn sie sich in andere pathologische Lungenstrukturen oder in normale schattengebende Organe oder Organteile, etwa in das Herz, in einen Hilus, in Skelett- oder Weichteile der Thoraxwand projizieren. Ihr Nachweis gelingt in vielen Fällen nur durch systematische Durchschichtung (Abb. 70) in sagittalem und frontalem Strahlengang. Die Tomographie sollte daher bei keiner Erstuntersuchung einer Lungentuberkulose unterlassen werden, wenn der klinische oder röntgenologische Verdacht auf einen streuenden Lungenherd besteht.

Das anatomische Substrat des Kavernenringschattens ist je nach der Natur des käsig erweichenden und sequestrierenden Herdes verschieden.

Die Kaverne eines frischen Früh- oder Spätinfiltrats (Kap. B. VI. 1. und 2.) liegt im Zentrum einer käsigen Nekrose. Deren Erweichung und Totalsequestrierung führt praktisch zu einem Loch im Lungenparenchym, das grobanatomisch und röntgenologisch sozusagen keine eigentliche Wandung besitzt. Solche Früh- und Spätkavernen sind daher oft nur auf Schichtaufnahmen abzugrenzen, wenn das umgebende Lungengewebe nicht verdichtet ist oder wenn sie sich in andere pathologische Lungenstrukturen projizieren.

Solche dünnwandige Kavernen findet man besonders häufig in Fällen, bei denen eine Insuffizienz der Infektabwehr anzunehmen ist, z. B. bei Miliartuberkulosen (Abb. 58), in Spät- und Endphasen der Lungenphthise (Abb. 64), gelegentlich auch bei Verwahrlosung (Abb. 7).

Dünnwandigkeit von Kavernen kann aber auch durch chemotherapeutisch erzielte oder selten spontan erfolgte Abstoßung der Nekrosen und durch Abbau der Granulationen zustande kommen. Die Kavernenwandung glättet sich dann und es resultiert daraus im Röntgenbild ein zarter Ringschatten, der oft nur tomographisch nachweisbar ist. Diese Reinigung der Kaverne geht oft mit ihrer fortschreitenden Verkleinerung einher (Abb. 70) und leitet unter günstigen Bedingungen den Kavernenschluß und die narbige Heilung ein. Doch können auch gereinigte Kavernen offen bleiben und als sogenannte offene Kavernenheilung (s. S. 14 und Abb. 16) persistieren.

Kavernen auf der Basis chronischer fibrös-produktiver Herde weisen einen höheren Grad der strukturellen Differenzierung auf. Der Kavernenringschatten wird in diesen Fällen von den Schichten einer käsigen Nekrose, eines epitheloidzelligen Granulationsgewebes, einer Kapsel kollagenen Bindegewebes und einer nicht obligaten und sehr verschieden entwickelten Zone von perikavernöser Infiltration gebildet. Diese Schichten sind zwar röntgenologisch gegeneinander nicht abgrenzbar, jedoch läßt die röntgenologisch feststellbare Lage, Begrenzung und Ausdehnung einer Kaverne Schlüsse auf die Schicht zu, in welcher sie gelegen ist.

Rezente kavernöse Höhlen, die noch ausschließlich im Bereich der erweichten käsigen Nekrose liegen, ergeben oft unregelmäßig-buchtig begrenzte Aufhellungen (Abb. 5, 70), in die manchmal buckelige und pilzförmige Gebilde nicht abgestoßener Nekrosen hineinragen (Abb. 73). Gelegentlich kann man auf Schichtaufnahmen auch weichteildichte Schattengebilde von freiem nekrotischem Gewebe erkennen (Abb. 24 d).

Dünnwandige Kavernen sind elastisch, kollabieren unter sonst günstigen Bedingungen beim therapeutischen Pneumothorax und können inspiratorische Zu- und exspiratorische Abnahme ihrer Größe zeigen *(Fleischner)*. Bei ventilartig wirkender Stenose des Ableitungsbronchus können solche Kavernen eine beträchtliche Blähung und weitere Verdünnung ihrer Wandung erfahren. Eine solche Kavernenblähung kann rasch reversibel sein (Abb. 6).

Dickwandige, nach außen scharf konturierte Kavernenringschatten sind in der Regel durch eine breite Schicht von Granulationsgewebe und eine dicke fibröse Kapsel gebildet. Es handelt sich meist um ältere sputumpositive, seltener gereinigte Kavernen. Sie sind starrwandig und zeigen beim therapeutischen Pneumothorax nur ungenügende Kollapsbereitschaft, besonders, wenn sie in zirrhotisch verdichtetem Lungengewebe eingebettet sind.

Die Dickwandigkeit einer Kaverne kann aber auch durch eine umfassende Atelektase des perikavernösen Lungenparenchyms vorgetäuscht werden *(Fleischner)*, bei deren Rückbildung die Kaverne infolge des Rückgangs des retrahierenden Zuges der Atelektase kleiner und ihre anscheinend dicke Wand dünner werden kann (Abb. 6 a, b).

Schließlich kann die Kavernengröße durch infiltrativ wechselnde Retraktionskraft des umgebenden Lungengewebes Änderungen erfahren.

*Es ergibt sich also, daß die röntgenologisch feststellbare Größe und anscheinende Wanddicke einer Kaverne nicht allein durch die Größe des anatomischen Gewebedefekts, die anatomische Wanddicke und die Breite der perikavernösen Infiltration, sondern auch durch Kräfte bestimmt werden, die von außen und von innen an die Kaverne angreifen.* Da diese Kräfte dem Wechsel unterliegen können, bedeutet die Vergrößerung eines Kavernenringschattens nicht unbedingt eine Progredienz, eine Verkleinerung nicht notwendig eine Regression. Man muß bei der röntgenologischen Beurteilung der

Größe, der Wandbeschaffenheit und des Alters einer Kaverne jedenfalls sehr zurückhaltend sein und darf Änderungen der Kavernengröße nur im Zusammenhange mit den Veränderungen des umgebenden Lungenparenchyms und mit den Änderungen der ventilatorischen Verhältnisse, soweit diese aus dem Röntgenbefund zu erschließen sind, beurteilen.

Auch die *Form der Kavernen* ist sehr unterschiedlich. Die kugelige Kaverne ist nur eine unter anderen Möglichkeiten. Es gibt buchtige und gekerbte (Abb. 5, 13, 70), strangförmige (Abb. 8, 18), spalt- oder linsen- (Abb. 9 e, 70, 73) und spindelförmige (Abb. 10) Kavernen. Buchtige Kavernenschatten können durch Konfluenz benachbarter Kavernen zu einer größeren Höhle zustandekommen. Buchten und Kerben können aber auch durch die Verhältnisse der umgebenden Lunge bedingt sein, da zirrhotisches Schwielengewebe der käsigen Einschmelzung höheren Widerstand entgegensetzt als weniger schwer veränderte Parenchymabschnitte. Schrumpfende Zirrhosen können zur röhrenförmigen Deformation schon vorhandener Kavernen und zu deren Abknickung und Einschnürung führen; diese sogenannten *Strangkavernen* (Abb. 5, 8) können große Ähnlichkeit mit Bronchiektasien haben, die als unspezifische Folge indurierender Tuberkulosen nicht selten zur Entwicklung gelangen (Abb. 11, 65). Die meist fingerförmige Anordnung, die kolbige trommelschlegelähnliche Form und regelmäßige Begrenzung der Bronchiektasien lassen jedoch in der Regel die Unterscheidung von Strangkavernen zu. Entscheidend ist aber doch oft erst der Sputumbefund. Bei der erwähnten *Spalt- und Linsenform der Kavernen* handelt es sich um die typische Deformation, die bei narbiger oder atelektatischer Schrumpfung des kavernentragenden Segments oder Subsegments zustande kommt. Sie stellt sich nur dann in dieser Form dar, wenn die Spaltebene im Strahlengang liegt (Abb. 9, 70, 73). Selten ist eine segmentäre Kaverne spindelförmig geschrumpft und erscheint je nach ihrer Projektion im kreisrunden Quer- bzw. dattelförmigen Längsschnitt (Abb. 10).

Eine Sonderstellung nehmen die im Bereiche eines Hilus gelegenen Kavernen ein. Es handelt sich mehrheitlich um *Drüsenkavernen* als Folge des Einbruchs käsig erweichter bronchopulmonaler Lymphknoten in Bronchien mit Bildung einer Drüsenbronchusfistel (Kap. B. III. 2.) (Abb. 46, 47); seltener um den *Durchbruch einer ulzerösen Bronchustuberkulose in das anliegende Lungenparenchym* (Abb. 54) oder *eines verkäsenden parahilären Lungenherdes in einen Bronchus (Uehlinger)*. Zum Unterschied von den Drüsenkavernen, die innerhalb eines Hilusschattens gelegen sind, überschreiten die in einen Bronchus eingebrochenen Lungenkavernen und die durch Einbruch einer Bronchustuberkulose in die Lunge entstandenen Kavernen den Hilusschatten; sie liegen mehr oder weniger parahilär und sind von einem perikavernösen Infiltratsaum umgeben.

*Riesenkavernen*, die einen großen Teil einer Lunge einnehmen können, erinnern manchmal an einen Pneumothorax. Doch lassen in den Hohlraum ragende Leisten- und Spornbildungen, die stehengebliebenen Resten zirrhotischen Schwielengewebes oder verdickter Lungeninterstitien entsprechen, sowie ein breiter, der Thoraxwand anliegender, unregelmäßig begrenzter Begleitschatten, der von restlichem Lungengewebe und Granulationen herrühren kann, auf eine Riesenkaverne schließen. Diese ist außerdem meist mit einer Heranziehung des Mediastinums oder/und mit einer Schrumpfung der Thoraxhälfte verbunden, während der Pneumothorax eher zu einer Verlagerung des Mediastinums in die Gegenseite führt, besonders wenn es sich um einen Spannungspneumothorax handelt. In zweifelhaften Fällen kommt der Schichtuntersuchung oft entscheidende Bedeutung zu, da sie innerhalb des verschatteten perihilären Lungenrestes die in die Kaverne ziehenden Bronchien zur Darstellung zu bringen pflegt (Abb. 12).

Kavernen können einen *Sekretspiegel* enthalten, jedoch ist dieser im allgemeinen kleiner als in Abszeß- und Gangränhöhlen, in Tumor- oder bronchiektatischen Kavernen, da tuberkulöse Kavernen wegen ihrer bevorzugten Lage in den kranialen Lungenabschnitten meist gut drainiert sind. Bei schnell fortschreitendem kavernösem Zerfall kann man aber auch in Oberlappenkavernen Sekretspiegel finden, wenn der Abgang des drainierenden Bronchus über den Kavernenboden zu liegen kommt. Auch vor dem Abhusten des Sekrets kann man morgens gelegentlich Sekretspiegel in Kavernen sehen, die tagsüber trocken sind.

Basale Kavernen und Kavernen, die unter Chemotherapie stark eingedicktes Sekret enthalten, das sich über dem enger gewordenen Bronchusabgang anstaut, können vollaufen und massive Schattengebilde ergeben, die bei scharfer Begrenzung einen Rundherd vortäuschen können (Abb. 64, 66), bei unscharfer Begrenzung an ein Infiltrat erinnern (Abb. 9, 50, 52). Eine vollgelaufene Kaverne ist nur dann gesichert, wenn die Kaverne schon vorher festgestellt worden war.

Der *Ableitungsbronchus der Kaverne* zeigt oft trichterförmigen Abgang, was sich tomographisch gut nachweisen läßt. Er ist durch eine sogenannte Ableitungsbronchitis oder/und durch eine Bronchustuberkulose am Röntgenbild der Kaverne und an ihrer Weiterentwicklung maßgeblich beteiligt (Kap. B. V.).

Der Nachweis der *Kavernenheilung* konnte erst durch serienmäßige Röntgenbeobachtungen überzeugend erbracht werden. Man konnte die Kavernenheilung sporadisch als spontanes Ereignis, vor allem aber als Erfolg des artifiziellen Pneumothorax, plastischer Thoraxoperationen, der Kavernensaugdrainage, der Thoraxplombe usw. beobachten. Ganz allgemein konnte man feststellen, daß die Aussicht auf Heilung mit der frühzeitigen Erfassung und der relativ lokalen Begrenzung des kavernösen Prozesses zunimmt, woraus sich die Forderung der *röntgenologischen Frühdiagnostik der Kaverne bzw. der zum kavernösen Zerfall neigenden Prozesse* ergab.

Diese Forderung hat auch heute Gültigkeit, obgleich die Chemotherapie eine dramatische Verbesserung der Heilungschancen der Kavernen mit sich gebracht hat. Doch haben auch die chemotherapeutischen Möglichkeiten ihre Grenzen. Abgesehen von der Therapieresistenz mancher Erregerstämme und mancher Lungenherde ist selbst der chemotherapeutisch erzielte Schluß einer Kaverne und die sogenannte Kavernenreinigung (s. unten) keine sichere Gewähr gegen ein lokales Aufflackern des Prozesses. Das gilt insbesondere für vernachlässigte und erst spät zur Behandlung kommende Tuberkulosen.

Die Rückbildung und Heilung von Kavernen unter Chemotherapie erfolgen oft außerordentlich rasch und sind röntgenologisch gut zu verfolgen. Die Regression setzt meistens mit einer Verschmälerung des Kavernenringschattens ein, die teils durch Abstoßung der käsigen Nekrosen und Abbau des spezifischen Granulationsgewebes, oft auch durch Resorption einer perikavernösen infiltrativen Verdichtungszone bedingt ist. Mit diesen regressiven und reparativen Veränderungen geht eine Verminderung der Kavernensekretion und eine Verkleinerung der Kaverne einher. So kann die Rückbildung der Kaverne über eine Phase eines immer dünner und kleiner werdenden Ringschattens erfolgen, von dem manchmal als Zeichen der narbigen Raffung des angrenzenden Lungenparenchyms radiäre Ausläufer in die Umgebung ziehen (Abb. 13, 21). Die Rückbildung von Kavernen kann restlos (Abb. 45), mit Hinterlassung einiger uncharakteristischer streifiger Verdichtungen (Abb. 14), eines kleinen soliden Fleckschattens mit zackigen Ausläufern (Abb. 15) oder eines scharf konturierten Rundherdes, der Kalkeinlagerungen enthalten kann (Abb. 22), erfolgen.

Manchmal bleibt der Kavernenschluß nach Abstoßung der Nekrosen und Granulationen aus, so daß die Kaverne offen bleibt, und es zu ihrer Epithelisierung kommt (Abb. 16). Diese sogenannte *offene Kavernenheilung* war als seltenes Vorkommnis schon *Laënnec* bekannt. Sie wird seit Einführung der Chemotherapie relativ häufig beobachtet *(Pagel, Langer, Junker)*. Eine offen geheilte Kaverne kann von dem Ringschatten einer fibrösen Kavernenkapsel umgeben, aber auch so zart sein, daß sie einer Emphysemblase (s. S. 15) gleicht und manchmal nur auf Schichtaufnahmen zur Darstellung gebracht werden kann. Die offene Kavernenheilung ist als eine unvollkommene Heilung zu betrachten, denn innerhalb der mit Epithel oder unspezifischen Granulationsresten ausgekleideten Höhle können sich Nester von vermehrungsfähigen infektionstüchtigen Tuberkelbakterien halten. Die offen geheilte Kaverne ist daher als potentielle Quelle bronchogener Propagation zu betrachten und bedarf der ständigen bakteriologischen und röntgenologischen Kontrolle. Selbst ein wiederholt abazillärer Sputumbefund ist keine Gewähr für die endgültige Heilung einer Kaverne.

Kavernen, die von einer derben fibrösen Kapsel umgeben und in zirrhotischem Schwielengewebe gelegen sind, erweisen sich oft als chemotherapieresistent, teils weil die Tuberkelbakterien infolge der mangelhaften Vaskularisierung der Gewebe dem Zugriff der chemotherapeutischen Mittel mehr oder weniger entzogen sind, teils weil das derbe Schwielengewebe dem Schluß der Kaverne einen unüberwindlichen Widerstand entgegensetzen kann. Es ist jedoch immer wieder überraschend, daß selbst unter ungünstig scheinenden Bedingungen eine Kavernenheilung erzielt werden kann (Abb. 63).

Hartnäckig therapieresistente streuende Solitärkavernen sind eine dankbare Indikation zur Resektionsbehandlung, denn mit ihrer chirurgischen Eliminierung sieht man nicht nur ein promptes Sistieren neuer bronchogener Streuherde, sondern meist auch eine Rückbildung schon gesetzter Streuungen (Abb. 22, 45).

Tuberkulöse Kavernen können differentialdiagnostische Schwierigkeiten bereiten. So kann eine subpleurale thoraxwandständige Kaverne nach Durchbruch in die Thoraxhöhle zu einem abgesackten, kavernenähnlichen Hydropneumothorax führen, wenn die Pleurablätter großenteils miteinander verwachsen sind. Da die durchgebrochene subpleurale Kaverne dabei meist kollabiert und daher nicht ohne weiteres abzugrenzen ist, kann der abgesackte Pneumothorax als große subpleurale Kaverne imponieren. Man hat von dem Bilde einer „Pleurakaverne" *(Lobenwein-Weinegg)* gesprochen. Der Nachweis der Kommunikation des kavernenähnlichen, abgesackten Pneumothorax mit einer subpleuralen Kaverne ist bronchographisch nur selten zu erbringen. Er gelingt am ehesten durch perkutane Kontrastfüllung des abgesackten Pneumothoraxes, durch die sich nicht nur die Kommunikation mit dem Bronchialsystem, sondern manchmal auch die durchgebrochene Kaverne darstellen läßt. *Langer* hat übrigens darauf aufmerksam gemacht, daß Pleurakavernen unter Chemotherapie abakteriell werden können.

Bei diffusen oder umschriebenen Lungenfibrosen mit Narbenemphysem, sowie im Bereiche und in Randgebieten von zirrhotisch schrumpfenden Prozessen kann man oft runde oder ovoide, absolut scharf konturierte Ringschatten sehen, die oft nur durch dünne Septen gegeneinander abgegrenzt sind. Es handelt sich um *bullöse Emphysemblasen* (Abb. 17, 18, 66). Diese können verschiedenste Größe haben und sind bei Anliegen an der Thoraxwand oder in einem Phrenikokostalwinkel entrundet, so daß sie an einen abgesackten Pneumothorax erinnern. Die Konstanz des Befundes, das Fehlen eines Ableitungsbronchus und eines Sekretspiegels, die Dünnwandigkeit und absolut scharfe Begrenzung sprechen mit großer Wahrscheinlichkeit für ein bullöses Emphysem und gegen eine Kaverne.

*Angeborene Lungenzysten* ergeben, wenn sie lufthaltig sind, haardünn konturierte, scharf und regelmäßig begrenzte Ringschatten. Sie unterscheiden sich von bullösen Emphysemblasen durch ihre gewöhnliche Lage in der Tiefe der Lunge und dadurch, daß sie von normal lufthaltiger und normal strukturierter Lunge umgeben sind. Sie können konstant sekretgefüllt sein, so daß sie einen Rundherd vortäuschen.

Die häufigen Pneumatozelen bei Pneumonie des frühen Kindesalters sind durch das klinische Bild, ihre rasche Entwicklung, oft wechselnde Größe und ihre mit der Genesung des Kindes oft außerordentlich prompt erfolgende Rückbildung charakterisiert; manche Pneumatozelen können aber zeitlebens als reaktionslose haardünne Ringschatten im Röntgenbilde erhalten bleiben und eine angeborene Zyste vortäuschen.

Solitäre oder auch multiple septisch-pyämische Lungenabszesse, eine Tumorkaverne oder ein zerfallendes leukämisches Infiltrat können bildmäßig von tuberkulösen Kavernen nur bei Berücksichtigung des anamnestisch-klinischen Gesamtbildes und des Sputumbefundes unterschieden werden; wobei erneut daran erinnert werden soll, daß eine Lungentuberkulose einen gleichzeitig bestehenden Lungentumor nicht ausschließen läßt.

Pseudokavernen durch kostale Spaltbildungen und Knochenbrücken der Rippen, durch ein gashaltiges Brustwandserom nach Mastektomie oder durch eine trichterförmig eingezogene Narbe nach Monaldi-Drainage sollten bei sorgfältiger Analyse des Röntgenbildes und bei Inspektion des Patienten, auf die man bei der Röntgenuntersuchung nicht verzichten darf, zu keiner Verwechslung mit einer Kaverne Anlaß geben. Auch Lücken in kostalen oder interlobären Pleuraschwarten, zufällige Überkreuzungen abnorm verlaufender Lungengefäße (Abb. 19) sind durch genaue Bildanalyse, durch Aufnahmen in verschiedener Projektionsrichtung, nötigenfalls durch die Tomographie von Kavernen zu unterscheiden.

### A. II. 3. 2.   Die Lymphknotenperforationen

Die Erweichung einer käsigen Lymphknotentuberkulose kann zum Durchbruch der Drüsenkapsel und zum Einbruch in Nachbargewebe und -organe führen. Lymphknotenperforationen in das Mediastinum sind meist gedeckt und können eine umschriebene schwielige Mediastinitis (s. S. 43) zur Folge haben. Wesentlich seltener sind offene Durchbrüche in die Speiseröhre, in die Pleura- oder Perikardialhöhle und in die Lunge (Abb. 40). Weitaus am häufigsten sind Lymphknoteneinbrüche in Bronchien. Sie kommen besonders oft beim progressiven Früh- und Spätprimärinfekt, aber auch bei der Exazerbation bronchopulmonaler Lymphknotenherde (Kap. B. II. 3. und B. III. 2.) in jedem Lebensalter, doch mit Bevorzugung des Seniums sowie der Spät- und Endphasen der Lungenphthise vor und sind häufige Ausgangspunkte bronchogener Propagation.

### A. II. 3. 3.   Die bronchogenen Streuherde

Die bronchogenen Streuherde ergeben entsprechend ihrer exsudativen Natur weiche, unscharf begrenzte Fleckschatten (Kap. A. II. 1.), die sehr klein sein können, in der Regel aber die Größe und röntgenologische Struktur bronchopneumonischer Herde haben.

Als Quellen bronchogener Streuungen kommen in Betracht 1. Makrokavernen, d. h. Kavernen von röntgenologisch faßbarer Größenordnung, 2. Einbrüche käsig erweichter Lymphknotenherde in Bronchien, viel seltener in die Lunge, und 3. potentiell jeder verkäsende Lungenherd beliebiger Genese und Größe.

Ad 1. Streuungen aus Kavernen bevorzugen die abhängigen Teile der Lappen oder die Lungenbasen. Die weichen Herdschatten können zu größeren fleckig-wolkigen Arealen konfluieren (Abb. 52, 70, 81), die oft ein Lappenrandinfiltrat bilden oder segmentäre Begrenzung (Abb. 8) zeigen können. Konfluierende Streuherde in den Lungenbasen unterscheiden sich bildmäßig nicht von einer unspezifischen konfluierenden Bronchopneumonie. Oft läßt nur der röntgenologische Nachweis der Streuquelle auf die tuberkulöse Natur der Herde schließen. Nach einer Hämoptoe sind gleichartige Röntgenbefunde oft durch aspiriertes Blut bedingt; die meist rasche und vollständige Resorption der Herdschatten spricht gegen bronchogene Streuherde und läßt auf Aspiration von Blut schließen.

Ad 2. Lymphadenobronchogene Streuherde aus einer Drüsenbronchusfistel (Kap. B. II. 3., B. III. 2.) erfolgen zunächst meist in das Versorgungsgebiet des betroffenen Bronchus (Abb. 43). Sie können aber in weiterer Folge alle übrigen Teile der Lunge betreffen, wobei die Oberlappen eine gewisse Bevorzugung zeigen.

Ad 3. Prinzipiell kann jeder kleine, käsig erweichende Lungenherd — welcher Genese er auch sein mag — zur Quelle bronchogener Streuungen werden. Dabei kann es sich um einen rezenten, in rascher Verkäsung befindlichen oder um einen schon älteren exazerbierenden, partiell verkästen, fibrösproduktiven Herd handeln, in dem die Tuberkelbakterien unter Leukozyteneinwanderung und Kolliquation der käsigen Nekrose zu lebhafter Vermehrung kamen. *Pagel* sieht in der Vermehrung der Erreger das primum movens der Exazerbation. *Medlar* hält die durch Leukozyteneinwanderung hervorgerufene Kolliquation der Verkäsung innerhalb des Herdes und der zugehörigen Bronchien und Bronchiolen für die Voraussetzung der Erregervermehrung und der bronchogenen Streuung. Wieso es zur Leukozyteneinwanderung kommt, wird allerdings nicht erklärt. Es wäre vorstellbar, daß bei entsprechender Reaktionslage des Wirtsorganismus das Hindurchdiffundieren tuberkulotoxischer Stoffe aus dem Herdinneren durch die Granulationen und die fibröse Herdkapsel zu deren Auflockerung führen mag, die ihrerseits die Immigration der Leukozyten begünstigen oder überhaupt erst ermöglichen könnte. Wie dem sei, die leukozytär bedingte Kolliquation der verkästen Herdanteile kann zu einer streuenden *Mikrokaverne* führen, die jenseits der röntgenologischen Nachweisbarkeit liegt und nur aus dem Auftreten bronchogener Streuherde vermutet werden kann.

Die aus kleinen, unscheinbaren und röntgenologisch manchmal nicht nachweisbaren oder nicht nachgewiesenen Herden stammenden bronchogenen

Streuungen können sehr verschiedene Röntgenbefunde ergeben. Es ist nicht daran zu zweifeln, daß kleine klinisch diskret auftretende Herde in Fällen präexistenter hämatogener Lungenherde nicht einem neuen hämatogenen Schub ihre Entstehung verdanken müssen, sondern bronchogenen Streuungen aus den älteren hämatogenen Herden entsprechen können (Kap. B. IV.). Hier muß an die von *Loeschcke* beschriebenen, frühinfiltratartigen Infiltrate hingewiesen werden, die auf bronchogenem Wege aus kleinen, röntgenologisch oft nicht nachgewiesenen Spitzenherden gesetzt werden können (Abb. 20, 78).

Da also jeder kleine Lungenherd zu einer bronchogenen Streuquelle werden kann, ist die vielfach gebrauchte Bezeichnung einer „minimalen Tuberkulose" nicht ohne weiteres dahin zu interpretieren, daß kleine Herdschatten in den kranialen Teilen der Lungen bedeutungslos seien. Auch kleine apikal lokalisierte, klinisch symptomlose Herde erfordern als mögliche Ausgangspunkte einer bronchogenen Propagation zwar keine Dramatisierung, jedoch unsere volle Aufmerksamkeit und Kontrolle, wenn sie im Anschluß an einen Früh- oder Spätprimärinfekt aufgetreten sind. Die Bezeichnung „minimale Tuberkulose" im Sinne praktisch belangloser Veränderungen verdienen nur Fälle mit kleinen, wenig zahlreichen Herden, die harte oder zunehmend härtere Struktur zeigen und bei längerer Beobachtung stabil bleiben.

Die bronchogenen Streuherde können also verschiedener Herkunft sein und sind die häufigste Form der Propagation der Lungentuberkulose. Andererseits muß doch betont werden, daß nur ihr Bruchteil zur Entwicklung produktiver, verkäsender oder gar zerfallender Herde führt. Sie haben oft die ausgesprochene Tendenz zur Resorption und zur restlosen oder fibrösen Rückbildung. Man beobachtete dies schon immer als spontanes Ereignis, besonders aber dann, wenn durch Kollapstherapie die fließende Quelle zum Versiegen gebracht oder operativ beseitigt werden konnte. Heute sind durch Chemotherapie selbst ausgedehnte Aspirationsaussaaten zum Verschwinden zu bringen.

### A. II. 3. 4.    Der tuberkulöse Rundherd (Tuberkulom)

Der tuberkulöse Rundherd oder das Tuberkulom ist ein verkäster, zum Teil fibrosierter Herd, der eine verhältnismäßig schmale periphere Zone von spezifischem Granulationsgewebe enthält und gegen das umgebende Lungengewebe durch eine derbe kollagene Bindegewebskapsel abgesetzt ist. Er ist durch seine in allen Projektionen rundliche, also kugelige, gelegentlich abgerundet-polygonale Form und seine scharfe Begrenzung ausgezeichnet (Abb. 30, 21). Seine Größe kann manchmal sehr ansehnlich, bis aprikosengroß, sein; die meisten Tuberkulome sind kleinkirsch- bis walnußgroß.

Die Tuberkulome sind mehrheitlich solitär, können aber auch multipel sein (Abb. 22). Sie können überall in den Lungen vorkommen.

Wenn ein Tuberkulom an eine Segment- oder Lappengrenze heranreicht, kann es eine Abplattung erfahren; öfter erzeugt es aber eine Ausbeulung der Segment- oder Lappengrenze, was auf seine derbe Konsistenz und mit Vorbehalt auf seine Größenzunahme schließen läßt.

Von einem subpleural gelegenen Tuberkulom kann zur Lungenoberfläche eine schmale Schattenbrücke ziehen (Abb. 20), die einer Plattenatelektase entspricht, wie sie *Rübe* auch bei pleuranahen peripheren Lungentumoren beschrieben hat.

Das Tuberkulom ist das Resultat einer besonderen Abwehrreaktion der Lunge gegen ein verkäsendes Infiltrat, indem dieses durch eine fibröse Kapsel gegen die Umgebung abgeriegelt wird. Das ist augenfällig, wenn man durch fortlaufende röntgenologische Kontrollen beobachtet, daß sich ein Tuberkulom aus dem Primärherd (Abb. 31) oder aus bronchogenen Streuherden, sogar nach deren Zerfall (Abb. 22), entwickeln kann. Häufig kommt es zur Umwandlung eines Früh- oder Spätinfiltrats (Abb. 50) in einen Rundherd. Anatomische Untersuchungen haben gezeigt, daß eine Gruppe verkäster Tuberkel von einer gemeinsamen fibrösen Kapsel zu einem Tuberkulom zusammengeschlossen werden kann.

In Tuberkulomen sind die Erreger meist spärlich und weisen Zeichen der Degeneration auf. Damit ist der stabilisierende Effekt des Tuberkuloms nicht erschöpft. Der Rundherd kann sich durch Resorption und schwielige Organisation der käsigen Nekrose verkleinern und durch Schrumpfung abgerundet-polygonale Begrenzung annehmen (Abb. 31). Die fortschreitende Regression kommt manchmal auch im Auftreten kalkdichter Einlagerungen innerhalb des Tuberkuloms zum Ausdruck (Abb. 22). Diese Verkalkungen sind gelegentlich schalenförmig, oft aber so klein, daß sie selbst auf Schichtaufnahmen nicht zu erkennen sind. Im übrigen muß man bei herdförmigen Verkalkungen in Tuberkulomen immer an die Möglichkeit präexistenter verkalkter Herde denken, um die sich auf dem Wege über ein perifokales Spätinfiltrat (Kap. B. VI. 2.) ein Tuberkulom entwickelt haben mochte. Diese Eventualität ist nicht auszuschließen, wenn man den Röntgenbefund vor Entwicklung des Tuberkuloms nicht kennt.

Die anatomischen Besonderheiten des Tuberkuloms weisen darauf hin, daß für ihr Zustandekommen eine bestimmte Reaktionsweise des Wirts Voraussetzung sein könnte (*Fleischner, Voigtmann, Barth* und *Grosse*). Diese Annahme wird durch die gelegentliche Beobachtung gestützt, daß mehrere Tuberkulome gleichzeitig zur Entwicklung gelangen (Abb. 22) oder daß nach Resektion eines Tuberkuloms später an anderer Stelle ein gleichartiger Herd auftritt (*Müller, Rauch, Schmidt*).

Tuberkulomentwicklung bedeutet nicht unbedingt Herdstabilisierung. Denn innerhalb des Tuberkuloms kann es unter Leukozyteneinwanderung und Kolliquation der käsigen Nekrosen zur Vermehrung der vorhandenen Tuberkelbakterien kommen (*Pagel, Medlar*). Diese und tuberkulotoxische Stoffe können in die fibröse Kapsel eindringen bzw. diffundieren, was möglicherweise durch eine vorausgehende hyperergische Auflockerung begünstigt wird. Jedenfalls kann es in und außerhalb der Herdkapsel zur Bildung eines Ödems, eines spezifischen Granulationsgewebes und einer käsigen Nekrose kommen, die ihrerseits die Entwicklung neuer Schichten von kollagenem Bindegewebe anregen. Anatomische Untersuchungen zeigen die Tuberkulomkapsel teilweise stark verdickt und zwiebelschalenförmig geschichtet *(Lachmann, Uehlinger)*. Dieser anatomische Befund ist selbstverständlich röntgenologisch nicht direkt faßbar, kommt aber immerhin gelegentlich in einer Größenzunahme des Rundherdes zum Ausdruck. Die Vergrößerung eines Rundherdschattens durch Anschichtung von neugebildetem Granulations- und Bindegewebe hat schon oft zum röntgenologischen Verdacht und zur Fehlannahme eines peripheren Bronchuskarzinoms geführt (Abb. 20), wenn auch letzteres meist mehr oder weniger unregelmäßig begrenzt ist und oft Ausläufer zeigt, und wenn auch sein Wachstum — allerdings oft nach einer jahrelangen Latenz — wesentlich rascher verläuft als beim Tuberkulom. In zweifelhaften Fällen ist jedenfalls die Lobektomie angezeigt, denn wenn es sich nicht um einen Tumor, sondern um ein wachsendes Tuberkulom gehandelt hat, ist auch dessen chirurgische Eliminierung gleichwohl gerechtfertigt.

Die Annahme der Latenz und vollständigen Ruhe eines Tuberkuloms kann auf Grund des Röntgenbefundes trügerisch sein. *Rothe* und Mitarbeiter fanden 19% der Tuberkulome sputumpositiv; *Rübe* und *Jagdschian* konnten in 54% der resezierten Tuberkulome den Erreger im Sputum nachweisen. Die Tuberkulome sind stets als potentiell offene Herde suspekt. Im allgemeinen sind allerdings die Erreger im Auswurf — wenn sie überhaupt vorhanden sind — nur spärlich, solange es nicht zur nachweisbaren Kavernisierung gekommen ist. Letztere ist nicht selten. Sie beginnt mit einer lückenartigen (Abb. 20 c), sichelförmigen, gelegentlich gekammerten (Abb. 21) Aufhellung, die mit Vorliebe in der dem Hilus zugekehrten Seite des Tuberkuloms gelegen ist.

Bei Sequestrierung der erweichten Verkäsung durch den durchgängig gewordenen zugehörigen Bronchus kann es schließlich zu einem dünnwandigen Kavernenringschatten kommen (Abb. 24 b). Eine solche Kaverne kann sich unter Chemotherapie zu einer strängigen Narbe schließen. Andererseits kann das kavernisierte Tuberkulom zum Ausgangspunkt einer progredienten Phthise werden.

Die Aktivierung eines Tuberkuloms kann röntgenologisch stumm sein, kann sich aber manchmal durch die weiche, wolkige Schattenzone einer perifokalen Exsudation (Kap. A. II. 5.) ankündigen. Die beginnende bronchogene Propagation kommt in den zunächst meist kleinen, weichen Herdschatten in der näheren und weiteren Umgebung des Tuberkuloms zum Ausdruck. Die pathogenetischen Vorgänge, die aus dem Tuberkulom einen streuenden Herd machen, sind im wesentlichen die gleichen wie bei den kleinen partiell verkästen Lungenherden (s. S. 17).

Die Streuherde eines zentral käsig erweichten und in kavernösem Zerfall begriffenen Tuberkuloms sind häufiger, als die Röntgenbefunde vermuten lassen. Jeder Lungenchirurg weiß, wie oft er bei der Resektion in den benachbarten Lungenabschnitten kleine Herde tasten kann, die röntgenologisch nicht faßbar waren. Er weiß auch, wie wichtig es ist, sich dann nicht auf die Resektion des Tuberkuloms zu beschränken, sondern je nach der Verbreitung der getasteten Herde das ganze Segment oder den ganzen Lappen zu opfern, um einem Rezidiv vorzubeugen. Allerdings ist dieses Risiko durch die prä-, per- und postoperative Chemotherapie wesentlich geringer geworden.

Der Befund eines scharf konturierten Rundherdes stellt den Arzt oft vor eine verantwortungsvolle Entscheidung, denn er ist bildmäßig weder von einem Lungenkarzinom, einer solitären Tumormetastase oder einem Mesotheliom, noch von gutartigen oder semimalignen Prozessen, wie einem Fibrom, Hamartochondrom, Plasmozytom und nicht von einer sekretgefüllten Zyste oder einem Echinokokkus mit Sicherheit zu unterscheiden. Ein tuberkulosenegativer Auswurf spricht nicht gegen ein Tuberkulom, ein tuberkulosepositiver Auswurf schließt einen Tumor nicht aus (*Endrei* u. a.). Durch wiederholte kulturelle und tierexperimentelle sowie zytologische und immunologische Untersuchungen geht oft kostbare Zeit verloren. Man wird daher im Zweifelsfall, besonders, wenn es sich um Patienten ab dem vierten Lebensjahrzehnt handelt, die operative Intervention ins Auge fassen müssen. Nach *Linder* waren von über 2000 operierten Rundherden der Weltliteratur (1959) nur 43% Tuberkulome. Unter 200 von demselben Autor operierten und von *Rübe* röntgenologisch festgestellten Rundherden waren 35% Tuberkulome. Andere Autoren fanden im Resektionsgut 38% (*Tuttle* und Mitarbeiter), 20% (*Abeles* und *Ehrlich*) oder gar nur etwa 14% (*Irmer* und Mitarbeiter) Tuberkulome. Die großen Unterschiede in den Angaben verschiedener Autoren beruhen sicher zum großen Teil auf Besonderheiten des eingewiesenen Krankenguts der einzelnen Stellen, besonders auf der altersmäßig verschiedenen Zusammensetzung der untersuchten Kollektive. Denn man muß damit rechnen, daß mit fortschreitendem Alter ein zunehmender Teil der Rundherde einem peripheren primären Lungenkarzinom oder einer solitären Tumormetastase entspricht. Aber selbst bei jungen Menschen, bei denen ein vorhandener Rundherd nicht schon seit längerer Zeit bekannt ist, bei denen keine klinischen Krankheitserscheinungen oder nur uncharakteristische, neuralgische, myalgische oder Gelenkbeschwerden oder gar kleinste Hämoptysen vorliegen, ist wegen der Möglichkeit eines Tumors die ungesäumte Thorakotomie zur Lobektomie bzw. Pneumonektomie angezeigt.

Man erlebt es immer wieder, daß bei Menschen mittleren Alters und selbst im Kindesalter ein jahrelang stationärer Rundherd unvermittelt an Größe schnell zunimmt und sich als maligner Tumor entpuppt.

Dicht abgekapselte Tuberkulome erweisen sich oft als chemotherapieresistent. Andererseits werden gerade exazerbierende und kavernisierte Tuberkulome nicht selten der Therapie zugänglich, da die Auflockerung und Vaskularisierung der fibrösen Kapsel den chemotherapeutischen Mitteln den Weg ebnet. Dann kann es durch Abstoßung der Nekrosen und Granulationen zu einer Reinigung der Kaverne kommen, und das Sputum kann schließlich dauernd abakteriell werden (s. S. 14). Doch erfordern gereinigte Kavernen dauernde und kurzfristige Röntgenkontrollen, da Rezidive nicht selten sind.

### A. II. 3. 5.   Der große Konglomerattuberkel

Große Konglomerattuberkel der Lunge ergeben scharf konturierte, unregelmäßig-zackig begrenzte Schattengebilde, von denen oft strangförmige Züge in die Umgebung ziehen. Sie können ansehnliche Größe erreichen. Entsprechend ihrer Genese durch Konfluenz einer Anzahl azinonodöser Herde handelt es sich um mehr oder weniger ausgedehnt verkäste, produktiv-fibröse Herdkomplexe, die in dichtes Schwielengewebe eingebettet sein können.

Die Konglomerattuberkel unterscheiden sich von den Tuberkulomen (Kap. A. II. 3.4.) durch ihre unregelmäßig-zackige Begrenzung. Tuberkulome sind demgegenüber kugelrund oder abgerundet-polygonal begrenzt (Abb. 23).

Große Ähnlichkeit kann der Konglomerattuberkel mit einem peripheren Lungenkarzinom, insbesondere einem Narbenkarzinom, haben. Dies um so mehr, als die Bronchographie auch beim Konglomerattuberkel einen Kontraststop ergeben kann (Abb. 4). Verdrängungen der dem Herd benachbarten Bronchialverzweigungen, wie man sie bei Tumoren oft sieht, scheinen jedoch beim Konglomerattuberkel nicht vorzukommen. Immerhin ist die röntgenologische Unterscheidung oft nicht möglich. Mancher isolierte Konglomerattuberkel kommt daher mit dem Verdacht auf einen Tumor zur Thorakotomie und Resektion.

Konglomerattuberkel können exazerbieren und mit oder ohne röntgenologisch nachweisbarem kavernösen Zerfall zu einem bronchogen streuenden Herd und damit zum Ausgangspunkt einer fortschreitenden Tuberkulose werden. Röntgenologisch kann die Exazerbation unter dem Bilde eines weichen, wolkigen Spätinfiltrats (Kap. B. VI. 2.) erscheinen, das sich durch perifokale Reaktion um den vielleicht lange ruhenden Herd entwickeln kann. In anderen Fällen treten ohne erkennbare Herdreaktion in den Lungen verstreute Herdschatten auf, die auf eine bronchogene Streuung aus der Mikrokaverne eines Konglomerattuberkels hinweisen.

### A. II. 3. 6.   Verkalkungen und Verknöcherungen

Kalkdichte Schattengebilde sind Spätsymptome der stattgehabten Verkäsung. Sie sind in Lungen- und Lymphknotenherden außerordentlich häufig. Es handelt sich im allgemeinen um die Ablagerung von Kalksalzen innerhalb der Nekrosen; im Primärherd und in postprimären Frühstreuungen kann es zu echter Knochenbildung kommen, die von Verkalkungen röntgenologisch nicht zu unterscheiden ist. Beide ergeben rundliche, krümelige und zackige Schattengebilde, die innerhalb des weichteildichten indurierten oder granulomatös verbliebenen Herdanteils gelegen sind (Abb. 45). Nach ausgedehnten Verkäsungen können spongiöse kalkdichte Strukturen einen ganzen Lappenabschnitt einnehmen (Abb. 32). Verkalkte bronchopulmonale und mediastinale Lymphknoten können entweder massive rundliche, ovoide und polyzyklische oder spongiöse und seltener schalige Schattengebilde ergeben. Lymphknotenverkalkungen sollen beim Primärkomplex des Kindes schon nach zwei bis sechs Monaten, beim Erwachsenen ungefähr im zweiten Jahre nach der Infektion oder auch später auftreten *(Uehlinger)*. Intrapulmonale und adenitische Verkalkungen können besonders im Kindesalter einer allmählichen resorptiven Verkleinerung oder manchmal einem totalen Schwund *(v. Blumencron)* unterliegen (Abb. 32).

Lungen- und Lymphknotenverkalkungen sind für Tuberkulose nicht pathognomonisch. Sie finden sich auch in silikotischen Lymphknoten, in denen sie häufiger als bei der Tuberkulose schalenförmig angeordnet sind. Die verstreuten kalkdichten Schattengebilde in den Lungen nach durchgemachter Histoplasmose und Coccioidomykose sind von tuberkulösen Verkalkungen nicht zu unterscheiden. Auch Chrondrosarkommetastasen der Lunge können partiell verkalken. Diffus verstreute, rundliche, stäbchenförmige und verästelte Schattengebilde sind als Pneumopathia osteoplastica bei Mitralklappenfehlern mit chronischer Lungenstauung nicht selten. Gelegentlich werden Verkalkungen auch bei sklerodermatischer Lungenfibrose, häufig in charakteristischer Form bei Zystizerkose und bei Echinococcus alveolaris gefunden. Verknöcherungen in Hamartochondromen sind von schollig verkalkten tuberkulösen Rundherden und Fibromen durch ihre spritzerartige Form zu unterscheiden *(Hasche* und *Haenselt, Rübe)*. Pleuraverkalkungen sind durch ihre schneeflockenartige Anordnung und ihre fehlende Beziehung zu den Lungenstrukturen sowie durch ihre Projektion an die Lungenoberfläche oder in einen Interlobärspalt unverkennbar.

## A. II. 4. Die narbig-fibrösen Residuen der tuberkulösen Lungenherde

Während exsudative Lungenherde, soweit sie nicht der käsigen Nekrose verfallen sind, vollständig resorbiert werden oder nur das streifige Netzwerk eines Indurationsfeldes hinterlassen können, sind selbst kleine produktive und käsig nekrotische Herde und Herdanteile nicht vollständig rückbildungsfähig. Sie hinterlassen fibröse Narben, die allerdings so klein sein können, daß sie selbst makroskopisch anatomisch kaum zu fassen und röntgenologisch nicht direkt nachweisbar sind. Wenn sie in den Lungen oder in einzelnen Lungenabschnitten zahlreicher sind, können sich kleine Narben durch die diffuse bzw. umschriebene Helligkeit und Strukturarmut eines Narbenemphysems verraten (Kap. B. IV. 1., 3. und 4.). Größere Anhäufungen hämatogener oder bronchogener Herde hinterlassen jedoch oft das strängige Netzwerk eines umschriebenen Indurationsfeldes mit den eingestreuten harten, unregelmäßig verästelten Fleckschatten narbig-fibröser Herde. Bei chronisch rezidivierenden Prozessen kann es schließlich zu größeren massiven, mehr oder weniger schrumpfenden Verschattungen kommen, die zirrhotischen Schwielen entsprechen. Innerhalb und in der unmittelbaren Umgebung solcher Schwielen sind scharf und regelmäßig begrenzte dünnwandige Ringschatten bzw. Aufhellungen bullöser Emphysemblasen (Abb. 17, 18, 66) nicht selten.

Man ist oft über die Diskrepanz zwischen dem geringen Umfang eines solchen Indurations- und Schwielenfeldes und der ursprünglichen Ausdehnung des Prozesses überrascht (Abb. 70). Sie ist die Folge der starken Schrumpfungstendenz der tuberkulösen Schwielen, die man oft nur aus der Hoch- und Herausziehung eines Hilus, der Dislokation von Lappengrenzen oder des Mediastinums sowie aus der abnormen Helligkeit und Strukturarmut der umgebenden Lungenabschnitte (Abb. 70) erschließen kann. Man erhält dadurch eine ungefähre Vorstellung davon, wieviel Lungenparenchym untergegangen ist. Solche strängigen Indurationsfelder können durch bogige Einkerbungen seesternartige Form aufweisen, wobei diese Einkerbungen von den angrenzenden emphysematösen Lobuli, manchmal von großen bullösen Emphysemblasen herrühren.

Im übrigen ist die abnorme Helligkeit und Strukturarmut von Lungenabschnitten, welche die harten Schattenstränge narbig-fibröser Verdichtungen enthalten, nicht nur durch die Rarefizierung des Lungenparenchyms, sondern auch verminderte Durchblutung bedingt. *Zdansky* hat letztere mit der von *v. Euler* und *Liljestrand* tierexperimentell nachgewiesenen reflektorischen Engstellung der arteriellen Lungenstrombahn, also mit dem von *Rossier* sogenannten alveolo-vaskulären Reflex, in Zusammenhang gebracht. Jede Behinderung der $O_2$-Versorgung einer Lunge oder eines Lungenabschnitts durch intrapulmonale Schwielen oder durch eine Pleuraschwarte kann durch mangelhafte Belüftung des rarefizierten Lungengewebes eine röntgenologisch nachweisbare Rarefizierung der Gefäßstrukturen durch Engstellung der Pulmonalgefäße zur Folge haben. Diese Gefäßenge kann bei Fortbestehen mangelhafter Ventilation zu einem Dauerzustand werden.

Generalisierte Fibrosen können zum Bild der *retikulären Fibrose (Rindfleisch)* (Abb. 68) mit beträchtlichem allgemeinem substantiellem Emphysem führen (Kap. B. IV. 4.). Inwieweit an der retikulären Fibrose tuberkulöser Natur eine bronchiolitische, perialveoläre, peribronchitische und perivaskuläre Fibrosierung (*Karthagener* und Mitarb.) beteiligt ist, entzieht sich der röntgenologischen Beurteilung. Eine scharfe Trennung verschiedener Formen der retikulären Fibrose dürfte auch schwierig sein, da der Ausbreitung des Prozesses alle Wege von Azinus zu Azinus auf die Bronchiolen und kleinen Bronchien, auf das perialveoläre Gewebe und die interstitiellen Lymphspalten des gröberen Lungengerüsts offen stehen, wenn auch der eine oder andere Weg bevorzugt beschritten werden mag.

Bei den lokalisierten *massiven zirrhotischen Verdichtungen,* wie man sie z. B. oft bei den bilateral-symmetrischen hämatogenen Oberlappentuberku- losen (Kap. B. IV. 2.) sehen kann, spielt die narbige Regression rezidivieren- der hämatogener Streuschübe wahrscheinlich eine geringere Rolle als die der Ausbreitungen auf den Wegen des alveolobronchialen Hohlraumsystems und der interstitiellen Lymphbahnen mit indurierenden perifokalen Reaktionen und Atelektasen. Innerhalb der Zirrhosen kommt es oft durch Ventilations- störungen, durch anatomische Bronchialwandschädigung und Narbenzug auf die Bronchialwanderungen zu röntgenologisch nachweisbaren zylindrischen und kolbigen Bronchiektasien (Abb. 65).

Fibröse Narben und Zirrhosen können tuberkulöses Gewebe mit virulen- ten Tuberkelbakterien lange beherbergen. Daher können sich noch nach Jah- ren um harte Herdschatten und im Bereiche strängig-fleckiger Indurations- felder weiche, wolkige Schattenareale als sogenannte Spätinfiltrate (Abb. 51) entwickeln (Kap. B. VI. 2.), die einer perifokalen Exsudation (Kap. A. II. 5.) oder einem beginnenden Durchbruch einer bakterienhaltigen käsigen Nekrose entsprechen können.

Es ist allerdings zu bedenken, daß es nach *Huebschmann* im Bereiche tuberkulöser Indurationsfelder zu passageren Atelektasen und umschriebenen Lymphstauungen kommen kann, die zweifellos ebenfalls weiche wolkige Ver- schattungen erzeugen können. *Zdansky* hat ferner darauf aufmerksam ge- macht, daß es bei kardialer oder renaler Insuffizienz im Bereiche präexisten- ter tuberkulöser Indurationen zu infiltratähnlichen Verschattungen kommen kann, die umschriebenen Transsudatansammlungen in mangelhaft beatmeten und drainierten Lungenabschnitten entsprechen (Abb. 66). Schließlich hat *Zdansky* bei hochfiebernden Asthmatikern auf ähnliche Befunde hingewiesen, die bildmäßig von einer exsudativen Exazerbation einer präexistenten Tuber- kulose nicht zu unterscheiden sind, sich jedoch mit der Entfieberung prompt zurückbilden (s. S. 8).

## A. II. 5. Die perifokale Reaktion

Die Ausführungen über die Qualitätsdiagnostik der tuberkulösen Lungen- herde wäre unvollständig, wenn nicht die schon mehrfach erwähnte peri fokale exsudative Reaktion Berücksichtigung fände. Es handelt sich um eine entzündliche Anschoppung um den tuberkulösen Herd, die sich von dessen spezifischen Exsudation durch andere zelluläre Zusammensetzung *(Huebsch- mann, Giese)* und dadurch unterscheidet, daß sie praktisch tuberkelbakterien- frei ist und nicht zur Bildung von spezifischem Granulationsgewebe führt. Dagegen dürfte sie durch Auflockerung der fibrösen Herdkapsel der Einwan- derung von Leukozyten und der Kolliquation der im Herd vorhandenen käsigen Nekrose Vorschub leisten und dadurch dessen kavernösen Zerfall begünstigen.

Man nimmt im allgemeinen an, daß die perifokale Exsudation eine allergische Reaktion des Lungengewebes auf tuberkulotoxische Stoffe ist, die aus dem präexistenten, zentral verkästen Herd in die Umgebung diffundieren. Sie hat dementsprechend zur Voraussetzung, daß der Herd noch virulente Tuberkelbakterien enthält.

Als exsudative Anschoppung ergibt die perifokale Reaktion eine weiche, unscharf-wolkige Verschattung. Sie kann sich um überwiegend exsudative, produktive, narbig-fibröse, bindegewebig abgekapselte und selbst ausgedehnt verkalkte Herde entwickeln und kann ein Ausmaß erreichen, das die Größe des zugrundeliegenden Herdes um ein Mehrfaches überschreitet, so daß der Ausgangsherd in ihr nicht abgrenzbar ist. Dadurch kann der Eindruck eines neu gesetzten exsudativen Herdes entstehen, wenn man nicht dessen Entwicklung von Anfang zu verfolgen Gelegenheit hatte (s. S. 62). Oft wird die perifokale Natur eines Infiltrats erst dadurch praktisch gesichert, daß man in ihm tomographisch kalkdichte präexistente Herde nachweisen kann. Man kommt dann zu dem Schluß, daß manchem sogenannten Früh- und sehr vielen Spätinfiltraten eine perifokale Reaktion präexistenter Herde zugrunde liegt (Kap. B. VI. 1. und 2.).

Eine perifokale Reaktion tritt meist nur um *einen* Herd oder um *ein* Herdareal (Abb. 51), viel seltener gleichzeitig um mehrere oder gar zahlreiche präexistente Herde auf (Abb. 67). Sie erscheint also oft unter dem Bilde eines solitären Spätinfiltrats, seltener multipler Spätinfiltrate (Kap. B. VI. 2.).

Pleuranahe Infiltrate sind oft mit einem Hydrothorax, also einer perifokalen abakteriellen Exsudation in die Pleurahöhle verbunden (s. S. 64).

Die perifokale Reaktion stimmt röntgenologisch mit der exsudativen Tuberkulinherdreaktion, die man seinerzeit nach therapeutisch verabreichten Tuberkulindosen beobachten konnte, darin überein, daß sie ebenfalls nur an dem einen oder anderen, seltener an einer Mehrzahl präexistenter Herde auftritt und von deren Exazerbation gefolgt sein kann.

Jedenfalls ist die perifokale Reaktion ein Zeichen der Herdaktivität beziehungsweise der Exazerbation eines latenten Herdes; sie kann als flüchtige Episode mit oder ohne Hinterlassung eines strängigen Indurationsfeldes resorbiert werden; sie kann aber auch unter ödematöser Auflockerung der fibrösen und granulomatösen Herdanteile zur Proliferation und zum Durchbruch der fokalen Tuberkelbakterien, zur Ausbreitung der käsigen Nekrose und zu deren kavernösem Zerfall (Abb. 13) führen. Gelegentlich kann das verkäsende Infiltrat nach fibröser Abkapselung einen Rundherd (Tuberkulom) hinterlassen (Abb. 51).

Nach *Huebschmann* können sich aus perifokalen Reaktionen auch schrumpfende Zirrhosen entwickeln, besonders in Lungenabschnitten, die durch eine vorbestehende Fibrose mangelhaft durchblutet und ventiliert sind (siehe S. 51).

# A. III. Lobäre und segmentäre Prozesse der Lungentuberkulose

Lobäre, segmentäre und subsegmentäre Prozesse sind bei Lungentuberkulose häufig. Sie können pneumonischer, konfluierend-bronchopneumonischer, atelektatischer, atelektatisch-pneumonischer oder schwielig-schrumpfender Natur sein. Dementsprechend können sie den betroffenen Lungenabschnitt hinsichtlich seiner Größe und Lage entweder unverändert lassen oder wesentlich seltener zu dessen Vergrößerung (etwa bei der akuten käsigen Pneumonie) führen, sehr oft aber durch atelektatische Retraktion oder schwielige Schrumpfung dessen Verkleinerung und Dislokation zur Folge haben.

Die Zuordnung des Verdichtungsprozesses zu einem bestimmten Lungenabschnitt ist für die Beurteilung seiner Pathogenese und Natur und für manche therapeutische, insbesondere chirurgische Konsequenzen bedeutungsvoll.

Bei normalen topographischen Lungenverhältnissen läßt sich die Zugehörigkeit einer Verschattung zu einem bestimmten Lappen oder Lappensegment mittels Durchleuchtung und Aufnahme in dem jeweils optimalen Strahlengang feststellen. Durch Atelektase oder schwielige Schrumpfung erfahren Lappen und Lappensegmente typische Retraktionen und Dislokationen, die überdies durch vorhandene pleurale Adhäsionen kompliziert sein können. Der Kollaps eines Lungenabschnitts kann sich auf die Größe und Form einer in ihm vorhandenen Kaverne auswirken (Abb. 8). Typische Befunde sind in den schematischen Abb. 25 und 26 dargestellt.

Es ist im übrigen zu berücksichtigen, daß die Topik der verschiedenen Lungenabschnitte durch Zugwirkung schrumpfender Lungenabschnitte oder durch verminderte Compliance (Volumdehnbarkeit) der angrenzenden Lungenteile, durch partielle Lungenresektionen und plastische Operationen oder durch eine kyphoskoliotische Thoraxdeformation von der Norm bedeutend abweichen kann. Die Lunge paßt sich dabei den gegebenen räumlichen Verhältnissen und den von außen und innen einwirkenden Kräften in weitgehendem Maße an.

Auf die abnorme Verteilung der Bronchien und der Gefäße, die sich aus diesen Verhältnissen ergeben, kann in diesem Zusammenhange nicht eingegangen werden. Die Bronchographie gibt in dieser Hinsicht meist zuverlässige Aufschlüsse. Die Pneumangiographie ist für die Diagnostik der Lungentuberkulose meist entbehrlich.

# B. Spezieller Teil

## B. I. Der pulmonale Primärkomplex

Der Primärkomplex kommt bei dem bislang mit dem Tuberkelbakterium nicht infizierten Menschen am Ort der primären Haftung des Erregers zur Entwicklung; am häufigsten in der Lunge. Er setzt sich grundsätzlich aus drei Komponenten: dem Primärherd, der Lymphangitis und der regionären Lymphadenitis zusammen.

Der Primärherd liegt mit Vorliebe im Lungenmantel; oft pleuranahe. Gelegentlich sind zwei oder mehrere gleichzeitig entstandene Primärherde in der Lunge vorhanden. Die Häufigkeitsverteilung des oder der Primärherde in der Lunge geht — mit einer gewissen Bevorzugung der Oberlappen — mit der Größe der Lappen ungefähr parallel. Die anatomischen und röntgenologischen Angaben über die Häufigkeit eines nachweislich durchgemachten pulmonalen Primärkomplexes schwanken nicht unbeträchtlich, was großenteils mit dem Grad der Durchseuchung der Populationen, aus denen die Kollektive stammen, zusammenhängt. Denn mit der Abnahme der Durchseuchung verschiebt sich die Primärinfektion aus dem Kindes- in das Erwachsenenalter, in dem der pulmonale Primärkomplex oft so gering entwickelt ist, daß der Primärherd röntgenologisch nicht nachweisbar wird. Röntgenologisch ist manchmal das einzige Zeichen eines durchgemachten Primärkomplexes die harte Strukturierung eines Hilusschattens, die auf eine Hilusinduration hinweist.

*Malmros* und *Hedvall* haben in den dreißiger Jahren unter 151 Späterstinfektionen, die durch eine kurz vorher aufgetretene positive Tuberkulinreaktion oder durch ein Erythema nodosum gesichert waren, in 101 Fällen röntgenologisch weder einen Primärherd noch Veränderungen an den Hilusschatten gefunden. Anderseits berichtet *Uehlinger* über die Einzelbeobachtung gehäufter großer Primärkomplexe nach Infektion 25jähriger Rekruten durch ihren offenen tuberkulösen Instruktor. Bei den meisten von ihnen waren große Hilusdrüsentumoren, bei einigen auch ein voll ausgebildeter Primärherd und ein Hydrothorax vorhanden. Über eine gleichartige endemische Masseninfektion berichtet auch *Rotach* bei Insassen einer Schwachsinnigenanstalt. Es ist kein Zweifel, daß es sich bei solchen Kollektiven um besonders massive und virulente Infektionen gehandelt hat, denn solche Befunde sind im Erwachsenenalter nicht die Regel.

Damit soll nicht gesagt sein, daß der Primärkomplex beim Erwachsenen nicht zu identischen Röntgenbefunden führen könnte wie im frühen Kindesalter. *Zdansky* hat unter den Verhältnissen der Nachkriegsjahre 1945/47 bei Erwachsenen im fünften und sechsten Lebensjahrzehnt Primärkomplexe beschrieben, die sich in nichts von denen des Kindesalters unterschieden (Abb. 27). Solche Befunde konnten von *Pagel, Uehlinger* u. a. anatomisch bestätigt werden; sie zeigen, daß man in Krisenzeiten auch im vorgerückten Alter mit Primärkomplexen rechnen muß, wie man sie sonst beim jungen Kinde zu sehen pflegt.

Von den im allgemeinen wenig auffallenden oder röntgenologisch symptomlos verlaufenden Primärinfekten des Erwachsenen führen alle Übergänge zum Vollbild des Primärkomplexes des frühen Kindesalters, bei dem die drei Komponenten, aus denen sich der Primärkomplex zusammensetzt, in der Regel gut entwickelt und gegeneinander abgrenzbar sind. In der Mehrzahl der Fälle von infantilem Primärkomplex ist eine mehr oder weniger deutliche hantelförmige oder bipolare Verschattung (Abb. 28) vorhanden, deren peripherer Pol vom Primärherd, der zentrale von der regionären Lymphangitis tuberculosa gebildet wird. Wenn der Primärherd hilusnahe gelegen ist, können diese drei Komponenten allerdings zu *einer* Schattenmasse verschmelzen, womit ihre Abgrenzung gegeneinander unmöglich wird.

Der frische *Primärherd* ist zunächst eine spezifische serofibrinöse Desquamativpneumonie mit zentraler Verkäsung und Entwicklung eines peripheren spezifischen Granulationsgewebes. Er ergibt röntgenologisch in der Regel eine weiche, unscharf konturierte Verschattung, da sich um ihn alsbald eine Zone von perifokaler Exsudation (Kap. A. II. 5.) zu entwickeln pflegt, die als allergische Reaktion auf den Infekt aufzufassen ist.

Innerhalb der oft sehr ausgedehnten perifokalen Exsudation ist der verkäsende Primärherd nicht abzugrenzen. Das ist insofern von Bedeutung, als von dessen Größe das Schicksal des Primärherdes abhängig ist. Denn je größer er ist, um so größer ist die Wahrscheinlichkeit seiner Progression mit Erweichung, Sequestrierung und Bildung einer Primärherdkaverne (Kap. B. II. 1.), die zur bronchogenen Ausbreitung führen kann.

Die *regionäre Lymphadenitis* verursacht oft eine ansehnliche Vergrößerung der Hiluslymphknoten (Abb. 21), deren Ausmaß besonders beim jungen Kinde die Größe des Primärherdes um ein Mehrfaches übertreffen kann. Gleichwohl lassen sich selbst große Lymphknoten im Hilus nicht immer nachweisen, wenn sie von der wolkigen Verschattung einer perifokalen Reaktion umgeben sind. Tomographisch sind jedoch vergrößerte Hiluslymphknoten aus der Eindellung eines Bronchus der Hilusregion oder aus der Spreizung und Abrundung der normalerweise winkeligen Bronchusabgänge zu erschließen.

Der Primärherd ist mit der regionären Lymphadenitis durch die weiche wolkig-streifige Schattenbrücke der *Lymphangitis* verbunden, die den Transportweg von Tuberkelbakterien und tuberkulotoxischen Stoffen vom Primär-

herd zum Hilus entspricht *(Ranke)*. Am Zustandekommen dieser Schattenbrücke sind die exsudatgefüllten interstitiellen Lymphspalten mit kleinen
Tuberkelknötchen, die sich der direkten röntgenologischen Abgrenzbarkeit
entziehen, und eine perifokale Anschoppung des angrenzenden Lungenparenchyms beteiligt.

Dieser massive Befund des floriden kindlichen Primärkomplexes steht in
auffallendem Gegensatz zu den geringfügigen Residuen, die er in der Regel
hinterläßt (Abb. 30). Seine Rückbildung beginnt mit dem resorptiven
Schwund der perifokalen exsudativen Reaktion um den Primärherd, um die
Lymphangitis und die regionäre Lymphadenitis. Dadurch tritt der Primärherd — oft um vieles kleiner geworden — in seiner wahren Größe und
zunehmend schärfer konturiert zutage. Die Resorption der perifokalen Anschoppung kann allerdings sehr protrahiert erfolgen. Die Abb. 24 a stammt
von einem siebenjährigen Mädchen, bei dem sich der große Primärherd im
rechten Unterlappen nach einem Jahr nur wenig verkleinert hatte. Es war
offenbar zu einer großen Verkäsung gekommen. Bemerkenswert sind in diesem
Zusammenhange Bronchialringverkalkungen, die sich im Bereiche des Primär-
infiltrates entwickelt hatten. Schließlich blieb ein Rundherd (Tuberkulom,
Kap. A. II. 3. 4.) zurück, der nach 13 Jahren mit der Entwicklung einer scharf
begrenzten kirschgroßen Primärherdkaverne exazerbierte (Abb. 24 b).

Anstelle der perifokalen Infiltration kann ein Netzwerk streifiger Verdichtungen persistieren, das Resten von Exsudat entlang der Lungeninterstitien
entspricht und sich innerhalb einiger Wochen vollständig zurückbilden kann.
Bleibende strängige Verdichtungen sprechen für die Entwicklung einer
Fibrose, die oft die eingestreuten kleinen Fleckschatten bronchogen oder
lymphogen entstandener Satellitenherde enthält.

Der indurierende Primärherd wird durch eine narbig schrumpfende Organisation kleiner und härter. Schließlich können in ihm nach dem zweiten
Monat *(Schürmann)* die harten Schattengebilde von Verkalkungen, später
von echten Verknöcherungen (Kap. A. II. 3. 6.) auftreten. Wenn es nach tota-
ler Verkäsung des Herdes zu seiner fibrösen Abkapselung gekommen ist, bleibt
der kirschkern- bis kirschgroße, absolut scharf konturierte Rundherdschatten
eines Tuberkuloms zurück (Abb. 31). Oft ist aber der Primärherd so klein
oder so ungünstig gelegen, daß man seine Residuen trotz Kenntnis seiner ehemaligen Lage nicht abgrenzen kann. Anderseits kann sich die käsige Nekrose
des Primärherdes auf ein ganzes Lappensegment ausbreiten; wenn eine derart
ausgebreitete Verkäsung nicht zur Primärherdkaverne zerfällt, kann es zu
dessen Schrumpfung und zur Ablagerung multipler kalkdichter Einlagerungen
kommen (Abb. 32).

Von der hiluswärts ziehenden Schattenbrücke der Lymphangitis bleiben
nach Resorption der perifokalen Exsudation meist nur einige harte strangförmige Schattenzüge (Abb. 30) zurück.

Mit der Rückbildung der perihilären Reaktion wird der Hilus kleiner und scharf begrenzt. Nunmehr kann es zum Erscheinen von bogig oder polyzyklisch begrenzten Schattengebilden der tuberkulös vergrößerten Hiluslymphknoten kommen, die sich ebenfalls verkleinern bis sie schließlich im Hilusschatten gänzlich untergehen. Schon nach wenigen Monaten kann es in den verkästen Partien der Lymphknoten zu den bekannten kalkdichten Einlagerungen kommen. Im übrigen hinterläßt die Lymphadenitis als Zeichen der Induration des Hilus und des perihilären Lungengewebes eine Verdichtung und harte Strukturierung des Hilusschattens mit strangförmigen Ausläufern in die unmittelbar parahilären Lungenabschnitte.

Oft bleiben schließlich als Residuen des unkomplizierten Primärkomplexes ein kleiner kalkdichter Schatten an der Stelle des seinerzeitigen Primärherdes, einzelne Stränge oder Verkalkungen entlang der Lymphangitis und Drüsenverkalkungen in dem oft durch Induration hart strukturierten Hilus zurück. (Abb. 30).

Die Verkalkungen des Primärherdes und der regionären Hiluslymphknoten können zeitlebens persistieren, können aber besonders im frühen Kindesalter eine resorptive Verkleinerung und im Laufe der Jahre einen vollkommenen Schwund erfahren (Kap. A. II. 3. 6.). Wir erinnern in diesem Zusammenhange an das S. 30 erwähnte Kind mit protrahiert verlaufendem großen Primärherd, in dessen Bereiche Verkalkungen der Knorpelringe der peripheren Bronchien aufgetreten waren, wohl als Folge einer vermutlich unspezifischen entzündlichen Schädigung der Bronchialwandungen. Auch diese Verkalkungen waren in späteren Jahren nicht mehr nachweisbar (Abb. 24).

Die häufige Lage des Primärherdes nahe der kostalen, diaphragmalen, mediastinalen oder interlobären Pleura bringt es mit sich, daß er selbst oder seine perifokale Reaktion zu einer trockenen oder exsudativen, sterilen oder bakteriellen Pleuritis führen kann. Der meist nur kleine pleurale Erguß füllt im aufrechten Stand nur einen Phrenikokostalwinkel aus oder erstreckt sich als schmaler wandständiger Schatten von diesem entlang der Thoraxwand kranialwärts; bei Seitenlage in dorsoventralem Strahlengang kann es allerdings zu einer wesentlichen Verbreiterung des entlang der aufliegenden Thoraxwand ansteigenden Ergußschattens kommen. Nur relativ selten verbirgt sich ein Primärinfekt im Schatten eines hohen pleuralen Ergusses und tritt dann erst nach dessen Resorption zutage (Abb. 31).

Wenn der Primärkomplex durch Lymphknotenkompression, Verschwellung oder Verlegung des zugehörigen Bronchus zu einer atelektatischen Retraktion des betroffenen Lungenabschnitts im Sinne einer Epituberkulose (siehe S. 32 f.) geführt hat, kann sich ein vorhandener pleuraler Erguß thoraxwandständig über der eingesunkenen Atelektase ansammeln und bei tangentialem Strahlengang den typischen spindelförmigen Schatten eines abgesackten Hydrothorax ergeben (Abb. 33).

Auch ein mediastinal und interlobär abgesackter pleuraler Erguß ist — besonders im Kindesalter — infolge der engen Lagebeziehung der regionären Lymphadenitis zur mediastinalen und interlobären Pleura häufig. Ersterer darf nicht mit mediastinalen Drüsentumoren oder einer einseitigen Thymushyperplasie verwechselt werden; letzterer ist durch seine bei orthoröntgenogradem Strahlengang spindelige Form erkenn- und exakt lokalisierbar.

Ein Hydrothorax, der sich bei floridem Primärinfekt auf der kontralateralen Seite entwickelt, spricht für die hämatogene Propagation des Infekts *(Löffler)*, gehört also schon der Phase des progressiven Primärkomplexes an (Kap. B. II.).

Der tuberkulöse Hydrothorax kann restlos und mit Hinterlassung eines freien Pleuraspalts resorbiert werden. Fixationen des Zwerchfells an der Thoraxwand bleiben nicht allzu häufig zurück. Zarte flächenhafte Verwachsungen der Pleurablätter beeinträchtigen die Zwerchfellverschieblichkeit und die Öffnung des Phrenikokostalwinkels meistens nicht und sind daher röntgenologisch weder festzustellen noch auszuschließen. Eine zeltförmige diaphragmale Ausziehung unterhalb eines zwerchfellnahen indurierten oder verkalkten Primärherdes bedeutet nicht unbedingt, daß diaphragmale Verwachsungen vorhanden sind, da sie auch durch den Sog bedingt sein kann, den der narbig schrumpfende Primärherd auf die Pleura diaphragmatica ausübt. Dicke und verkalkte Pleuraschwarten kommen mehrheitlich nach Mischinfektionen zustande. Sehr oft bleiben Verdickungen der miteinander verwachsenen interlobären Pleurablätter zurück, da die bis nahe oder bis unmittelbar an den Hilus heranreichenden Interlobärspalten an dem entzündlichen Prozeß der regionären Lymphadenitis beteiligt zu sein pflegen. Diese interlobären Pleuraverwachsungen ergeben bei geeigneter Projektion die bekannten strichförmigen Schattenzüge, die den Interlobärspalten entsprechend verlaufen.

Zum Röntgenbilde des rezenten Primärkomplexes gehören die fakultativen Zeichen von *Ventilationsstörungen* infolge von Stenosierung großer Bronchien durch Kompression vonseiten der vergrößerten bronchopulmonalen Lymphknoten, sowie durch Verschwellung und Hypersekretion der Bronchusschleimhaut.

In relativ seltenen Fällen kann dadurch eine *ventilartig wirkende Stenose* eines Hauptbronchus zustandekommen, die zu einem röntgenologisch feststellbaren Volumen auctum mit vermehrter Lungenhelligkeit, Strukturarmut und Zwerchfelltiefstand, sowie mit einem überwiegend exspiratorischen Mediastinalwandern in die gesunde Seite führt (Abb. 34).

Wesentlich häufiger sind lobäre oder segmentäre Verschattungen und Retraktionen durch *Resorptionsatelektase und atelektatische Anschoppungen.* Diese können sehr ausgedehnt sein und sich von einem Hilus weit in die Lungenperipherie, meist bis nahe oder unmittelbar an die Thoraxwand erstrecken, so daß sie das Röntgenbild beherrschen können. Diese nicht obligaten Verdichtungen sind als *Epituberkulosen* (*Eliasberg* und *Neuland*) oder *Sekundärinfiltrierungen (Redeker)* lange bekannt. Zu ihnen gehört auch die früher als *Slukasches* Dreieck bezeichnete Verschattung, die mit ihrer Basis dem Mediastinum aufsitzt und mit ihrer Spitze bis nahe an die laterale Thoraxwand reicht (Abb. 29).

Die Epituberkulosen ergeben praktisch strukturlose Verschattungen, deren Intensität und Ausdehnung vom Grade der Atelektase und der mit ihr verbundenen Anschoppung abhängt. Die Anschoppung wirkt dem atelektatischen Kollaps entgegen und führt demgemäß zu einer größeren und intensiveren Verschattung als die reine Atelektase. Die aus Atelektase und Anschoppung eines Lungenlappens oder -segments resultierenden Röntgenbefunde sind weitgehend projektionsabhängig. Bei ungünstiger Projektion kann der komplette atelektatische Kollaps eines Lungenabschnitts leicht übersehen werden oder zu einer uncharakteristischen Verschattung führen. Sein Nachweis und seine zutreffende Zuordnung erfordert in der Regel Aufnahmen im sagittalen und frontalen, gelegentlich auch in einem schrägen Strahlengang. Die schematischen Skizzen Abb. 25 und 26 veranschaulichen die Verhältnisse.

Besonders bevorzugt durch atelektatische Prozesse ist der Mittellappen, da das ohnehin enge Kaliber seines Bronchus und dessen spitzwinkelige Aufteilung in die beiden Segmentbronchien 4 und 5 eine Stenosierung dieser Bronchien durch vergrößerte Lymphknoten begünstigt. *Zdansky* hat in diesem Sinne den Mittellappen als einen Locus minoris resistentiae bezeichnet (Abb. 29). Doch sind Atelektasen und atelektatische Anschoppungen durch Bronchuskompression kein Privilegium des Mittellappens, sondern sie können mit einer gewissen Bevorzugung der Oberlappen (Abb. 32) jeden beliebigen Lappen und jedes beliebige Segment betreffen.

Epituberkulosen kommen nicht nur beim Primärinfekt des Kindesalters, sondern gelegentlich auch bei Späterstinfektionen des Erwachsenen vor. *Zdansky* hat das mehrfach unter den Bedingungen der Nachkriegszeit in Wien (1946 bis 1948) auch bei älteren Menschen beobachtet (Abb. 27, 33).

Die mit Retraktion verbundenen Atelektasen können sich in kürzester Zeit, manchmal von einem Tag zum anderen entwickeln und gelegentlich ebenso rasch zurückbilden (Abb. 32); sie können jedoch auch längere Zeit bestehen bleiben und mit dem wechselnden Grade der Ventilationsstörung zu- und abnehmen. Die Aufhellung und Entfaltung eines atelektatisch angeschoppten Lungenabschnitts kann eine vollkommene und endgültige sein, wenn es sich um eine „reine" Atelektase *(Rössle)* gehandelt hat (Abb. 32), d. h. wenn es hinter der Bronchusstenose zu keiner spezifischen Aspirationsaussaat oder unspezifischen pneumonischen Infiltration, sondern höchstens zu einer allergischen Reaktion gekommen war. Nach länger dauernder oder rezidivierenden Sekretstauung oder nach Ausbreitung des tuberkulösen Prozesses im Sinne einer Progression (siehe unten) bleiben die herd- und strangförmige Verdichtungen einer Fibrose zurück. Diese enthält nicht selten die doppelt

konturierten Schatten lufthaltiger oder die breiten Schattenbänder sekretgefüllter zylindrischer Bronchiektasien (Abb. 29).

Manchmal entfaltet sich der atelektatisch gewesene Lungenabschnitt nicht
mehr, so daß der schmale plattenförmige Schatten eines atelektatisch indurierten Segments oder des Mittellappens zurückbleibt.

## B. II. Die Progression des pulmonalen Primärkomplexes

Da der Primärkomplex eine immunisatorische Erhöhung der Infektabwehr
zur Folge hat, kommt es meistens zur Lokalisierung, Latenz oder endgül-
tigen Abheilung der Infektion. Jedoch kann der Primärkomplex latenzlos
oder auch nach verschieden langer Zeit in ein Fortschreiten der Tuberkulose
übergehen. Das latenzlose Fortschreiten wird also Progression des Primärinfekts bezeichnet *(Uehlinger)*. Die hauptsächlichsten Wege der Progression
sind:

1. Der kavernöse Zerfall des Primärherdes (Primärherdkaverne),
2. Die Durchbrechung der regionären mediastinalen Lymphknotenschranke mit Einbruch der Erreger in die Blutbahn und
3. Der Einbruch verkäster Lymphknotenherde in Nachbargewebe vor
allem in Bronchien, seltener in das Lungenparenchym.

Diese Wege können in verschiedener Kombination gleichzeitig beschritten
werden.

### B. II. 1. Die Progression des pulmonalen Primärherdes

Durch Sequestrierung der erweichten käsigen Nekrose des Primärherdes
kann es zur Entwicklung einer Primärherdkaverne (Abb. 14, 35) kommen.
*Haeflinger* konnte dieses Ereignis schon wenige Wochen nach der Primärinfektion beobachten. Es ist im Säuglings- und Kleinkindesalter häufiger als
später. Man kann kaum daran zweifeln, daß eine massive und hochvirulente
Infektion und eine konstitutionell oder konditionell bedingte Insuffizienz
der Infektabwehr das Zustandekommen einer Primärherdkaverne begünstigen.
Manchmal macht das Auftreten kleiner, weicher Satellitenherdschatten in
der Umgebung des Primärherdes auf dessen beginnenden kavernösen Zerfall
aufmerksam, der erst tomographisch direkt nachweisbar wird. Unbehandelt
können die weichen, offenkundig überwiegend exsudativen bronchogenen
Herde an Zahl und Größe zunehmen. Auch kann es zur Entwicklung einer
ausgedehnten pneumonischen Anschoppung kommen (Abb. 9), die ihrerseits
leicht kavernös zerfallen und das Bild einer progressiven Primärherdphthise
einleiten kann.

Gelegentlich können im Anschluß an den kavernösen Zerfall des Primärherdes stecknadelkopfgroße Herdschatten auftreten, deren bevorzugte Lage
in den kranialen Teilen der Oberlappen ihre hämatogene Genese sehr wahrscheinlich macht. Diese ist praktisch gesichert, wenn klinische Zeichen extra-

pulmonaler Metastasierung, etwa einer Spina ventosa oder einer Meningitis usw. manifest werden. Solche Beobachtungen zeigen, daß fortschreitende Verkäsung und Zerfall eines Primärherdes nicht nur zur bronchogenen, sondern auch zur lymphohämatogenen Ausbreitung der Infektion führen können.

Diese Entwicklungen zur bronchogenen Primärherdphthise oder zur hämatogenen Propagation *(Frühgeneralisation)* werden heute relativ selten beobachtet, denn bei frühzeitiger Erfassung der Kavernisierung eines Primärherdes und sofort einsetzender Chemotherapie kommt es meistens zur Heilung der Kaverne und zur Rückbildung etwa schon vorhandener Streuungen. In weiter fortgeschrittenen Fällen bleiben jedoch nicht selten eine Resthöhle und eine mehr oder weniger ausgedehnte Fibrose zurück, die eine fortdauernde Behandlung und strenge Beobachtung erfordern und manchmal die Resektion notwendig machen (Abb. 9).

## B. II. 2. Die lymphohämatogenen Frühstreuungen nach Durchbrechung der regionären Lymphknotenschranke

Die Durchbrechung der regionären Lymphknotenschranke kann bei jedem floriden Primärkomplex zu lymphohämatogenen Streuungen in die Lungen oder/und in Organe des Körperkreislaufs *(Frühgeneralisation)* führen, da die Lymphbahnen schließlich über den Venenwinkel in die Blutbahn einmünden. Nach anatomischen Befunden erfolgt der Lymphabfluß aus der rechten Lunge über die rechte, aus den oberen Anteilen der linken Lunge über die linke mediastinale Lymphknotenkette, während der Lymphabfluß aus den mittleren und basalen Teilen der linken Lunge über beide Seiten erfolgt *(Uehlinger)*. Jedenfalls bestehen Querverbindungen der Lymphbahnen, die das lymphogene Übergreifen eines Prozesses in die Gegenseite ermöglichen. Man muß also beim Primärkomplex mit dem Übergreifen des Infekts in die Gegenseite rechnen.

Allerdings sind die tuberkulösen Lymphknoten des Mediastinums oft nur so geringfügig vergrößert oder auch so ungünstig gelegen, daß sie dem röntgenologischen Nachweis entgehen. Ein negativer Röntgenbefund läßt daher vergrößerte tuberkulöse Lymphknoten des Mediastinums nicht ausschließen. Wenn man aber nach ihnen sucht, wird man sie im Kindesalter oft, beim Spätprimärkomplex seltener finden. Aus dem rechten oberen Mediastinum sieht man sie relativ oft als scharf flach-bogig begrenzte, allerdings gelegentlich sehr unscheinbare Weichteilschatten zum Vorschein kommen (Abb. 36). Ein dem Aortenknopf aufsitzender, bogig begrenzter und weichteildichter Schatten, der auf einer Schichtaufnahme an die Form einer Mamilla erinnert, ist durch eine akzessorische V. hemiazygos bedingt *(Hanke)* (Abbildung 35 a, b) und darf nicht mit einem vergrößerten Lymphknoten am Aortenbogen verwechselt werden. Manchmal lassen sich Drüsentumoren der Hili und des Mediastinums erst tomographisch (Abb. 35) sowie auf Schrägaufnahmen oder Schrägtomogrammen (*Esser, Favez* und *Soliman*) direkt zur Darstellung bringen. Oft sind sie indirekt aus einer Eindellung, Einengung oder Verlagerung der kontrastgefüllten Speiseröhre zu erschließen. Der direkte oder indirekte Nachweis vergrößerter mediastinaler Lymphknoten ist bei floridem Primärkomplex immer von Bedeutung, denn er zeigt den Durchbruch der regionären Lymphknotenschranke an und weist auf die Möglichkeit und Wahrscheinlichkeit hämatogener Streuungen in die Lunge und extrapulmonalen Organe hin.

Die Lunge ist als besonders tuberkuloseanfälliges Organ der häufigste Sitz lymphohämatogener Frühstreuungen. Diese stammen wahrscheinlich zumeist aus dem Drüsenanteil eines pulmonalen oder extrapulmonalen proliferierenden oder exazerbierenden Primärkomplexes (Kap. B. II., B. III.). Und da die Tuberkelbakterien führenden Lymphbahnen in die venöse Blutbahn einmünden, ist die Lunge schon als erstes Organfilter besonders tuberkulosegefährdet.

Im frühen Kindesalter ergeben hämatogene Frühstreuungen meistens in beiden Lungen unregelmäßig verstreute kleine Herdschatten, die oft sehr blaß, unscheinbar und wenig zahlreich sind. Sie haben in der Regel verschiedene Größe (Abb. 37). Seltener ist das typische Bild einer akuten Miliartuberkulose (Kap. B. IV. 2.). Meistens sind noch die Zeichen des durchgemachten Primärkomplexes nachweisbar und oft sind auch die flachbuckeligen Schatten vergrößerter mediastinaler Lymphknoten vorhanden.

Manchmal ist das einzige Zeichen einer hämatogenen Frühstreuung ein kontralateraler Hydrothorax *(Löffler)*.

Beim Erwachsenen bevorzugen die lymphohämatogenen Frühstreuungen die kranialen Teile der Oberlappen, insbesondere die Segmente 1 und 2 (Abb. 40). Sie können einseitig auftreten, pflegen sich aber ungefähr bilateralsymmetrisch zu entwickeln. Im Röntgenbild erscheinen sie als kleine apikale und subapikale Herdschatten, die entsprechend der azinonodösen Natur der zugrundeliegenden Herde mehr oder weniger unscharf begrenzt sind. Sie können schon einige Wochen nach dem Positivwerden der Tuberkulinreaktion oder nach dem Auftreten eines Erythema nodosum erscheinen, auch wenn kein Primärherd und keine Vergrößerung der bronchopulmonalen und mediastinalen Lymphknoten röntgenologisch nachweisbar sind.

Diese Herde entsprechen zweifellos den von *Malmros* und *Hedvall* beschriebenen „subprimären Initialherden". Sie können sich unter Chemotherapie vollständig zurückbilden, aber auch rezidivieren (Abb. 40). In der Mehrzahl der Fälle hinterlassen sie infolge narbig-fibröser Regression kleine harte, oft sternförmig ausgezackte Herdschatten oder/und die zarten streifigen Verdichtungen einer Spitzenfibrose (Abb. 61). Kleine kalkdichte Einlagerungen sprechen für stattgehabte Herdverkäsungen.

Subpleurale apikale Herde hinterlassen oft eine Spitzenpleuraschwiele, die röntgenologisch als unregelmäßig, oft arkadenförmig begrenzte Verbreiterung des Begleitschattens zur zweiten Rippe erscheint und manchmal den strichförmigen Schattenzug einer dünnen plattenförmigen Verkalkung erkennen läßt. Konturunregelmäßigkeiten und Zacken bedeuten jedoch nicht notwendig Verwachsungen der Pleurablätter, sondern können durch Verdickungen der Pleura pulmonalis bzw. durch deren Einziehung vonseiten kleiner subpleuraler Narbenherde bedingt sein.

Nicht selten sind die lymphohämatogenen Frühstreuungen mit einem Hydrothorax verbunden oder von ihm gefolgt.

Die lymphohämatogenen Frühstreuungen des Erwachsenen sind keineswegs harmlos. Durch Herdkonfluenz und starke Exsudation können weiche Infiltrate zustandekommen, die *Malmros* und *Hedval* als „Initialinfiltrate" bezeichnet haben. Diese können durch kavernösen Zerfall in beide Lungen weiche bronchogene, oft konfluierende Streuherde setzen. In vorchemotherapeutischer Zeit gingen solche Fälle meist in eine zum Tode führende kavernöse Phthise über. Heute sind sie bei sofort einsetzender Behandlung in der Regel einer Heilung zuzuführen (Abb. 42). Eine zurückbleibende kavernöse Streuquelle kann noch durch Resektion erfolgreich eliminiert werden.

Wegen dieser unberechenbaren Folgen ist die röntgenologische Früherfassung der lymphadenogenen Frühstreuungen nach Späterstinfektionen wichtig.

Das gilt besonders für die wesentlich selteneren, meist hoch fiebernden Fälle, bei denen die Röntgenuntersuchung meist relativ wenige, jedoch über größere Lungenareale regellos verstreute kleine Herdschatten ergibt (Abb. 38, 39). Die in solchen Fällen oft positive Leberbiopsie beweist, daß es sich meist um mehr oder weniger generalisierte Streuungen handelt. Liquor und Augenhintergrund können dabei noch normal sein. Es ist anzunehmen, daß es sich in solchen Fällen um eine verkappte oder eben beginnende generalisierte Miliartuberkulose handelt, bei der die Lungenherde noch so klein sind, daß sie sich röntgenologisch nur zum kleinsten Teil darstellen lassen. Bei sofort einsetzender Chemotherapie haben wir mehrmals den Schwund der kleinen Lungenherde und klinische Heilung gesehen.

## B. II. 3. Die lymphadenobronchogenen Frühstreuungen durch Einbruch tuberkulöser Lymphknoten in Bronchien

Daß schon während des floriden Primärinfekts Einbrüche verkäster Lymphknoten in Bronchien nicht selten sind, war schon *Laënnec* bekannt. Die Angaben über die Häufigkeit der Drüsenbronchusfisteln schwanken allerdings in weiten Grenzen. Das liegt zweifellos zum Teil daran, daß die Kollektive, die diesen anatomischen Untersuchungen zugrundeliegen, aus Zeiten verschiedener Durchseuchung stammen oder sich auf verschiedene Populationen und Bevölkerungsschichten beziehen. Die Angaben entsprechen auch deshalb nicht der tatsächlichen Häufigkeit der tuberkulösen Drüsenbronchusfisteln, weil sie sich teils auf Autopsien von Spät- und Endphasen der Lungentuberkulose beziehen, in denen mit dem Versagen der Infektabwehr Drüseneinbrüche gehäuft vorkommen, teils auf Befunde bei inveterierter oder geheilter Tuberkulose, bei der Narben nach lange zurückliegenden Drüsenperforationen dem autoptischen Nachweis leicht entgehen.

Die bronchoskopischen Befunde der Kinderärzte haben ergeben, daß im Kindes- und Jugendalter Einbrüche tuberkulöser Lymphknoten in Bronchien beim floriden Primärkomplex sehr häufig sind *(Hutchinson, Wissler)*. *Görgényi-Göttche* und *Kassay* fanden Drüsenbronchusfisteln in 47,1% der primär infizierten Kinder. Durch anatomische Kontrollen konnten sie feststellen, daß diese Zahl noch zu niedrig war, weil manche Fisteln aus technischen Gründen dem bronchoskopischen Nachweis unzugänglich gewesen waren und ein Teil der Kinder multiple Fisteln hatten. *Jeune, Mounier-Kuhn* und *Potton* fanden Drüsenbronchusfisteln in 13%, *Dufourt* und *Depierre* in 30%. Jedenfalls sind Drüsenperforationen in Bronchien bei floridem progressivem Primärkomplex des Kindesalters ein häufiges Vorkommnis.

Bei Kindern, die sich von ihrem Primärinfekt nicht recht erholen und weiter husten, hat man in erster Linie an die Entwicklung eines Drüseneinbruchs zu denken. Man muß mit dessen Möglichkeit schon vom Ende des dritten Monats nach dem Auftreten der positiven Tuberkulinreaktion rechnen *(Dufourt* und *Depierre)*.

Bei Späterstinfektionen sind Drüsenbronchusfisteln seltener und das Intervall ist im allgemeinen länger; es kann mehrere Monate betragen. Doch berichteten *Malmros* und *Hedvall* über eine 19jährige Medizinstudentin, bei der schon sehr kurz nach dem Positivwerden der Tuberkulinreaktion eine tumoröse Lymphadenitis der Hili und des oberen Mediastinums mit Tuberkelbakterien im Mageninhalt auftrat. Man sollte daher nicht nur beim Primärinfekt des Kindes, sondern auch beim Spätprimärinfekt die Untersuchung auf Tuberkelbakterien im Auswurf nie unterlassen. Wenn man dabei ein positives Sputum ohne pulmonalen Zerfallsherd feststellt, darf man mit großer Wahrscheinlichkeit eine Drüsenbronchusfistel annehmen.

Der Hilus, in dem sich eine Drüsenbronchusfistel vorbereitet oder schon entwickelt hat, ist in der Regel vergrößert, verdichtet und durch perifokale Exsudation in das perihiläre Lungenparenchym verwaschen strukturiert und begrenzt. Der perforierende Hiluslymphknoten ist oft nicht wesentlich vergrößert und daher kaum je direkt nachweisbar. Dagegen kann man auf Schichtaufnahmen im Bereiche des sich anbahnenden oder schon vorhandenen Drüseneinbruchs die umschriebene Verengerung eines Bronchiallumens erkennen, die durch ein kollaterales Ödem, seltener durch die tuberkulöse Infiltration der Bronchusschleimhaut bedingt ist. Eine solche Verengerung des Bronchiallumens kann noch vor dem Drüsendurchbruch zu einer atelektatischen Verschattung und Retraktion im Versorgungsgebiet des betroffenen Bronchus führen. Diese können sich in Stunden oder wenigen Tagen entwickeln; ihr rasches Auftreten und ihre gelegentlich ebenso rasche Aufhellung und Entfaltung sprechen für eine passagere Ventilationsstörung durch eine entzündlich-ödematöse Verschwellung des Bronchus oder durch Sekret. Die Röntgenbefunde sind also pathogenetisch und formal denen der sogenannten Epituberkulosen des rezenten unkomplizierten Primärkomplexes analog (siehe S. 32 f.).

Die gelegentlich multiplen Drüseneinbrüche sind selbst auf Schichtaufnahmen meist nicht direkt nachweisbar, weil es sich um sehr enge Fistelöffnungen zu handeln pflegt, aus denen sich mit dem Endoskop gerade ein kleiner Eitertropfen ausdrücken läßt. Gleichwohl können sie bedrohliche Komplikationen verursachen. *Simon* und *Redeker* beobachteten massive Blutungen und Erstickung beim Kleinkind.

Breite Einbrüche mit Bildung von Drüsenkavernen kommen beim infantilen progressiven Primärkomplex höchst selten vor. Sie sind beim exazerbierenden Primärkomplex und beim progressiven Spätprimärkomplex (Abb. 46) wesentlich häufiger.

Ein führendes, obzwar nicht obligates Röntgensymptom selbst kleiner Drüsenbronchusfisteln sind weiche Herdschatten, die zunächst im Versorgungsgebiet des betroffenen Segment- oder Lappenbronchus aufzutreten pflegen (Abb. 43, 44), aber im weitern Verlauf auch in andere Lungenabschnitte erfolgen können. Diese lymphadenobronchogenen Frühstreuungen können spärlich bleiben und bilden sich oft zurück. Sie können jedoch Areale harter strangförmiger Verdichtungen und kalkdichter Herdschatten hinterlassen, die sich von dem durch adenitische Induration hart strukturierten Hilusschatten peripherwärts erstrecken (Abb. 44).

Die Annahme *Simons,* daß die nicht so selten von einem Hilus in den Oberlappen ziehenden, von harten, zum Teil kalkdichten Herdschatten durchsetzten und manchmal Bronchiektasien oder Emphysemblasen enthaltenden Indurationsfelder lymphadenobronchogener Genese seien, hat viel Wahrscheinlichkeit für sich (Abb. 17).

Nicht selten kann es innerhalb lymphadenogener Streufelder unmittelbar oder nach langer Latenz über ein Spätinfiltrat (Kap. B. VI. 2.) zum kavernösen Zerfall kommen, von dem sich auf bronchogenem Wege eine progrediente kavernöse Tuberkulose entwickeln kann (Abb. 22, 50).

## B. II. 4. Der Einbruch verkäster Lymphknoten in das parahiläre und paramediastinale Lungenparenchym

Einbrüche verkäster bronchopulmonaler oder mediastinaler Lymphknotenherde des progressiven Primärinfekts in die Lunge sind nicht häufig. Das Übergreifen der käsigen Erweichung auf das Lungenparenchym führt zu einer umschriebenen, jedoch unscharf begrenzten Verschattung, die dem Hilus bzw. dem Mediastinum (Abb. 40, 54) unmittelbar anliegt und alsbald die zentrale Aufhellung kavernösen Zerfalls erkennen lassen kann. Dieses Ereignis führte früher immer zur progredienten kavernösen Phthise.

# B. III. Die Exazerbation des Primärkomplexes

Nach einer Latenz von sehr verschieden langer Dauer kann es zur Exazerbation der Residuen des unkomplizierten oder progredient gewesenen Primärkomplexes kommen, solange sie noch infektionstüchtige Tuberkelbakterien enthalten.

Die Latenz kann viele Jahre betragen, kann aber auch so kurz sein, daß man im Zweifel sein kann, ob man schon von einer Exazerbation (Reaktivierung) oder noch von einer Progression sprechen soll (Abb. 40). Selbst nach einer langen Latenz kann man nicht sicher ausschließen, daß der Prozeß anatomisch nicht doch weitergeschwelt hatte, ohne daß dies klinisch und röntgenologisch manifest geworden wäre. Eine scharfe Grenzziehung zwischen Progression und Exazerbation ist also nicht möglich, wenn das klinische und röntgenologische Intervall nur kurz ist. *Klinische und röntgenologische Latenz sind jedenfalls nicht unbedingt einer anatomischen Latenz gleichzusetzen,* da die Tuberkulose die ausgesprochene Tendenz zu sehr protrahiertem Proliferationstempo haben kann. Man kann nur sagen, daß das Fortschreiten präexistenter oder das Auftreten neuer Herde nach einer Phase röntgenologischer Stabilität und klinischen Fehlens von Aktivitätszeichen mit Wahrscheinlichkeit für eine Exazerbation sprechen, während ein kurzes Intervall röntgenologischer und klinischer Stabilisierung auf eine kontinuierliche Progression verdächtig ist.

Die Exazerbation des Primärkomplexes kann vom Kindes- bis ins hohe Greisenalter erfolgen, bevorzugt die Entwicklungsjahre, die Zeit der Gravidität und der Laktation, kommt bei Diabetes mellitus, Alkoholismus und Verwahrlosung gehäuft vor, tritt aber auch ohne erkennbare äußere oder innere Ursache auf. Möglicherweise kann auch eine Superinfektion zur Exazerbation der latenten Residuen eines Primärinfekts führen, doch ist das nicht gesichert. Auf jeden Fall ist Exazerbation ein Zeichen der Insuffizienz der Infektabwehr.

Eine Exazerbation kann vom Primärherd, von Herden der Lymphknotenketten oder/und von bronchogenen und hämatogenen pulmonalen Frühstreuungen ausgehen.

## B. III. 1. Die Exazerbation des pulmonalen Primärherdes

Die Exazerbation des latent gewordenen Primärherdes ist seltener als die Progression des rezenten Primärherdes. Sie kann als röntgenologisch nachweisbare Primärherdkaverne innerhalb eines zu einem stationären Rundherd (Tuberkulom) zurückgebildeten Primärherdes erfolgen, ohne daß er eine erkennbare Reaktion des umgebenden Lungenparenchyms erkennen lassen müßte (Abb. 24 c). Wir sahen gelegentlich bei älteren Menschen eine solitäre dünnwandige Kaverne in den abhängigen Teilen einer Lunge mit hart strukturiertem Hilus und positivem Auswurf, jedoch ohne sonstige pathologische

Strukturen in den Lungen (Abb. 7). Auch ein solches Bild könnte einem alten exazerbierten und sequestrierten Primärherd entsprechen.

Die Exazerbation des Primärherdes kann aber auch durch eine *perifokale wolkige Verschattung* eingeleitet werden, von der röntgenologisch nicht mit Sicherheit zu entscheiden ist, ob sie einer allergischen Reaktion oder dem beginnenden Übergreifen des tuberkulösen Prozesses auf die Umgebung entspricht. Auf jeden Fall ist ein derartiger Befund das alarmierende Zeichen einer Herdaktivierung, die von einer Erweichung der zentralen käsigen Nekrose und einer Vermehrung der im Herd befindlichen Tuberkelbakterien begleitet oder gefolgt sein kann *(Huebschmann, Giese)*. Wenn es im Anschluß daran zu rascher Sequestrierung kommt, erscheint eine zentrale unregelmäßig begrenzte Aufhellung der Primärherdkaverne, an deren Boden man gelegentlich kalkdichte Schattengebilde vorfindet, die verkalkten oder verknöcherten Herdanteilen entsprechen (Abb. 45) und als „Lungensteine" expektoriert werden können.

Der kavernöse Zerfall des exazerbierenden Primärherdes hat bronchogene Streuungen zur Folge, die man als weiche, unscharf konturierte, manchmal auffallend grobfleckige Herdschatten in den Lungen verstreut vorfindet. Einzelne dieser Streuherde können ihrerseits rasch einschmelzen (Abb. 45).

In nicht behandelten Fällen kommt es meist zur progredienten kavernösen Phthise. Auf Chemotherapie erfolgt oft der Schluß der Primärherdkaverne und die Rückbildung der bronchogenen Streuungen. Manchmal ist aber eine Heilung oder Stabilisierung nur durch Resektion der sich resistent erweisenden Primärherdkaverne zu erzielen (Abb. 45).

In manchen Fällen stellt man um den exazerbierenden Primärherd multiple kleine blasse Herdschatten fest, ohne daß ein kavernöser Zerfall des Primärherdes nachweisbar wäre. Diese Herdschatten beschränken sich zunächst auf die unmittelbare Umgebung des Primärherdes. Es handelt sich um alveolobronchogene und lymphogene Satellitenherde, die durch Tuberkelbakterien erzeugt sind, welche die aufgelockerte Herdkapsel durchsetzt haben. Auch auf diesem Wege kann sich eine progrediente kavernöse Phthise entwickeln.

Schließlich kann der exazerbierende Primärherd auch zur Propagation des Infekts in die bronchopulmonalen und mediastinalen Lymphknoten führen und dadurch lymphohämatogene Lungenspätstreuungen zur Folge haben, die wie die hämatogenen Frühstreuungen gelegentlich auch zu extrapulmonalen Lokalisationen oder zu einer disseminierten Miliartuberkulose führen können.

## B. III. 2. Die Exazerbation der Lymphknotenherde und die Lymphknotendurchbrüche

Wesentlich häufiger als die Exazerbation des pulmonalen Primärherdes ist die der Lymphknotenherde in den Hili und im Mediastinum. Sie kann lange nach dem Ablauf des Primärinfekts und dessen Progression erfolgen und legt oft erst in vorgerückten Jahren den Grund zur chronischen Lungentuberkulose.

Die Exazerbation der Lymphknotenherde ist — wie auch deren Progression (Kap. B. II. 2.) — röntgenologisch als solche in der Mehrzahl der Fälle nicht direkt faßbar, weil die exazerbierenden Lymphknoten nicht oder nicht wesentlich vergrößert zu sein brauchen und weil sich selbst große Drüsentumoren innerhalb des Mediastinums verbergen können.

Es wurde schon S. 35 darauf hingewiesen, daß zu deren Nachweis Schichtaufnahmen der Hili und des Mediastinums (oft auch in den Schrägstellungen) erforderlich sind und daß die Kontrastfüllung der Speiseröhre nie unterlassen werden sollte.

Aber auch bei diesem Vorgehen läßt der negative Befund eine Drüsentuberkulose bzw. deren Exazerbation nie ausschließen. Denn meistens verläuft die Spätexazerbation der Hiluslymphknotentuberkulose unter dem Bilde des vergrößerten und verwaschen strukturierten Hilus. Oft läßt sich der Hilus innerhalb einer perihilären Verschattung nicht abgrenzen, die sich weit in die Lunge erstrecken kann. Wenn es sich lediglich um eine perifokale Reaktion um einen exazerbierenden Hiluslymphknotenherd handelt, kann diese Verschattung flüchtig sein. Sie kann aber auch längere Zeit persistieren und durch Induration eine harte Strukturierung des Hilusschattens hinterlassen, von dem harte strängige Schattenzüge in die perihilären Lungenabschnitte ziehen. Auch die Entwicklung perihilärer wabiger Bronchiektasien ist keine Seltenheit. Wenn jedoch der tuberkulöse Drüsenprozeß auf das Hilusbindegewebe und von da auf das Lungenparenchym übergreift, kann es zu mehr oder weniger ausgedehnten und massiven Verschattungen der zentralen Lungenabschnitte durch exsudative Anschoppung kommen. Diese kann durch Verkäsung zu Kavernenbildung mit allen ihren Folgen führen (Abb. 70).

In jungen Jahren beobachtet man gelegentlich *grobknollige Vergrößerungen der Lymphknoten* im Bereich der Hili und des Mediastinums. Sie sind nicht selten mit Drüsentumoren in den Supraklavikulargruben und in der Halsregion oder auch in den Axillen verbunden.

Die großen Drüsentumoren können sich aus beiden Hili und aus dem rechten und linken oberen Mediastinum als polyzyklische weichteildichte und scharf konturierte Schattengebilde vorwölben. Die intrathorakale Speiseröhre kann besonders unterhalb der Carina durch große Bifurkationslymphknoten von vorne her eingedellt und dorsalwärts oder seitlich verlagert sein. Schichtaufnahmen in sagittalem Strahlengang zeigen, daß diese Tumoren die großen Bronchien der Hilusregion einscheiden, spreizen, eindellen und mehr oder weniger komprimieren können. Die daraus resultierenden Ventilationsstörungen können zum Volumen auctum einer Lunge oder eines Lungenlappens, zum inspiratorischen Mediastinalwandern in die Seite einer Bronchusstenose und gelegentlich zu Atelektasen führen. Jedoch sind diese Erscheinungen beim Erwachsenen nicht so häufig wie beim rezenten oder progressiven Primärkomplex des frühen Kindesalters, da die Bronchien mit zunehmendem Alter weiter und gegen Druck von außen widerstandsfähiger werden.

Exazerbierende Lymphknotenherde sind vermutlich die häufigste Quelle der *hämatogenen Spätgeneralisation* in Form apikaler oder ausgedehnt verstreuter kleiner Lungenherde bis zu miliaren Aussaaten und zu extrapulmonalen Organherden.

Die bei den tuberkulösen Halslymphomen so häufigen Durchbrüche kommen auch im Thorax vor, allerdings wesentlich seltener. Meistens handelt es sich um *gedeckte Durchbrüche in das mediastinale Bindegewebe,* die eine umschriebene schwielige Mediastinitis und häufig Traktions- und Haftdivertikel der Speiseröhre zur Folge haben können. Wir haben in einigen Fällen indurierender Lungentuberkulose alter Menschen eine Phrenicusparese durch schwielige Mediastinitis gesehen. Dieser Befund ist bedeutungsvoll, weil die Phrenicusparese bei Lungenprozessen im allgemeinen an einen malignen Lungenprozeß denken läßt.

Die tumorförmig exazerbierende mediastinale Lymphknotentuberkulose ist röntgenologisch von einem Morbus Boeck, von Tumormetastasen oder von einem Lymphogranulom, von leukämischen, lymphosarkomatösen und -retikulären Drüsentumoren nicht zu unterscheiden, zumal Tumoren des lymphatischen Systems oft auf Nachbarorgane übergreifen und nicht selten zu Durchbrüchen führen.

Die Lymphknotentuberkulose konnte sich schon vor Einführung der Chemotherapie spontan zu Ketten und Haufen kalkdichter Schatten zurückbilden.

*Offene Durchbrüche exazerbierender mediastinaler Lymphknotenherde* können gelegentlich in die Speise- oder Luftröhre, in die Pleura- oder perikardialhöhle erfolgen und zum Röntgenbilde eines freien oder abgesackten Hydrothorax bzw. Hydroperikards führen. Es handelt sich um Ereignisse, die meistens den Spät- und Endphasen der Phthise angehören. Ausnahmsweise können tracheobronchiale und paratracheale Lymphknotenherde nach Verwachsung der Pleurablätter in die Lunge einbrechen (Abb. 40) und zu intrapulmonalen paramediastinalen Verschattungen führen, die sich peripherwärts wolkigstreifig auflösen und bald die Aufhellung kavernösen Zerfalls erkennen lassen.

Weitaus am häufigsten sind die *Einbrüche exazerbierender Hiluslymphknotenherde in das Bronchialsystem.* Sie gehen meistens von einzelnen verkästen Lymphknoten aus. Röntgenologisch sind diese Einbrüche nur in den relativ seltenen Fällen nachweisbar, bei denen es durch Sequestrierung des käsig erweichten Drüseninhalts zur Entwicklung einer meist nur tomographisch nachweisbaren *Drüsenkaverne* (Abb. 46, 47) gekommen ist (S. 12).

Eine röntgenologische Frühdiagnose des sich anbahnenden Lymphknoteneinbruchs ist nicht möglich, denn die käsige Erweichung eines Lymphknotenherdes kann die Drüsenkapsel schon durchbrochen und auf das periadenitische Bindegewebe übergegriffen haben, ohne daß dies röntgenologische Erscheinungen machen müßte. Immerhin wird man bei Patienten mit hartnäckigem Reizhusten, Brustschmerzen, Appetitlosigkeit und subfebrilen Temperaturen an eine sich vorbereitende Drüsenbronchusfistel denken, wenn ein Hilusschatten verdichtet ist, durch perihiläre exsudative Reaktion verwaschene Struktur zeigt und vielleicht auffallend ausgiebige Drüsenverkalkungen erkennen läßt.

In relativ seltenen Fällen kann es allerdings durch ein reaktives kollaterales entzündliches Ödem und eine Hypersekretion der Bronchusschleimhaut zu Ventilationsstörungen im Versorgungsgebiet des betroffenen Bronchus mit atelektatischer Verschleierung oder Verschattung und Retraktion eines Segments, eines Lappens, ja sogar einer ganzen Lunge kommen.

Da solche Befunde allerdings nur auf eine Bronchusstenose schließen lassen, die beim Erwachsenen in erster Linie an einen Bronchustumor denken läßt, ist die *Bronchoskopie* zum zytologischen und womöglich bioptischen Ausschluß oder Nachweis eines Tumors angezeigt; allenfalls noch die *Bronchographie*, da durch diese auch noch Segmentbronchien zur Darstellung kommen, die der endoskopischen Sicht nicht oder nur schwer zugänglich sind. Allerdings kann die Durchführung und Beurteilung der Bronchographie durch die Stenosierung und den reichlichen Sekretgehalt des Bronchus auf Schwierigkeiten stoßen. Es empfiehlt sich daher die Kontrastfüllung mittels des durch die Stenose vorgeschobenen Bronchuskatheters vorzunehmen (*Anacker* und *Stender*). Die durch Drüsenkompression oder kollaterale Schleimhautschwellung bedingte Bronchusstenose ist im Gegensatz zu der des Bronchustumors glatt konturiert und umschrieben. Die *tomographischen Befunde* sind nach unserer Erfahrung nur mit großer Reserve zu verwerten, denn schon eine geringe Abweichung des Bronchus aus der Schichtebene kann eine Stenose vortäuschen und Drüsenverkalkungen liegen den Bronchien so eng an, daß man auf Schichtaufnahmen oft nicht mit Sicherheit entscheiden kann, ob eine zur Darstellung gebrachte, partiell verkalkte Drüse die Bronchialwand perforiert hat.

Die Diagnose eines schon erfolgten Einbruchs exazerbierender Hiluslymphknoten gewinnt an Wahrscheinlichkeit, wenn man in der Lunge die weichen Herdschatten *lymphadenobronchogener Streuungen* auftreten sieht (Abb. 43). Diese bevorzugen entsprechend den häufigsten Lokalisationen der Drüseneinbrüche Segmente der Oberlappen, des Mittellappens und die apikalen Segmente der Unterlappen, können aber auch in alle anderen Lungenabschnitte erfolgen.

In dieser Phase ist die Diagnose des Drüseneinbruchs durch den positiven Sputumbefund zu sichern, jedoch können die Tuberkelbakterien oft spärlich und erst nach wiederholten kulturellen und tierexperimentellen Untersuchungen nachzuweisen sein.

Die Folgen des Durchbruchs exazerbierender Hiluslymphknotenherde können verhältnismäßig harmlos sein, wenn sie röntgenologisch frühzeitig erfaßt werden und die Chemotherapie ungesäumt eingeleitet wird. Mit dem Drüsendurchbruch und der Entleerung des erweichten Drüseninhalts können die Erscheinungen einer Bronchusstenose prompt verschwinden. Lymphadenobronchogene Streuherde können rasch resorbiert werden. Die Fistel reinigt und schließt sich zu einer unscheinbaren Narbe. Unbehandelt kann die Fistel jedoch offen bleiben und weiter auf bronchogenem Wege Herde setzen.

Die lymphadenobronchogenen Streuherde sind — ihrer exsudativen Natur entsprechend — weich und können miteinander zu größeren Arealen konfluieren. Sie sind zunächst oft auf das Versorgungsgebiet des befallenen Bronchus, also auf einen Lappen oder auf Segmente beschränkt. Konfluierende Herde können ausgedehnt verkäsen, kavernös zerfallen (Abb. 48) und ausgedehnt in beide Lungen streuen (Abb. 50).

Bei produktiv-fibröser Regression führen lymphadenobronchogene Streuungen — wie bei den pathogenetisch analogen Prozessen des progressiven Primärkomplexes — zu Arealen harter herd- und strangförmiger Verdichtungen; in den Oberlappen zum Bild eines Simonschen Indurationsfeldes. Dieses kann zeitlebens stationär bleiben, jedoch sind Exazerbationen unter dem Bilde eines Spätinfiltrats (Kap. B. VI. 2.) häufig. Letzteres kann restlos resorbiert werden, kavernös zerfallen (Abb. 49) oder sich zu einem scharf konturierten Rundherd (Tuberkulom) zurückbilden (Abb. 51). Die Exazerbation lymphadenobronchogener Indurationsfelder ist in vorgerückten Jahren nicht selten der Ausgangspunkt einer progredienten kavernösen Phthise (Kap. B. VII.).

Die abschnittsweise (segmentäre, lobäre) Begrenzung und vor allem die Einseitigkeit dieser Prozesse weisen mit Wahrscheinlichkeit auf ihre lymphadenobronchogene Herkunft hin, da hämatogene Prozesse in der Regel bilateral-symmetrisch beginnen (siehe Kap. B. IV.). Diese Unterscheidung gilt allerdings nur für Frühphasen und nicht für den weiteren Verlauf, denn lymphadenobronchogene Streuungen können früher oder später auch in andere Lungenabschnitte — z. B. in den Oberlappen der anderen Seite — erfolgen. Zudem können lymphadenogene Streuherde — wie oben erwähnt — ihrerseits zu Streuquellen in beliebige Teile der Lunge werden. Dadurch kann in Spätphasen der Unterschied zwischen hämatogen und lymphadenobronchogen eingeleiteten Prozessen so verwischt werden, daß eine Rekonstruktion der Pathogenese nicht mehr möglich ist (Kap. B. VII.).

Besonders schwere Folgen pflegen Lymphknoteneinbrüche in Bronchien dann zu haben, wenn sich von der Drüsenbronchusfistel eine verkäsende und ulzerierende Tuberkulose kontinuierlich in den betroffenen Bronchus weiter ausbreitet. Diese Ereignis ist nicht allzuhäufig *(Uehlinger)*. Der befallene Bronchus und seine Verzweigungen erfahren dabei schwere Deformationen teils durch Stenosierung, teils durch ulzeröse unregelmäßig-buchtige

Erweiterungen des Lumens. Durch Übergreifen der käsigen Nekrose auf das Lungenparenchym kann es zu kavernösem Zerfall und zur massiven Verschattung durch zirrhotische Schrumpfung des zugehörigen Lungenabschnitts mit Strangkavernen und Verödung der kleineren Bronchialverzweigungen kommen (Abb. 52, 53). Da solche Prozesse bemerkenswerterweise oft lokalisiert bleiben, anderseits chemotherapeutisch resistent sind und ständige potentielle Streuquellen darstellen, sind sie eine dankbare Indikation zur Resektion, wobei nur darauf zu achten ist, daß die Resektion im nicht tuberkulös veränderten Teil des Bronchus erfolgt, da sonst die Gefahr des Einbruchs der Tuberkulose vom Bronchusstumpf auf das angrenzende Lungenparenchym besteht (Abb. 54).

Chronische verkäsende Hiluslymphknotentuberkulosen können durch einen narbigen Verschluß eines größeren Bronchus eine atelektatische Schrumpfung und massive Verschattung des zugehörigen Lungenabschnitts zur Folge haben, die tumorverdächtige Röntgenbefunde ergeben (Abb. 52).

Manchmal bleibt nach der Vernarbung einer Drüsenbronchusfistel und nach Rückbildung der lymphadenobronchogenen Streuherde eine wohl bronchoskopisch, jedoch nicht röntgenologisch nachweisbare knötchenförmige Bronchialschleimhauttuberkulose zurück, die durch Exazerbation und Exulzeration zu bronchogenen Streuungen führen kann. Diese können in Form subsegmentärer Verdichtungsherde (Abb. 55 A) erfolgen. Bronchustuberkulosen haben jedoch ganz allgemein eine gewisse Tendenz zu segmentären und subsegmentären Streuungen (Abb. 55 B).

Einbrüche tuberkulös indurierter und partiell verkalkter Hiluslymphknoten in Bronchien (manchmal auch in Lungengefäße) sind übrigens nicht immer durch Exazerbation und käsige Erweichung von Lymphknotenherden verursacht, sondern können auch nach vollständiger Abheilung des tuberkulösen Prozesses durch Druckusur ausgelöst werden; das gleiche kann übrigens auch bei anthrakotisch und silikotisch indurierten Hiluslymphknoten vorkommen *(Arnstein)*. Alle diese Drüseneinbrüche kommen am häufigsten im Senium vor, sind aber in keinem Lebensalter sehr selten. *Fleischner* und *Zdansky* und nach ihnen viele andere Autoren haben die Röntgenbefunde solcher Fälle beschrieben. Sie haben auf die Bevorzugung des Mittellappens bzw. seiner Segmente aufmerksam gemacht, haben aber betont, daß jeder Lappen und jedes Segment betroffen sein können. Röntgenologisch stellt man oft eine rezidivierende massive atelektatische Verschattung und Retraktion eines Lappens fest (Abb. 56), die infolge von Sekretretention und pneumonischer Anschoppung hinter der Stenose mit hohem Fieber verbunden sein können. Mit der oft rapiden Rückbildung der Atelektase nach Expektoration einer größeren Menge schleimig-eitrigen, manchmal hämorrhagischen abazillären Sputums pflegt das Fieber kritisch abzufallen; manchmal kann man nach der röntgenologisch nachweisbaren Spontansequestrierung von Drüsenverkalkungen ein dauerndes Ausbleiben der rezidivierenden Atelek-

tasen und Fieberschübe beobachten. Allerdings bleiben in dem betroffenen
Lungenabschnitt oft die röntgenologischen Zeichen einer Induration mit oder
ohne Bronchiektasen als Folgen der wiederholten pneumonischen Prozesse
zurück. Einmal konnten wir bei einem Patienten mit atelektatischer Retraktion des Mittellappens eine tötliche Blutung beobachten, die dadurch bedingt
war, daß eine indurierte Drüse einerseits in den Mittellappenbronchus, anderseits in ein großes Lungengefäß eingebrochen war *(Zdansky)*. Ein solches
verhängnisvolles Ereignis ist nicht allzu selten, jedoch röntgenologisch nicht
vorauszusehen. Bei alten Menschen erlebt man oft solche Überraschungen, auf
die man nicht gefaßt war. Allerdings handelt es sich meist um Kranke, deren
Allgemeinzustand eine eingehende röntgenologische und bronchoskopische
Untersuchung verbietet.

## B. IV. Der sogenannte hämatogene Formenkreis
## der Lungentuberkulose

Der sogenannte hämatogene Formenkreis der Lungentuberkulose umfaßt
neben den hämatogenen Frühstreuungen der infantilen und der Spätprimär-
infekte (Kap. B. II. 2.) vor allem die lymphohämatogenen Spätstreuungen und
deren Weiterentwicklung. Die Bezeichnung „hämatogener Formenkreis" ist
nur cum grano salis zu verstehen, da nur die beiden Extreme, nämlich die
kleinen einmaligen und kurz dauernden diskreten postprimären Streuungen
einerseits und die akuten disseminierten miliaren Aussaaten anderseits, von
ihrer Setzung bis zu ihrer möglichen Stabilisierung oder Heilung, bzw. bis
zum letalen Ausgang im wesentlichen von den Herden hämatogener Genese
beherrscht werden. Ein hämatogener Hydrothorax ist häufig.

Diese beiden extremen Verlaufsformen treten jedoch zahlenmäßig gegenüber den weitaus häufigeren Fällen zurück, die zwar durch hämatogene
Streuschübe eingeleitet werden, die aber ihrerseits früher oder später zu
Quellen bronchogener Streuherde werden können. Nach anatomischen Befunden kommt dies dadurch zustande, daß die an sich schon schmale
fibröse Außenzone der kleinen hämatogenen Herde durch perifokale Reaktion eine Auflockerung erfährt, so daß Leukozyten von außen eintreten
und eine Kolliquation der zentralen, tuberkelbakterienhaltigen käsigen
Nekrose zur Folge haben, was durch Sequestrierung der erweichten Käse-
massen zu streuenden Mikrokavernen führen kann. Dadurch können die
auf hämatogenem Wege entstandenen Lungenherde auf alveolobronchialem
Wege oder auf dem Wege der interstitiellen pulmonalen Lymphbahnen neue
Herde setzen *(Huebschmann, Loeschcke, Medlar, Uehlinger, Giese* u. a.). Da
diese neuen Streuherde oft exsudative und zirrhotische Reaktionen zur Folge
haben, können sie zur zunehmenden Verschattung und Schrumpfung der betroffenen Lungenabschnitte führen. Die ursprünglichen hämatogenen Streuungen treten dann mehr und mehr in den Hintergrund.

Es ist sicher, daß bei den meisten fortschreitenden Tuberkulosen des hämatogenen Formenkreises solchen aus hämatogen gesetzten Herden stammenden bronchogenen und lymphogenen Streuherden eine bedeutende und oft überragende Rolle zukommt, und daß viele kleine Herdschatten, die als Folgen rezidivierender hämatogener Streuschübe imponieren, in Wirklichkeit bronchogene und lymphogene Streuungen aus präexistenten verkästen hämatogenen Herden sind.

*Medlar* konnte zeigen, daß diese aus verkäsenden apikalen Herden stammenden Streuherde sehr diskret gesetzt werden können, denn er fand sie als Zufallsbefund bei klinisch Lungengesunden. Solche Vorgänge können lange klinisch und röntgenologisch inapperzept sein und offenbar auch bleiben, aber noch nach Jahren durch allmähliche Zunahme oder durch die Entwicklung eines Spätinfiltrats zu einer manifesten progredienten Tuberkulose führen.

*Die Entwicklung hämatogener Streuherde zu Quellen einer broncho- und lymphogenen Propagation berechtigt nicht, von einem Übergang in ein neues Stadium zu sprechen.* Denn diese Entwicklung liegt potentiell in der Natur jedes tuberkelbakterienhaltigen Lungenherdes. Sie kann nur einzelne hämatogen gesetzte Herde betreffen und alsbald zur Ruhe kommen, sie kann aber auch allmählich von multiplen Herden ausgehen und in Schüben, sehr symptomarm oder klinisch symptomlos zu einer progredienten Ausbreitung eines herdförmigen Prozesses führen. Röntgenologisch läßt sich nicht erkennen, inwieweit an einem chronischen bilateral-symmetrischen herdförmigen Lungenprozeß hämatogene Streuherde, inwieweit von ihnen stammende alveolobronchiale und lymphogene Herde beteiligt sind. Jedoch sprechen große Verschiedenheit der Herdschatten an Größe und Qualität, mehr noch die Entwicklung zirrhotischer Schwielen oder eines kavernösen Prozesses für hämatogen eingeleitete Mischformen.

Die hämatogene Ausgangssituation kann durch diese Entwicklungen zunehmend verschleiert und schließlich unkenntlich werden.

## B. IV. 1. Die disseminierte Miliartuberkulose

Mann kann a) eine akute bis subakute und b) eine larvierte subchronische bis chronische disseminierte Miliartuberkulose unterscheiden.

Ad a) Die akute oder subakute disseminierte Miliartuberkulose zeigt das Röntgenbild der kleingetüpfelten Lungenfelder (Abb. 57). Die Tüpfel entsprechen der Schattensummation der filmnahen Lungenherde. Der einzelne miliare Herd liegt jenseits der röntgenologischen Nachweisbarkeit. Die große Masse der unzähligen Herde kommt also nicht zur Darstellung.

Die dichtstehenden Herdschatten sind in beiden Lungenfeldern ungefähr gleichmäßig verteilt und sind in den oberen Abschnitten in der Flächeneinheit oft zahlreicher als in den unteren. Ihre Größe pflegt in kraniokaudaler Richtung abzunehmen, jedoch kann auch das Gegenteil vorkommen. Sie werden in der dritten bis sechsten Woche nach Krankheitsbeginn nachweisbar und nehmen unbehandelt durch Herdkonfluenz an Größe zu. Die Begrenzung der Herdschatten ist relativ scharf. Unscharfe Begrenzung weist auf perifokale Exsudation hin. Oft liegen die Tüpfel in den Schnittpunkten eines feinmaschigen Netzwerks (Abb. 36), das einer Hyperämie und ödematösen Durchtränkung des Lungengerüsts entspricht. Ein Hydrothorax ist häufig.

Abgesehen von der kleinen Tüpfelung zeigen die Lungenfelder keine Zeichen einer chronischen oder chronisch progredienten Tuberkulose, höchstens die Residuen eines alten Primärkomplexes oder einiger harter herd- und strangförmiger Verdichtungen in den kranialen Lungenabschnitten nach vielleicht nie manifest gewordenen oder längst in Vergessenheit geratenen Streuungen. Sie kommen als Ausgangspunkt der Miliartuberkulose kaum in Betracht.

Der Ausgangspunkt der akuten disseminierten Miliartuberkulose bleibt anatomisch und daher erst recht röntgenologisch meist im Dunkeln. Immerhin findet man röntgenologische relativ oft in einem Hilus (Abb. 57) oder im Mediastinum (Abb. 36) vergrößerte Lymphknoten oder eine Vergrößerung und auffallend verwaschene Struktur eines Hilusschattens. Solche Befunde lassen daran denken, daß der Einbruch der Tuberkelbakterien in die Blutbahn aus exazerbierten bronchopulmonalen und mediastinalen Lymphknotenherden erfolgt sein könnte. Diese Annahme gewinnt dadurch an Wahrscheinlichkeit, daß sich miliare Streuungen nicht selten im Anschluß an einen Spätprimärinfekt (Kap. B. II.) entwickeln. Unter einem fieberhaften Zustandsbild treten dabei zahlreiche, oft aber auch relativ spärliche, sehr blasse Herdschatten auf, die hie und da in den Lungenfeldern verstreut sind (Abb. 38, 39). Die positive Leberbiopsie beweist, daß es sich auch in Fällen mit spärlichen Lungenherden um eine disseminierte Miliare handelt, wenn auch der Augenhintergrund und der Liquor normal sein können. Es handelt sich also sozusagen um eine abortive Form einer disseminierten Miliaren.

Differentialdiagnostisch kommen gegenüber den miliaren Lungenaussaaten vor allem die Karzinose, die besonders im frühen Kindesalter, im Senium und bei Asthma bronchiale häufigen kleinen, teils bronchopneumonischen, teils atelektatischen Herde der Bronchiolitis, manche Pneumonokoniosen, das miliare Lymphogranulom und Boecksche Sarkoid in Betracht.

Unter Chemotherapie kommt es bei Miliartuberkulose in der Regel zur Rückbildung der Streuherde und zur Heilung. In der vorchemotherapeutischen Zeit konnte man einen Herdschwund nur ganz ausnahmsweise beobachten. Mit zunehmender Krankheitsdauer wurden die Herdschatten meist zahlreicher und größer. Meist kam es vor dem Tode zur Entwicklung von Kavernen, die entsprechend der darniederliegenden Gewebsabwehr dünnwandig zu sein pflegten, rasch größer wurden und konfluieren konnten. Fast alle Kranken starben schließlich an Meningitis. Heute kann man in verschleppten oder wegen ihres larvierten Verlaufs spät zu Beobachtung kommenden Fällen solche dünnwandige Kavernen sehen; sie kommen mit dem chemotherapeutisch erzielten Schwund der Tüpfelung zum Schluß mit Hinterlassung einer röntgenologisch oft nicht abgrenzbaren Narbe. Der oft überraschend prompte und komplette Herdschwund spricht dafür, daß es sich noch um vorwiegend exsudative Herde gehandelt hatte. Eine zurückbleibende vermehrte Helligkeit der Lungenfelder weist aber immerhin auf eine Rarefizierung des Lungenparenchyms durch narbige Residuen hin.

Eine Sonderstellung kommt miliaren Lungenaussaaten in Endphasen der kavernösen Phthise zu. Diese sogenannte „terminale Miliare" nimmt die Teile der Lunge ein, die von tuberkulösen Herden noch weniger betroffen oder frei geblieben waren. Die terminale Miliare tritt klinisch gegenüber dem schweren Krankheitsbild der terminalen Phthise meist sosehr in den Hintergrund, daß sie gewöhnlich erst anläßlich einer Röntgenuntersuchung oder bei der Autopsie aufgedeckt wird.

Auch die *perakute septische Typhobazillose (Landouzy)* oder Sepsis tuberculosa acutissima *(Reiche)* nimmt nicht nur klinisch, sondern auch röntgenologisch gegenüber der typischen disseminierten akuten Miliartuberkulose eine Sonderstellung ein. Der Röntgenbefund der Lunge kann dauernd normal oder so uncharakteristisch sein, daß er keine Diagnose zuläßt (*Emery* und Mitarbeiter). In anderen Fällen wurden bis kirschgroße, blaße, verwaschene Herdschatten beschrieben, die den Eindruck bronchopneumonischer Herde oder septischer Infarkte machten. Positives Sputum weist manchmal auf verkäsende Herde hin. Bei Fällen, die keine Lungenherde erkennen ließen, waren im Sputum und Liquor keine Erreger nachweisbar. *Böttiger* und Mitarbeiter weisen auf den diagnostischen Wert der Nadelbiopsie von Leber und Milz hin, da diese mit großer Regelmäßigkeit Nekroseherde ohne Epitheloid- und Riesenzellen ergeben, was die Bezeichnung dieser Form der generalisierten hämatogenen Tuberkulose als areaktive, generalisierte Form *(Siegmund)* rechtfertigt.

Ad b) Subchronischer und chronischer Verlauf miliarer Lungenaussaaten sind bei vorbestehenden größeren extrapulmonalen Organherden, etwa einer Spondylitis (Abb. 57, 58) oder Urogenitaltuberkulose (Abb. 59) relativ häufig. Sie bieten oft insofern ein atypisches Bild, als die Herde sehr verschieden sein können und ansehnliche Größe erreichen können; die Herde sind auch teils scharf, teils unscharf konturiert. Sie breiten sich gewöhnlich in kraniokaudaler Richtung aus. Es kann bald zur Entwicklung dünnwandiger Kavernen kommen.

Auch diese Fälle sprechen auf Chemotherapie meist gut an. Rezidive sind allerdings häufig, vielleicht infolge eines vorzeitigen Abbruchs der Behandlung, wahrscheinlicher durch neue Schübe aus einem therapieresistenten extrapulmonalen Organherd.

Die eminent chronisch verlaufenden Lungenprozesse, die durch wiederholte kleine, diskrete hämatogene Schübe zustandekommen, werden in den folgenden Kapiteln B. IV. 2. bis 4. abgehandelt.

## B. IV. 2. Die chronische bilateral-symmetrische Oberlappentuberkulose

Viele hämatogene Spätstreuungen bevorzugen, wie die Frühstreuungen des progressiven Späterstinfekts (Kap. B. II.), die Segmente 1 und 2 beider Oberlappen und unterscheiden sich auch hinsichtlich ihrer röntgenologischen Herdgröße und Qualität nicht von letzteren. Während es sich aber bei diesen um das Resultat eines einmaligen oder kurzzeitigen Ereignisses zu handeln pflegt, tritt bei den Spätstreuungen die Tendenz zu rezidivierenden Streuschüben hervor. Jeder einzelne Schub pflegt diskret zu verlaufen. Jedoch sind ein *hämatogener Hydrothorax* häufig und *hämatogene extrathorakale Organherde* keineswegs selten. Wegen des diskreten Verlaufs der Schübe findet man röntgenologisch schon beide Spitzenfelder, oft auch die angrenzenden infraklavikulären Partien, von kleinen, teils unscharf, teils relativ scharf begrenzten Herdschatten durchsetzt. Wenn diese Herde wenig zahlreich sind, können sie sich leicht im Weichteilschatten des Halses oder im Schatten der Schlüsselbeine und Rippen verbergen, weshalb bei Verdacht auf derartige Streuungen die Schichtuntersuchung angezeigt ist.

In vielen Fällen besteht die Neigung zur Rückbildung der Streuherde bis zum Herdschwund oder zur Hinterlassung harter, zum Teil kalkdichter Herdschatten (Abb. 60) und harter strangförmiger oder zackiger Verdichtungen einer Spitzenfibrose (Abb. 61), wobei der Begleitschatten zu beiden zweiten Rippen durch Spitzenpleuraschwielen unregelmäßig und arkadenförmig begrenzt und verbreitert sein und kalkdichte Einlagerungen enthalten kann (s. S. 36 f.). Trotz dieser Rückbildungstendenz sind die kleinen apikalen Herdschatten hämatogener Spätstreuungen auf weitere Sicht nicht bedeutungslos.

Erstens muß man mit der Möglichkeit weiterer hämatogener Streuschübe rechnen, von denen zwar jeder diskret verlaufen kann, die sich aber allmählich zu größeren Herdarealen summieren können.

Zweitens muß man — wie S. 47 ausgeführt wurde — damit rechnen, daß hämatogen gesetzte Streuherde öfter, als man das im allgemeinen annimmt, zu Quellen bronchogener Streuungen und zur Ausbreitung auf dem Wege der interstitiellen pulmonalen Lymphbahnen werden, wodurch es zu neuen Herden und zusammen mit perifokalen Reaktionen *(Uehlinger, Leitner, Labhart)* zu fortschreitender zirrhotischer Verschattung und Schrumpfung kommen kann. Solche Prozesse sind also als potentiell offen zu betrachten, wenn auch der Auswurf fast immer negativ und nur das eine oder anderemal positiv ist. Es ist nicht unwahrscheinlich, daß das bei den hämatogenen bilateralen Oberlappenprozessen so häufige substantielle Emphysem als Narbenemphysem nach wiederholten kleinen bronchogenen, nicht direkt nachweisbaren Streuungen in beide Lungen aufzufassen sein könnte. Viele Kranke mit dieser Form der Tuberkulose sterben nicht an dem spezifischen Prozeß, sondern am versagenden Cor pulmonale (Abb. 63).

Drittens kann die hämatogene bilaterale Oberlappentuberkulose den Ausgangspunkt eines Früh- oder Spätinfiltrats (Kap. B .VI. 1. und 2.) bilden. Auf die Möglichkeit der bronchogenen Genese eines „Frühinfiltrats" aus Spitzenherden, die so klein sind, daß sie sich dem röntgenologischen Nachweis entzogen, hat *Loeschcke* aufmerksam gemacht. Auch kann sich ein Spätinfiltrat als perifokale Reaktion um einen exazerbierenden präexistenten Spitzenherd entwickeln. Wenn sich solche Früh- und Spätinfiltrate zwar mit oder ohne Hinterlassung einer streifigen Fibrose zurückbilden oder zu einem Tuberkulom (Kap. A. II. 3. 4.) abkapseln können, leiten sie doch oft durch kavernösen Zerfall eine progrediente kavernöse Phthise ein (Abb. 62).

Viertens kann es in dem Schwielengewebe nach Erweichung käsiger Nekrosen und deren Sequestrierung zu kavernösen Aufhellungen in einem, gelegentlich auch in beiden Oberlappen kommen (Abb. 63).

Fünftens können die hämatogenen Schübe auch zu extrapulmonalen Prozessen führen, die das klinische Bild völlig beherrschen und zur eigentlichen Todesursache werden können (Hirntuberkel, Meningitis, Nebennieren-, Urogenitaltuberkulose usw.).

Die bilateral-symmetrische, hämatogen eingeleitete Spitzentuberkulose kann sich also auf verschiedenen Wegen allmählich oder schubweise auf beide Oberlappen ausbreiten und deren Fibrose oder massive schrumpfende Zirrhose zur Folge haben. Auch kann sie früher oder später durch kavernösen Zerfall zum Bilde der *Tuberculosis ulcerofibrosa* (Abb. 16, 62, 63, 64) führen.

Eine zirrhotische Schrumpfung der Oberlappen hat eine Hochziehung der Hili zur Folge, von denen man strangförmige Schattenzüge kranialwärts verfolgen kann, die verdichteten Interstitien, oft auch den Wandungen bronchiektatisch erweiterter und wandverdickter Bronchien angehören. Letztere lassen sich nicht selten auf Schichtaufnahmen in die verschatteten Teile der Oberlappen als kranialwärts divergierende und kolbig erweiterte helle Bänder verfolgen, die an Trommelschlegelfinger einer Hand erinnern (Abb. 11, 65). Diese *zylindrischen Bronchiektasien* sind nicht so selten die Quellen abakterieller Hämoptysen. Ihre Unterscheidung von röhrenförmigen *Strangkavernen* (Abb. 8) ist durch ihre fingerförmige Anordnung und ihre vergleichsweise regelmäßige Begrenzung meist mit Wahrscheinlichkeit, wenn auch manchmal nicht mit Sicherheit möglich.

Innerhalb der apikalen zirrhotischen Verschattungen oder in deren unmittelbaren Umgebung finden sich nicht selten absolut scharf konturierte Aufhellungen, die *Emphysemblasen* entsprechen. Sie sind die Folge von Ventilationsstörungen durch Abknickungen oder Einschnürung kleiner Bronchien. Sie dürfen nicht mit Kavernen verwechselt werden und unterscheiden sich von diesen durch ihre haarscharfe regelmäßige Begrenzung und das Fehlen eines nachweisbaren drainierenden Bronchus. Bullöses Emphysem, das unmittelbar an zirrhotische Verdichtungen angrenzt, erzeugt an diesen scharf bogig begrenzten Kerben (Abb. 18). Größere subpleurale Emphysemblasen können an einen abgesackten Pneumothorax erinnern. Sie sind jedoch absolut stationär und enthalten keinen Sekretspiegel. Im übrigen sind bullöse Emphysemblasen bekanntlich die häufige Ursache eines Spontanpneumothorax.

Es ist bemerkenswert, daß eine offene Tuberculosis ulcerofibrosa jahrelang stationär bleiben kann, obwohl dauernd tuberkelbakterienhaltiges Sekret in die übrigen Teile der Lungen aspiriert wird. Oft kommt es erst sehr spät, besonders im Senium oder im Gefolge eines interkurrenten nichttuberkulösen Prozesses zu einer bronchogenen herdförmigen, gelegentlich segmentären Aussaat (Abb. 8), die eine progrediente Phthise einleiten kann. Dies Ereignis läßt auf eine eingetretene Insuffizienz der Infektabwehr schließen. Nach Chemotherapie kommt es meist zur Rückbildung der bronchogenen Herde. Der oft chemotherapieresistente streuende Herd kann durch Resektion eliminiert werden.

Das Bild der bilateralen hämatogenen Oberlappentuberkulose wird in der Regel durch pleurale Schwarten vervollständigt. Sie bedeuten zusätzlich zu dem oft vorhandenen substantiellen Emphysem eine weitere Beeinträchtigung der Atmungsfunktion. Tatsächlich sterben — wie oben gesagt — viele Kranke nicht an einer sich entwickelnden kavernösen Phthise, sondern an ventilatorischer Insuffizienz und am dekompensierten Cor pulmonale (Abb. 63).

Für die chronische bilateral-symmetrische Oberlappentuberkulose gilt, wie für alle Varianten des sogenannten hämatogenen Formenkreises, daß sie mit extrapulmonalen Organtuberkulosen vergesellschaftet sein kann, wobei die hämatogenen Lungenstreuungen der extrapulmonalen Organtuberkulose vorausgehen oder letztere präexistent sein kann und als Quelle der hämatogenen Lungenstreuungen in Betracht kommt (Abb. 58, 59) oder schließlich die pulmonalen und extrapulmonalen Lokalisationen einander gleichgeordnet sind, indem beide durch die gleiche, jedoch meist nicht eruierbare Streuquelle gesetzt und gespeist werden.

### B. IV. 3. Die chronische bilateral-symmetrische diffuse tuberkulöse Lungenfibrose (Tuberculosis fibrosa diffusa)

Nicht selten streuen hämatogene Schübe von vornherein nicht nur und nicht überwiegend in die kranialen Teile der Oberlappen, sondern allmählich in alle Teile der Lungen. Auch bei dieser Erscheinungsform pflegen die einzelnen Schübe klinisch diskret oder mit sehr geringen Allgemeinerscheinungen zu verlaufen, auch haben sie Tendenz zur narbig-fibrösen Regression. Daher bekommt man röntgenologisch oft schon das Vollbild der *tuberkulösen Lungenfibrose* zu Gesicht (Abb. 66). Diese ist mit den Zeichen eines obligaten substantiellen Lungenemphysems verbunden, das als Narbenemphysem aufzufassen ist. Schon weil die Herde aus zeitlich auseinanderliegenden Streuschüben stammen, zeigen sie offenbar je nach ihrem Alter und je nach der Infektabwehr des Wirts zur Zeit der einzelnen Schübe verschiedene Qualität. So kann man neben harten zackigen Herdschatten älterer Streuungen kleine weiche, unscharf begrenzte Herdschatten rezenter Schübe sehen. Diese sehr unterschiedliche Qualität, die ungleichmäßige Verteilung der Herdschatten in den Lungen und das Hervortreten eines harten Netzwerks strängiger Verdichtungen unterscheidet die Tuberculosis fibrosa diffusa von den chronischen miliaren Lungenstreuungen (Kap. B. IV. 1.).

Die Herdschatten nehmen im ganzen in kraniokaudaler Richtung an Größe und Zahl ab. Das ist nur zum kleineren Teil dadurch vorgetäuscht, daß herdförmige Verdichtungen in den Lungenbasen durch das Lungenemphysem partiell fortgeleuchtet werden; es ist vielmehr in erster Linie die Folge der ganz allgemein geringeren Tendenz der kranial gelegenen Lungenherde zur Regression und ihrer größeren Tendenz zur Progression auf den Wegen des alveolobronchialen Hohlraumsystems und der intrapulmonalen Lymphbahnen. Auf diese Weise kommt es in den Obergeschoßen der Lungen zur Entwicklung größerer Konglomerattuberkel, die zu Schwielenfeldern konfluieren können. Im Bereiche solcher Schwielen können sich Bronchiektasien entwickeln. Im übrigen können beide Lungen von den zart konturierten und oft nur durch dünne Septen gegeneinander getrennte bullöse Emphysemblasen durchsetzt sein. Ein Spontanpneumothorax durch Einreißen von Emphysemblasen gehört daher bei der tuberkulösen Lungenfibrose nicht zu den Seltenheiten (Abb. 66).

Infolge des Narbenemphysems stehen beide Diaphragmen meist tief, sind abgeflacht und respiratorisch nur sehr eingeschränkt verschieblich. Adhäsionen und Pleuraschwarten ergänzen sehr oft das Röntgenbild. Durch pleuromediastinale Adhäsionen verliert der meist mediangestellte kleine und erst mit dem kardialen Versagen vergrößerte Herzschatten seine Modellierung in die einzelnen Bögen, so daß beide Mittelschattenränder mehr oder weniger gestreckten, oft unregelmäßig-zackigen Verlauf zeigen.

Die chronische tuberkulöse Lungenfibrose ist an sich relativ gutartig und ein großer Teil der Kranken erliegt nicht der Lungentuberkulose, sondern dem versagenden Cor pulmonale, das schon in verhältnismäßig jungen Jahren als Folge der Einengung der Lungenstrombahn durch das Narbenemphysem zur Entwicklung kommen kann.

Man muß jedoch immer mit der Möglichkeit einer folgenschweren Entwicklung der tuberkulösen Infektion rechnen, und zwar

1. durch das Auftreten eines solitären Spätinfiltrats (Kap. B. VI. 2.), multipler perifokaler Reaktionen um präexistente Herde (Kap. A. II. 5.) oder neuer bronchogener Streuungen käsig erweichender älterer Herde und

2. durch die verhängnisvolle Entwicklung einer extrapulmonalen Organtuberkulose.

Ad 1. Ein solitäres, weiches, wolkiges Spätinfiltrat kann als perifokale Reaktion um einen präexistenten Herd oder ein präexistentes Herdareal vor allem in den kranialen Teilen der Oberlappen auftreten. Nicht selten entwickeln sich weiche Schattenareale gleicher Natur um multiple weit auseinanderliegende präexistente Herde (Abb. 67). Manches Infiltrat kann schließlich auch auf bronchogenem Wege aus einem hämatogen gesetzten, käsig erweichten und streuenden Herd stammen. Die Genese dieser solitären oder multiplen Herde ist röntgenologisch nur dann mit einiger Wahrscheinlichkeit festzustellen, wenn man den Röntgenbefund vor Auftreten des oder der Infiltrate kennt oder wenn man einen streuenden Herd (Kaverne) nachweisen kann. Die Durchschichtung der Lungen ist zur Erfassung einer verborgenen streuenden Kaverne jedenfalls in allen Fällen von Infiltraten bei tuberkulöser Lungenfibrose unerläßlich. Aber welcher Genese ein solitäres Infiltrat oder multiple exsudative Herde auch sein mag — sie sind auf jeden Fall der Ausdruck einer Insuffizienz der Infektabwehr und als solche zu behandeln.

Unbehandelt sind solche Herde häufige Ausgangspunkte einer einseitigen oder von vornherein beidseitigen kavernösen Phthise (Abb. 16, 66). Unter Chemotherapie bilden sich diese exsudativen Herde oft mit Wiederherstellung des ursprünglichen Befundes zurück. Vereinzelte Infiltrate können ein Tuberkulom (Kap. A. II. 3. 4.) hinterlassen. Selbst große Zerfallshöhlen können sich reinigen und narbig heilen.

Ad 2. Extrapulmonale Tuberkulosen sind bei tuberkulösen Lungenfibrosen nicht selten (Abb. 66). Sie sind es oft, die den Patienten erstmals zum Arzt führen und die schließlich den Tod zur Folge haben (Tuberkulosen des Urogenitaltrakts, der Nebennieren, Hirntuberkel usw.).

Die tuberkulöse Lungenfibrose kann den nichttuberkulösen Fibrosen verschiedenster Natur, einschließlich der Pneumokoniosen, sehr ähnlich sehen, jedoch sprechen die kraniokaudale Abnahme der Verdichtungen und ein extrapulmonaler tuberkulöser Prozeß für die spezifische Natur der Lungenveränderungen. Der positive Sputumbefund ist oft ausschlaggebend. Gegen eine Silikotuberkulose spricht jedoch oft nur das Fehlen einer beruflichen Staubexposition.

### B. IV. 4. Die retikuläre Form der Lungentuberkulose

Die retikuläre Form der hämatogenen Lungenstreuungen unterscheidet sich von der Tuberculosis fibrosa diffusa (Kap. B. IV. 3.) durch das Hervortreten derber retikulärer Schattenstränge, die sich von den stark vergrößerten und verdichteten Hilusschatten in beide Lungen erstrecken, wobei die kranialen und mittleren Partien der Lungen bevorzugt befallen zu sein pflegen (Abb. 68). Zwischen den und entlang den Schattensträngen sind zahlreiche harte Herdschatten verschiedener Größe eingestreut. Es ist immer ein beträchtliches Emphysem vorhanden, durch dessen Helligkeit zweifellos viele herd- und strangförmige Verdichtungen in den basalen Lungenabschnitten fortgeleuchtet werden. Dadurch entsteht der Eindruck einer kraniokaudalen Entwicklung des Prozesses. Zwischen pathologischen Strukturen finden sich oft ganz zart konturierte Ringschatten, die durch Emphysemblasen bedingt sind.

Anatomische Untersuchungen *(Uehlinger, Karthagener, Giese)* haben gezeigt, daß die retikulären strangförmigen Verdichtungen durch Ausbreitung der hämatogen gesetzten Herde vor allem auf dem Wege des Lungengerüsts zustande kommen (Kap. A. II. 4.). Die daraus resultierende starke Verdickung der Interstitien läßt an eine konstitutionell oder allergisch bedingte Besonderheit der Gefäßbindegewebsreaktion denken.

Das Sputum kann gelegentlich positiv sein, ohne daß röntgenologisch kavernöser Zerfall abgrenzbar sein müßte. Ein Abgleiten in eine kavernöse Phthise kommt — wenn überhaupt — meist erst spät zustande.

Das klinische Bild kann ganz durch das Emphysem und schließlich durch ein versagendes Cor pulmonale beherrscht sein. Nicht selten sind tuberkulöse Herde in Organen des Körperkreislaufs vorhanden.

Der Röntgenbefund erinnert sehr an einen interstitiell indurierenden Morbus Boeck, eine Haman-Richsche Fibrose, eine maligne Lymphangiose, eine Pneumokoniose und an Befunde bei Pankreasfibrose. Ein hoch positiver Mantoux und ein gelegentlich positiver Sputumbefund sichern seine tuberkulöse Natur. Der eminent chronische Verlauf bei Fehlen von Anhaltspunkten für einen Primärtumor sprechen gegen die maligne Lymphangiose. Eine Pneumokoniose ist nur durch das Fehlen einer beruflichen Staubesposition auszuschließen.

### B. IV. 5. Die grobknotigen hämatogenen Spätstreuungen

Ein seltener Typ des hämatogenen Formenkreises ist die grobknotige Aussaat. Bei ihr finden sich neben strangförmigen Verdichtungen in beiden Lungen ungleichmäßig verstreute erbsen- bis haselnuß- und walnußgroße Herdschatten. Diese sind teils scharf, teils unscharf begrenzt, rundlich, abgerundet-polygonal oder höckerig und zeigen oft zackige Ausläufer (Abb. 69). Manche Herde enthalten kalkdichte Einlagerungen. Die teils unscharfe, teils scharfe Begrenzung der Herdschatten spricht dafür, daß es sich zum Teil um frischere exsudative, zum Teil um abgekapselte Rundherde handelt. Erstere können sich durch tuberkulostatische Behandlung mit Hinterlassung einer strängigen Narbe zurückbilden, letztere sind meistens therapieresistent. Die Röntgenbefunde der grobknotigen Lungenaussaaten sind bildmäßig von Lymphogranulomknoten, vom knotigen Morbus Boeck, von mykotischen

Herden, Tumormetastasen besonders eines Schilddrüsenkarzinoms, von septischen Infarkten, einem Echinokokkus alveolaris usw. nicht zu unterscheiden.

## B. V. Die Bronchien bei Lungentuberkulose

Den Bronchien kommt bei der Lungentuberkulose nicht nur die Funktion als Transportweg der Erreger zu, sondern sie sind auch ihrerseits der Sitz tuberkulöser Veränderungen. Das gilt schon für die kleinsten peripheren Bronchien, in die das tuberkulöse Sekret aus dem Alveolarsystem über die Bronchiolen gelangt, denn sie erfahren zunächst durch das teils zäh-schleimige, teils käsig-bröckelige Sekret eine mechanische Verlegung. Diese Verlegung kann einerseits in den Versorgungsgebieten der betroffenen Atelektasen verursachen, welche die bestehenden Lungenherde größer erscheinen lassen als sie tatsächlich sind; und sie kann anderseits durch Ventilwirkung ein aerodynamisches Emphysem zur Folge haben, das Lungenherde voneinander distanziert und teilweise fortleuchtet. Gewiß ist an dem oft rapid erfolgenden Schwund peripherer Verschattungen und an der oft von einem Tag zum anderen auftretenden Entfaltung und Aufhellung verschatteter Lungenabschnitte der Wechsel ventilatorischer Verhältnisse maßgeblich beteiligt. Wenn es auch nicht möglich ist, diese Vorgänge im einzelnen röntgenologisch zu erfassen und zweifelsfrei zu verifizieren, und wenn auch ähnliche Vorgänge bei nichttuberkulösen Prozessen vorkommen, ist es doch wichtig, sich daran zu erinnern, daß bei Tuberkulose mit solchen unspezifischen Folgen zu rechnen ist, die den Röntgenbefund wesentlich mitbestimmen und seinem oft raschen Wechsel zugrundeliegen können.

Begünstigt werden Ventilationsstörungen noch durch eine *Ableitungsbronchitis im Abflußbereich streuender Lungenherde.* Diese ist durch eine anatomisch zwar nichttuberkulöse, jedoch offenbar tuberkuloseallergische Verschwellung und Hypersekretion der Bronchusschleimhaut und durch eine funktionelle Engstellung der betroffenen Bronchien *(Soulas)* bedingt. Die Ableitungsbronchitis liegt dem bronchoskopisch wohlbekannten Befund der verengerten hypersekretorischen Bronchien mit hochrot verfärbter Schleimhaut zugrunde. Sie kann sich über große Strecken von einem Segment- bis in einen Lappen- oder Hauptbronchus erstrecken. Die verengerten Bronchiallumina kann man nicht selten auf Schichtaufnahmen tuberkulös-pneumonisch infiltrierter Lungenabschnitte als fadendünne helle Bänder erkennen (Abb. 70 c). Besonders deutlich tritt eine Lumenverengerung und Wandverdickung eines größeren Bronchus zutage, wenn er orthoröntgenograd getroffen ist. Man begreift, daß diese Verengerung und Hypersekretion zum akuten Bronchusverschluß durch einen Sekretpfropf mit folgendem atelektatischen Kollaps des Versorgungsgebiets führen kann (Abb. 71).

Von der Begleitbronchitis ist die *Bronchitis tuberculosa* zu unterscheiden. Sie kann sich in Form von Schleimhautknötchen, luxurierenden Granulationen, ulzerösem Zerfall, einer Peribronchitis und narbiger Residuen manifestieren.

Die *produktive knötchenförmige Schleimhauttuberkulose* ist meist hämatogener Genese, sie kann aber auch durch bronchogene Implantation der Erreger aus einem streuenden Lungenherd oder einer tuberkulösen Drüsenbronchusfistel zustandekommen. Sie ist röntgenologisch nicht direkt faßbar, auch wenn es durch Nekrose der Knötchen gelegentlich zu Blutfasern und/oder Tuberkelbakterien im spärlichen Auswurf gekommen ist. Nur selten führt sie zu röntgenologisch nachweisbaren kleinen bronchogenen subsegmentären Aussaaten (Abb. 55).

Die in das Bronchuslumen ragenden *tuberkulösen Granulationen* und die *Schleimhautulcera* führen im Röntgenbild zu Konturunregelmäßigkeiten der hellen Bronchialbänder durch Verengerungen bzw. durch zerfallsbedingte Ausweitungen der Bronchiallumina (Abb. 52, 53). Zur Darstellung der Bronchien können die Tomo- und Bronchographie mit Vorteil herangezogen werden. Die Bronchographie stößt allerdings auch bei sachgemäßer Vorbereitung des Patienten und lege artis durchgeführter Anästhesie wegen des Reizzustandes tuberkulöser Bronchien oft auf technische Schwierigkeiten. Die Beurteilung der Befunde aller Untersuchungsmethoden ist zudem durch den oft nicht zu beseitigenden Sekretgehalt der Bronchien erschwert. Man muß daher bei der Deutung von Einzelheiten zurückhaltend sein. Immerhin sprechen konstante wandständige Schattengebilde und umschriebene, unregelmäßig begrenzte Lumenverengerungen im Nativbild und Tomogramm sowie entsprechende Füllungsdefekte im Bronchogramm für exophytische Granulationen (Abb. 52); buchtige Ausweitungen, die oft blind zu enden scheinen, für käsige Nekrose und geschwürigen Zerfall (Abb. 53; s. auch S. 45 f.).

Die Bronchialwandverdickung durch eine *Peribronchitis tuberculosa* kommt sehr oft an drainierenden Bronchien von Kavernen zur Darstellung. Erfahrungsgemäß wird eine Peribronchitis röntgenologisch zu häufig angenommen, da sie durch Parenchymherde, die Bronchien eng anliegen und diese einscheiden, vorgetäuscht werden kann.

*Der Durchbruch einer im Hilusbereich liegenden Bronchustuberkulose* kann zu einer Kaverne führen, die den Hilusschatten überschreitet und partiell parahilär gelegen ist (Abb. 54). Der *Einbruch käsig erweichter Lungenherde in einen Bronchus* kommt meist erst in den Spät- und Endphasen der Lungentuberkulose (Kap. VII.) vor. Der Röntgenbefund ist dann meist sosehr von den schweren Lungenveränderungen beherrscht, daß die daraus resultierende Lungenbronchusfisteln und ihre Folgen ganz zurücktreten und kaum je zur röntgenologischen Beobachtung kommen. Der *Einbruch käsig erweichter Hiluslymphknoten in Bronchien* ist demgegenüber ungleich häufiger und phthisiologisch wesentlich bedeutungsvoller. Die röntgenologischen Folgen dieses Ereignisses sind in Kap. B. II. 3., B. III. 2. behandelt.

*Anatomisch intakte Bronchien können durch tuberkulöse Nachbarschafts-
prozesse folgenschwere Veränderungen* erfahren. So kann die Vergrößerung
mediastinaler und bronchopulmonaler Lymphknoten die *Impression oder
Kompression eines Bronchus* zur Folge haben. Die sich daraus ergebenden
Störungen der Ventilation und Sekretabfuhr werfen differentialdiagnostische
Fragen auf, zu deren Beantwortung die Röntgenuntersuchung berufen ist
(Kap. B. 1., B. II. 3., B. III. 2.). Schrumpfende Lungenprozesse können zu
*Abknickungen von Bronchien jeder Größenordnung* führen und ein bul-
löses Emphysem, kleine umschriebene Atelektasen und selbst den massiven
atelektatischen Kollaps eines Lappens zur Folge haben. Schließlich können
*Bronchiektasien* ihre Entstehung dem Narbenzug zirrhotischer Schwielen ver-
danken (Kap. B. IV. 2.).

## B. VI. Die Lungenphthise

Unter Lungenphthise versteht man im allgemeinen eine temporär oder
dauernd offene Lungentuberkulose, bei der Exsudation, käsige Nekrose und
kavernöse Destruktion mit bronchogener Propagation das Bild in fallweise
verschiedenem und passager wechselndem Ausmaße beherrschen und die mit
einem mehr oder weniger ausgedehnten zirrhotischen Schwund von Lungenparenchym verbunden sein kann.

Es ist jedoch zu betonen, daß eine scharfe Abgrenzung der Lungenphthise
als eines immunologisch definierten Stadiums nicht möglich ist. *Was sich bei
der Lungenphthise ereignet, kann sich sozusagen im kleinen in jeder Phase
und bei jeder Genese des tuberkulösen Prozesses, oft schon sehr frühzeitig,
sehr schleichend und mehr oder weniger lokalisiert abspielen.* Die kavernöse
progrediente Lungenphthise ist im Grunde nur die mögliche und heute bei
rechtzeitig einsetzender Chemotherapie verhältnismäßig selten gewordene
Spät- und Endform der Lungentuberkulose. Auch diese kann eminent chronisch verlaufen, aber auch als akute hochfieberhafte Erkrankung einsetzen
und fortschreiten.

Besondere Bedeutung als häufige und röntgenologisch faßbare Ausgangspunkte einer kavernösen Phthise haben Herde vom Typus der Infiltrate und
größere pneumonische Prozesse, die als käsige Pneumonie bezeichnet werden.

Bei den *Infiltraten* handelt es sich um mehr oder weniger umschriebene,
verhältnismäßig wenig dichte Verschattungen, die entsprechend ihrer exsudativen Natur zunächst unscharf konturiert sind, sofern sie nicht an Segmentgrenzen (Abb. 72) oder an eine interlobäre Pleura (Abb. 73) heranreichen.
Sie müssen, um als solche erkannt zu werden, mindestens etwa haselnuß-
groß und günstig gelegen sein. Zu ihrer Erfassung und Lokalisierung sind
gezielte Aufnahmen in optimalem Strahlengang und Schichtaufnahmen uner-

läßlich, da sich kleine Infiltrate in andere pathologische Lungenstrukturen oder in Skelett- oder Weichteile der Thoraxwand projizieren und in ihrem Schatten verbergen können.

Man hat im Laufe der Jahrzehnte verschiedene Infiltrate beschrieben und mit besonderen Namen belegt. Abgesehen von dem Primärinfiltrat (Primärherd) und den früher als Sekundärinfiltrierungen bezeichneten Epituberkulosen, die in der Pathogenese und Röntgendiagnostik der Lungentuberkulose einen gesicherten Platz einnehmen, hat man von Früh-, Nachschub-, Intervall- und Spätinfiltraten, Spätinfiltrierungen usw. gesprochen. Diese Vielheit der Begriffe hat nicht viel zum Verständnis der Pathogenese beigetragen und bringt nur zum Ausdruck, daß man jederzeit mit dem Auftreten von Infiltraten rechnen muß. Ihnen allen ist gemeinsam, daß sie als Folgen einer Insuffizienz der Infektabwehr zum Ausgangspunkt einer kavernösen Phthise werden oder bei schon bestehender latenter Lungentuberkulose einen Schritt in Richtung einer kavernösen Phthise bedeuten können.

Da ihre Pathogenese — wie in Kap. B. VI. 2. und 3. ausgeführt werden wird — röntgenologisch oft nicht zu ermitteln ist, bedeutet es unseres Erachtens keine unzulässige Simplifikation, sondern die gebotene Folgerung der beschränkten röntgendiagnostischen Möglichkeiten, wenn man — abgesehen vom Primärinfiltrat und den Epituberkulosen — nur von Früh- und Spätinfiltraten spricht. Man bezeichnet dann ein Infiltrat als Frühinfiltrat, wenn sich, abgesehen von den Residuen eines durchgemachten Primärinfekts, keine Zeichen einer postprimären Tuberkulose (im weitesten Sinne des Wortes) feststellen lassen; als Spätinfiltrat, wenn sichere Zeichen präexistenter postprimärer Lungenherde nachweisbar sind.

Da alle Infiltrate — welcher Genese sie auch sein mögen — die Tendenz zur käsigen Nekrose und zum kavernösen Zerfall haben und damit zum Ausgangspunkt einer kavernösen Phthise werden können, ist ihre röntgenologische Früherfassung ein wichtiger Faktor in der Tuberkulosebekämpfung.

### B. VI. 1. Die sogenannten Frühinfiltrate

Das klassische Frühinfiltrat entspricht dem von *Assmann* 1922 wegen seiner röntgenologisch bevorzugten Lage als infraklavikulares Infiltrat bezeichneten Herd. Seine tuberkulöse exsudative Natur konnte später anatomisch gesichert werden. *Simon* hat den heute gebräuchlichen Begriff *Frühinfiltrat* eingeführt, um damit zum Ausdruck zu bringen, daß diese Herde auch sonst überall in der Lunge liegen können, und daß sie den häufigen Frühbefund einer sich entwickelnden kavernösen Phthise darstellen.

Der Röntgenbefund ist allerdings nicht absolut pathognomonisch, denn eine herdförmige Viruspneumonie, ein eosinophiles Infiltrat, ein blander oder septischer Infarkt oder auch ein peripherer Lungentumor können bildmäßig von einem tuberkulösen Frühinfiltrat nicht zu unterscheiden sein. Für dieses spricht das geringe oder fehlende Krankheitsgefühl und die oft nachweisbare tuberkulöse Exposition des Kranken. Das in der Regel jugendliche Alter spricht mit Wahrscheinlichkeit gegen einen Tumor, doch gibt es Frühinfiltrate in höherem Alter und Lungentumoren in jungen Jahren.

Das klassische tuberkulöse Frühinfiltrat gehört besonders oft den dorsalen und lateralen Teilen der Segmente 1 und 2 einer Lunge an. Es erscheint als weiches, oft sehr blasses, haselnußkern-, kirsch- bis aprikosengroßes und gelegentlich noch größeres homogenes und unscharf konturiertes Schattengebilde (Abb. 74), das allerdings partiell scharf begrenzt sein kann, wenn es an Segment- oder Lappengrenzen heranreicht (Abb. 72, 74). Ein subpleurales Frühinfiltrat in der Spitzenfeldkuppe kann an einen hängenden Bienenschwarm erinnern (Abb. 75).

Hiluswärts kann sich ein Frühinfiltrat streifig auflösen; von größeren Infiltraten können strangförmige Verdichtungen bis an den Hilus verfolgt werden.

Der regionäre Hilusschatten kann normal groß und strukturiert sein, ist aber oft etwas vergrößert und unscharf strukturiert. Vergrößerte Hiluslymphknoten sind jedoch kaum je nachweisbar.

Von pleuranahen Infiltraten erstreckt sich manchmal eine schmale, scharf begrenzte Schattenbrücke bis an die Lungenoberfläche, die einer gerichteten Atelektase durch Ventilationsstörung in dem zwischen dem Infiltrat und der Pleura gelegenen Lungenabschnitt angehört.

Die Größe des Infiltratschattens läßt keinen Schluß auf die wahre Größe des eigentlichen tuberkulös-pneumonischen Herdes zu, da dieser von einer verschieden breiten Zone perifokaler Exsudation umgeben sein kann.

*Assmann* faßte das Frühinfiltrat als Folge einer Superinfektion auf, da er es zunächst meistens bei jungen Menschen fand, die als Ärzte oder Krankenpflegerinnen tuberkulös exponiert waren, und die oft Residuen eines durchgemachten Primärinfekts aufwiesen. Tatsächlich werden Frühinfiltrate bei beruflich oder familiär tuberkuloseexponierten Personen besonders häufig angetroffen.

Auf welchem Wege eine Superinfektion zum Bilde eines Frühinfiltrats führt, ist allerdings hypothetisch. Die Röntgenbefunde können in dieser Hinsicht nichts zur Klärung des Zusammenhanges beitragen. Manche Befunde (Abb. 21) sprechen dafür, daß Frühinfiltrate auch die Folge einer hämatogenen Metastasierung aus extrapulmonalen Herden sein können.

Andererseits lassen viele Beobachtungen darauf schließen, daß sich hinter einem Infiltrat, das wie ein Frühinfiltrat aussieht und nach einer tuberkulösen Exposition aufgetreten ist, die exsudative Exazerbation eines präexistenten Lungenherdes verbergen kann. Das bedeutet, daß es sich in einem solchen Falle nicht um ein Frühinfiltrat im klassischen Sinne handelt, sondern um ein verkapptes Spätinfiltrat.

So sah *Zdansky* eine junge Ärztin, bei der neben den verkalkten Residuen eines rechtsseitigen Primärkomplexes ein kleiner links infraklavikular gelegener, harter Herdschatten bekannt war. Nachdem die Kollegin in einer Tuberkuloseabteilung gearbeitet hatte, entwickelte sich um diesen Herd ein fast pflaumengroßer Infiltratschatten, in dem sich der präexistente Herd kaum mehr abgrenzen ließ. Ohne dessen Kenntnis hätte man einen nach aerogener Superinfektion neu gesetzten Herd im Sinne eines klassischen *Assmann*schen Frühinfiltrats annehmen können. Tatsächlich handelte es sich aber offenbar um die Exazerbation eines präexistenten Lungenherdes, also um ein Spätinfiltrat. Dieses führte unter damals konservativer Behandlung durch kavernösen Zerfall zu einer Strangkaverne innerhalb eines harten indurierten Herdes bei abakteriellem Auswurf (Abb. 75). Wir werden auf diese Möglichkeit im folgenden Abschnitt noch zurückkommen.

Auf eine weitere Möglichkeit des Zustandekommens eines frühinfiltratartigen Röntgenbefundes hat seinerzeit *Loeschcke* aufmerksam gemacht. Er konnte autoptisch nachweisen, daß sehr kleine verkäsende, röntgenologisch infolge ihrer Kleinheit und Lage nicht nachweisbaren Spitzenherde auf bronchogenem Wege ein Infiltrat von der anatomischen Beschaffenheit eines Frühinfiltrats setzen können. Daß selbst von sehr kleinen Spitzenherden vereinzelte bronchogene Streuherde ausgehen können, geht auch aus den Arbeiten *Medlars* hervor. Die Abb. 20 zeigt ein bohnengroßes Infiltrat, das sich im Laufe von sieben Monaten zu einem über kirschgroßen zerfallenden Tuberkulom auswuchs. Die vorhandene apikale Fibrose und Schwiele sprechen mit einiger Wahrscheinlichkeit für die bronchogene Genese des Tuberkuloms aus einem röntgenologisch nicht direkt nachweisbaren streuenden Spitzenherd. Einen in gleichem Sinne verdächtigen Befund zeigt Abb. 73.

Die Pathogenese der sogenannten Frühinfiltrate ist also problematisch und wahrscheinlich nicht einheitlich. Nicht wenige dürften verkappte Spätinfiltrate sein. Aber welcher Genese sie auch sein mögen, ihre Bedeutung als mögliche und häufige Ausgangspunkte einer kavernösen Phthise bleibt davon unberührt. Denn diese Infiltrate haben — wie schon gesagt — die Tendenz zur Verkäsung, Erweichung und zum kavernösen Zerfall, d. h. zur Entwicklung des Bildes einer sogenannten *Frühkaverne* (Abb. 74). Diese Kavernisierung kann, wie die ganze Entwicklung der Infiltrate, so symptomarm erfolgen, daß man sie oft bei Personen vorfindet, die sich für völlig gesund halten oder nur an eine Bronchitis denken. Manchmal führt erst eine „initiale Hämoptoe" den Kranken zum Arzt.

Schon vor dem röntgenologisch nachweisbaren Zerfall sieht man oft in der näheren Umgebung eines Infiltrats verstreute kleine, weiche Herdschatten auftreten, die einer lokalen broncho- und lymphogenen Propagation entsprechen. Nach Entwicklung einer manifesten Kaverne kommen meist größere bronchogene Streuherde zustande, die an Lappengrenzen oder in der Lungenbasis zu größeren, oft segmentären Schattenarealen konfluieren können und oft auch in die andere Lunge erfolgen.

In manchen Fällen nimmt eine bronchogene Streuung die Form eines sogenannten Tochterinfiltrats vom gleichen Aussehen wie das Frühinfiltrat an.

Nicht jedes Frühinfiltrat führt zu einer Frühkaverne. Schon immer hatte man spontan oder nach Pneumothoraxbehandlung seine Rückbildung mit oder ohne Hinterlassung eines kleinen, indurierten Herdes oder eines streifigen Indurationsfeldes beobachtet (Abb. 74). Wie oft eine spontane Rückbildung erfolgt, ist schwer abzuschätzen, da eine unbekannte Zahl von Frühinfiltratträgern nie zur Beobachtung kommt. Andere Frühinfiltrate verkäsen zwar ausgedehnt, zerfallen aber nicht, sondern kapseln sich zu einem Tuberkulom (Kap. B. II. 3. 4.) ab, das stationär bleiben, aber später zu einer Kaverne führen kann (Abb. 21).

Seit Einführung der Chemotherapie sind komplette Rückbildungen von Frühinfiltraten außerordentlich häufig und fast die Regel geworden. Frühkavernen können sich nach Abstoßung käsiger Nekrosen und nach Rückbildung der Granulationen reinigen, zunehmend verkleinern und zu einer kaum erkennbaren Narbe schließen. Gelegentlich kommt es trotz Reinigung der Kavernenwand und fehlendem Auswurf nicht zum Schluß der Kaverne. Man spricht von *offener Kavernenheilung* (siehe S. 14). Es bleibt dann röntgenologisch ein ganz zarter Ringschatten oder ein dattelkernförmiger Kavernenrest zurück, der oft nur tomographisch zur Darstellung kommt. Solche gereinigten, epithelisierten und abakteriell gewordenen Kavernen dürfen nicht übersehen werden und erfordern dauernde röntgenologische Überwachung, da von ihnen nicht selten ein Rezidiv ausgeht.

Es kommt vor, daß ein Rezidiv nach Rückbildung oder nach Keil- oder Segmentresektion eines Frühinfiltrats oder einer Frühkaverne in Form eines neuen Infiltrats gleicher Qualität an anderer Stelle auftritt, was dafür spricht, daß das Infiltrat eine individuell determinierte Reaktionsform des Wirts sein könnte (*G. Müller, Schmidt* und *Rauch*).

## B. VI. 2. Die sogenannten Spätinfiltrate

Als Spätinfiltrate werden umschriebene weiche, wolkige Infiltratschatten bei röntgenologisch nachweislich vorbestehender Lungentuberkulose bezeichnet.

Der Begriff des Spätinfiltrats wurde von *Redeker* und *Simon* für Infiltrate eingeführt, die im Bereiche präexistenter tuberkulöser Lungenherde auftreten und durch Verkäsung und kavernösen Zerfall eine progrediente kavernöse Phthise einleiten können. Man hat auch von Sekundärinfiltrierungen gesprochen, eine Bezeichnung, die man umso weniger gebrauchen sollte, als man sie schon für die peri- und parahilären Epituberkulosen (siehe S. 32 f.) vorgeschlagen hatte. Als Spätinfiltrate bezeichnen wir sowohl exsudative perifokale Reaktionen um einen präexistenten Lungenherd oder innerhalb eines präexistenten Herdareals (Abb. 51, 77) als auch Infiltrate, die auf bronchogenem Wege von einer präexistenten Streuquelle, z. B. von präexistenten Spitzenherden (Abb. 20, 78) gesetzt wurden.

Spätinfiltrate entwickeln sich besonders häufig im Senium, bei Diabetes mellitus, bei Alkoholismus, allgemeiner Kachexie und nach massiver exogener Reinfektion. Sie sind jedenfalls Zeichen einer Insuffizienz der Infektabwehr. Die Kavernen, die sich auf dem Boden eines Spätinfiltrats entwickeln, werden als *Spätkavernen* bezeichnet (Abb. 13, 49, 50, 73, 79).

Wenn auch Spätinfiltrate wie die Frühinfiltrate gelegentlich durch Abkapselung der käsigen Nekrose zum Bilde eines Rundherdes (Tuberkulom) führen (Abb. 51) oder mit oder ohne Hinterlassung eines Indurationsfeldes (Abb. 77) resorbiert werden können, sind sie doch einer der häufigsten Ausgangspunkte einer sich rasch ausbreitenden Verkäsung mit rapidem kavernösen Zerfall und ausgedehnten bronchogenen Streuungen. Auf diesem Wege kann auch das Bild einer akuten käsigen Pneumonie (Kap. B. VI. 3.) entstehen.

Solche Prozesse, die früher oft in die sogenannte galoppierende Schwindsucht mündeten (Abb. 62), zeigen bei frühzeitig eingeleiteter Chemotherapie in der Regel noch erstaunliche Rückbildungen (Abb. 50) und Stabilisierungen. Oft tritt nach der Regression der Ausgangspunkt des Prozesses erst zutage.

Es ist bemerkenswert, daß meistens zunächst nur *ein* Herd oder *ein* Herdareal unter dem Bilde eines Spätinfiltrats exazerbiert und zur Spätkaverne zerfällt (Abb. 49, 79), während die übrigen Lungenherde vorerst in Ruhe verharren können. Diese Erscheinung wurde auf die besonderen Verhältnisse des betreffenden Herdes und dessen Umgebung bezogen *(Canetti, Giese)*. Das zeigt, daß abgesehen von der Insuffizienz der Infektabwehr eine besondere Beschaffenheit des Herdes wie eine ausgedehnte Verkäsung, eine nur lockere fibröse Abkapselung oder ein reichlicher Bakteriengehalt des Herdes sowie dessen Lokalisation in den kranialen Teilen der Lunge die Exazerbation gerade dieses einen Herdes begünstigen. Immerhin ist es nicht so selten, daß gleichzeitig multiple Lungenherde exsudativ exazerbieren (Abb. 67). In solchen Fällen ist eine Exsudation in die Pleurahöhle nicht selten.

Es soll hier nochmals daran erinnert werden, daß frühinfiltratartige Herdschatten bronchogener Genese sein können. Je genauer man untersucht, um so häufiger findet man geringfügige präexistente tuberkulöse Lungenstrukturen, die als potentielle oder wahrscheinliche Streuquellen in Betracht kommen. So entpuppt sich manches vermeintliche Frühinfiltrat als Spätinfiltrat und manche Frühkaverne als Spätkaverne.

Wie häufig ein Spätinfiltrat eine kavernöse Phthise einleitet, ist deshalb so schwer zu beurteilen, weil es wegen seines klinisch diskreten Auftretens und seiner wahrscheinlich nicht seltenen Spontanrückbildung dem Nachweis leicht entgeht und weil es sich im Schatten von Zirrhosen oder einer Pleuraschwarte leicht verbergen kann. Manchmal wird man auf eine Spätkaverne erst durch das Auftreten neuer weicher Herdschatten vom Typus bronchogener Streuherde aufmerksam. Man wird in solchen Fällen nie auf die Schichtuntersuchung verzichten dürfen.

Es wurde schon S. 25 darauf hingewiesen, daß manche weiche wolkige Verschattungen um die Residuen einer alten Lungentuberkulose nicht tuberkulöser Natur, also keine Spätinfiltrate sind. Schon ihre große Flüchtigkeit spricht in diesem Sinne. So hat *Huebschmann* vor langer Zeit darauf hingewiesen, daß in tuberkulösen Indurationen passagere Atelektasen und Lymphstauungen auftreten können. Diese können zweifellos eine perifokale Herdreaktion vortäuschen, doch dürfte es sich um röntgenologisch selten faßbare Ereignisse handeln. *Zdansky* hat darauf aufmerksam gemacht, daß bei kardialer Lungenstauung und bei renaler Insuffizienz im Bereiche vorbestehender Indurationen weiche wolkige Verschattungen auftreten können, die nach Behebung der Kreislaufdekompensation bzw. der Niereninsuffizienz (Abb. 66) spurlos verschwinden. Sie entsprechen Ansammlungen von Transsudat in schlecht beatmeten und mangelhaft lymphatisch drainierten Lungenabschnitten. Auffallend und manchmal alarmierend sind ferner Verschattungen, die nicht selten mit hohem Fieber und im Zusammenhange mit einem Status asthmaticus bei Asthma bronchiale-Kranken auftreten und zwar mit Vorliebe im Bereiche alter fibröser Indurationsfelder *(Zdansky)*. Dadurch können Röntgenbefunde zustandekommen, die von einer exsudativ exazerbierenden Tuberkulose nicht zu unterscheiden sind. Sie sind jedoch oft mit Eosinophilie verbunden und bilden sich mit der Behebung des Status asthmaticus prompt zurück. Es handelt sich um eine hyperergische Reaktion des Asthmatikers auf nicht tuberkulöse, möglicherweise grippale Infekte und nicht um eine tuberkulös-allergische Reaktion; ihre bevorzugte Lokalisation um Residuen älterer tuberkulöser Prozesse ist möglicherweise ebenfalls durch mangelhafte Ventilation und Lymphzirkulation dieser Lungenabschnitte begünstigt. Jedenfalls haben wir nie eine sichere Exazerbation der Tuberkulose im Zusammenhang mit diesen hochfieberhaften, zunächst sehr beunruhigenden Röntgenbefunden gesehen.

Zusammenfassend kann man sagen, daß die sogenannten Früh- und Spätinfiltrate Ausdruck einer Insuffizienz der tuberkulösen Infektabwehr und häufig Ausgangspunkte einer progredienten kavernösen Phthise sind.

Das klassische *Assmann*sche Frühinfiltrat ist sicher häufig die Folge einer aerogenen Superinfektion; von den Spätinfiltraten ist das nicht sicher, jedoch auch nicht auszuschließen. Mancher röntgenologisch als Frühinfiltrat imponierende Herd ist in Wirklichkeit ein perifokales Spätinfiltrat um einen röntgenologisch nicht nachweisbaren präexistenten Lungenherd oder die Folge einer bronchogenen Streuung aus röntgenologisch nicht nachweisbaren oder nicht nachgewiesenen präexistenten Herden.

Das Bild eines Früh- und Spätinfiltrats kann möglicherweise auch einmal durch einen mit starker Exsudation einhergehenden hämatogenen Schub zustandekommen.

Früh- und Spätinfiltrate können sich spontan, besonders aber unter Chemotherapie zurückbilden. Unbehandelt haben sie die ausgesprochene Tendenz zur käsigen Nekrose und können sich dann zwar zu einem Tuberkulom abkapseln oder zu einem strängigen Narbenfeld zurückbilden, leiten aber oft durch Entwicklung einer Früh- bzw. Spätkaverne eine progrediente kavernöse Phthise ein.

Die röntgenologische Früherfassung der Früh- und Spätinfiltrate ist daher ein wichtiger Faktor in der Bekämpfung der Lungentuberkulose.

### B. VI. 3. Die akute käsige Pneumonie

Die akute käsige Pneumonie ist insofern eine klinisch-röntgenologische Sonderform der Lungentuberkulose, als es sich um eine akut einsetzende, hochfieberhafte und schwer toxische Erkrankung mit spezifisch-pneumonischer Anschoppung in einer Lunge handelt, die im übrigen oft keine Zeichen einer chronischen Tuberkulose erkennen läßt. In der Regel findet man bei der ersten Röntgenuntersuchung nach Einsetzen der Erkrankung schon eine ziemlich ausgedehnte wolkige Verdichtung vor, was darauf schließen läßt, daß der Prozeß schon längere Zeit symptomlos oder symptomarm im Gange war, ehe er zu den fulminanten klinischen und röntgenologischen Erscheinungen der lobären käsigen, kavernös zerfallenden Pneumonie (Abb. 80) geführt hat.

Retrospektiv kann man tatsächlich manchmal feststellen, daß am Ort der käsigen Pneumonie schon Monate vorher minimale Veränderungen, etwa ein einzelner kleiner Fleckschatten vorhanden war, den man nicht beachtet hatte, zumal keine oder nur flüchtige grippeartige klinische Erscheinungen vorhanden gewesen waren. Ein solcher auch vom Sachkundigen bedeutungslos betrachteter Befund beruhigt den Kranken und seinen behandelnden Arzt und trägt dazu bei, das neuerliche Auftreten einer fieberhaften „Bronchitis" zu bagatellisieren. Es ist tief beeindruckend, wenn man nach Wochen oder Monaten mit Bestürzung den Befund der kavernös zerfallenden Pneumonie erhebt, die offenkundig von einem kleinen unscheinbaren Herdschatten ihren Ausgang genommen hatte, dem man billigerweise keine Bedeutung beimessen konnte (Abb. 81). Durch die praktische Unmöglichkeit, dem minimalen Befund eines kleinsten Fleckschattens anzusehen, daß er der Ausgangspunkt einer sich larviert entwickelnden und plötzlich klinisch manifest werdenden käsigen Pneumonie sein werde, geht kostbare Zeit für die Behandlung verloren. In dieser Zeit kann die Verbreitung der Infektion in der Familie und an der Arbeitsstätte erfolgen.

Die wolkige pneumonische Verschattung breitet sich nach Einsetzen der klinischen Symptome oft außerordentlich rasch aus, so daß sie bald größere

Teile eines Lappens, einen ganzen Lappen oder eine Lunge einnehmen kann. Schon in den ersten Tagen der klinisch manifesten Krankheit kann man innerhalb der Verschattung die Aufhellung kavernösen Zerfalls erkennen, so daß sich das Bild einer abszedierenden Pneumonie bzw. eines Lungenabszesses bietet. Nur der stets hochpositive Sputumbefund belehrt eines Schlechteren. Im Tomogramm kann man oft multiple Zerfallsherde verschiedener Größe erkennen (Abb. 81), die rasch zu einem ausgedehnten Höhlensystem konfluieren können. Manchmal erkennt man multiple röhrenförmige, buchtige Aufhellungen, wenn es zu einer käsig destruierenden Bronchustuberkulose gekommen ist.

Gleichzeitig mit dem kavernösen Zerfall treten in den anderen Teilen beider Lungen weiche, oft zu größeren Arealen konfluierende Herdschatten auf, die bronchogenen Streuungen entsprechen (Abb. 80).

Häufig ist die basale Verschattung eines Hydrothorax vorhanden. Es handelt sich häufig um ein Empyem. Ein Hydropneumothorax weist auf einen Durchbruch in die Pleurahöhle hin.

Unter Chemotherapie kann auch die käsige Pneumonie zum Stillstand kommen und auf den befallenen Lungenabschnitt lokalisiert bleiben (Abb. 81). Eine Lobektomie kann in solchen Fällen manchmal Heilung bringen. Eine komplett resorptive Rückbildung kommt jedoch kaum je vor. Dagegen kann es durch bindegewebige Abkapselung der mehr oder weniger ausgedehnt verkästen Anschoppung zu unregelmäßig begrenzten, scharf konturierten Verschattungen kommen.

Die als galoppierende Schwindsucht verlaufende käsige Pneumonie ist oft mit einer kanalikulären ulzerösen Tuberkulose der oberen Luftwege und des Darmtrakts verbunden. In der Endphase kann es schließlich zur hämatogenen Aussaat einer „terminalen Miliaren" (siehe S. 50) kommen, die erst durch eine Röntgenaufnahme oder bei der Autopsie aufgedeckt wird.

Der Ursprung der käsigen Pneumonie ist sicher nicht einheitlich. Jedenfalls hat sie ein praktisch völliges Versagen der Infektabwehr zur Voraussetzung. Dafür spricht ihre relative Häufigkeit im Säuglingsalter (nach Primärinfekt), in der Pubertät, in der Gravidität, im Senium, beim jugendlichen Diabetes, bei Verwahrlosung usw.

## B. VII. Die Spät- und Endphasen der chronischen Lungentuberkulose

In den Spät- und Endphasen der chronischen Lungentuberkulose sind Ausgangspunkt, Genese und durchlaufener Entwicklungsgang des Prozesses röntgenologisch meist nicht mehr mit Sicherheit zu rekonstruieren (Abb. 82). Bei praktisch ausschließlichem oder stark überwiegendem Befall *einer* Seite wird man zwar mit einiger Wahrscheinlichkeit die Herkunft entweder von einer einseitigen hämatogenen Frühstreuung, von einem solitären Früh- oder

Spätinfiltrat oder von einem einseitigen Lymphknoteneinbruch in einen Bronchus in Betracht ziehen (Abb. 16, 70). Doch kann sich ein urspünglich einseitiger Prozeß im Laufe der Zeit auf bronchogenem Wege in beide Lungen ausbreiten, und aus einem ursprünglich bilateral-symmetrischen hämatogenen Prozeß kann sich über eine einseitige Exazerbation und Progredienz ein überwiegend einseitiges Krankheitsbild (Abb. 63) entwickeln. Nimmt man dazu, daß schon die Genese der sogenannten Früh- und Spätinfiltrate nicht eindeutig ist, so illustriert das die Problematik einer retrospektiven pathogenetischen Beurteilung der tuberkulösen Spätformen. Über die Entwicklung einer fortgeschrittenen Lungentuberkulose bleibt meistens der Schleier der Ungewißheit gebreitet, wenn man sie nicht unmittelbar beobachten konnte oder durch alte Aufnahmen belegt findet.

Die Lungenphthise entwickelt sich meist chronisch über viele Jahre und nimmt in der Regel phasenhaften Verlauf, indem örtlich fortschreitende exsudative Verschattungen mit röntgenologisch manifestem kavernösem Zerfall und bronchogenen Streuungen von Phasen abgelöst werden, in denen es spontan zum Stillstand und zur Resorption exsudativer Herdbildung ohne oder mit Hinterlassung strängiger Indurationsfelder oder massiver Verschattungen einer schrumpfenden Zirrhose kommt.

Die Röntgenbefunde zeigen, daß sich noch bei fortgeschrittenen Lungentuberkulosen Phasen der Regression und der Exazerbation einander ablösen.

Ein jahrelang latenter Lungenherd kann von einem Tag zum anderen zur Weiterverbreitung des tuberkulösen Prozesses führen; es ist eine häufige Beobachtung, daß ein Kavernenträger mit dauernd positivem Auswurf durch Jahre keine bronchogene Streuung aufweist, bis es unvermittelt und ohne erkennbare äußere Veranlassung zu einer massiven bronchogenen Streuung und zu deren kavernösem Zerfall kommt (Abb. 8). Die Frage bleibt offen, ob ein solches Ereignis nicht durch einen interkurrenten unspezifischen Infekt ausgelöst worden sein könnte *(Good)*.

Die in Intervallen progredienten kavernösen Spätphasen der Lungentuberkulose mußten vor Einführung der Chemotherapie in der Regel als Endphasen der Krankheit betrachtet werden, die — wenn auch oft erst in Jahren — zum letalen Ende führten. Durch die Erfolge der Chemotherapie mußte diese Auffassung einer Revision unterzogen werden. Wenn sich auch lange nicht immer eine Heilung erzielen läßt, so kommt es doch sehr oft zur Stabilisierung des Prozesses mit Verkleinerung oder Reinigung von Kavernen (Abb. 16) und zur schwieligen Schrumpfung der Kavernen enthaltenden Lungenabschnitte mit der bekannten Kavernenwanderung (Abb. 63, 66).

Das ermöglicht unter sonst günstigen Bedingungen nicht selten die Resektion chemotherapieresistenter Reste und damit die endgültige Eliminierung potentieller Quellen einer weiteren Verbreitung.

Auf die bekannten Schwierigkeiten und die gelegentliche Unmöglichkeit der Unterscheidung zwischen einer Lungentuberkulose und Lungentumoren wurde in den vorangehenden Kapiteln wiederholt hingewiesen. Selbst bei Zuhilfenahme aller nichtröntgenologischen klinischen Untersuchungsmethoden sind diese diagnostischen Schwierigkeiten manchmal nicht zu beheben. Sie können besonders groß sein, wenn sich ein Tumor hinter einer Spätphase der Lungentuberkulose verbirgt. Manchmal weist das Auftreten großer bronchopulmonaler Drüsentumoren mit oder ohne Atelektasen auf das Bestehen eines Bronchustumor hin, denn große Hilusdrüsen sind in dieser Phase der Lungentuberkulose ganz ungewöhnlich (Abb. 83).

Von einer Endphase der Lungentuberkulose kann man heute nur dann sprechen, wenn die Ausbreitung der spezifisch pneumonischen und verkäsenden Anschoppungen trotz Chemotherapie ungehemmt fortschreitet und zur Bildung immer neuer Kavernensysteme (Abb. 64) oder Riesenkavernen führt. In dieser Phase kommt es zu gehäuften Einbrüchen käsig erweichter bronchopulmonaler Lymphknotenherde in Bronchien oder zum Einbruch einer ulzerösen Bronchitis in das Lungenparenchym (siehe S. 58).

Oft ist es die Resistenz des Erregers gegen die chemotherapeutischen Mittel, die zum nicht beeinflußbaren Fortschreiten des destruierenden Lungenprozesses oder zur Entwicklung einer terminalen Miliaren (S. 50) führt.

Aber auch extrapulmonale Folgen oder Begleiterscheinungen fortgeschrittener Lungenprozesse können schließlich zum letalen Ausgang führen. Hier ist in erster Linie an das versagende Cor pulmonale bei starker Einengung der Lungenstrombahn durch Destruktion von Lungenparenchym, vor allem bei ausgedehnter Fibrose und bei Narbenemphysem zu erinnern, ferner an den als Ursache oder Folge der Lungentuberkulose vorkommenden tuberkulösen Befall extrapulmonaler lebenswichtiger Organe wie des Zentralnervensystems, der Nebennieren oder des Urogenitaltrakts.

# Abbildungen

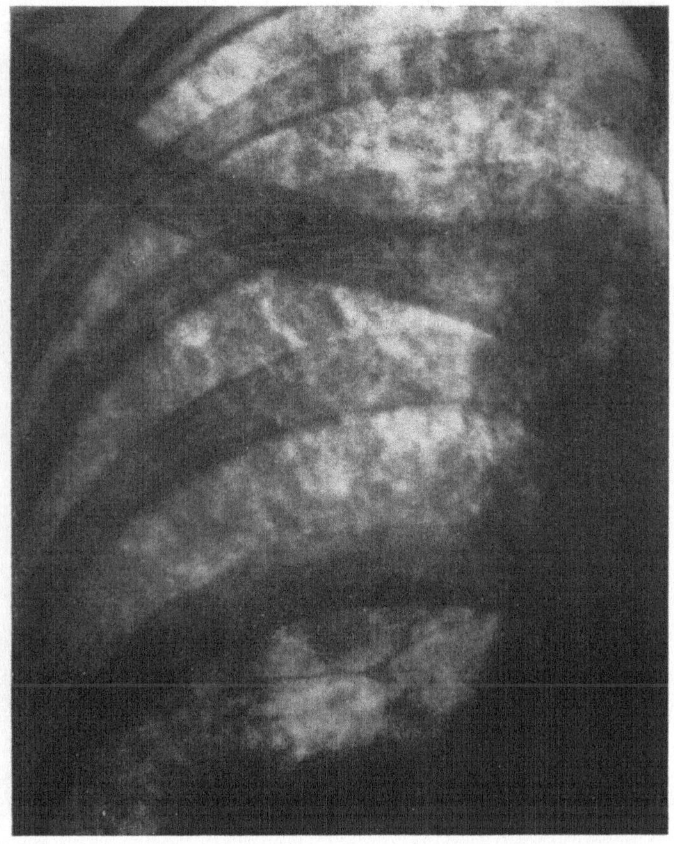

Abb. 1. Jodölreste im Lungenparenchym nach Bronchographie. Man erkennt die in den Alveolargängen und Bronchiolen gelegenen metalldichten Stippchen, die entsprechend dem azinösen Aufbau der Lunge in Gruppen angeordnet sind

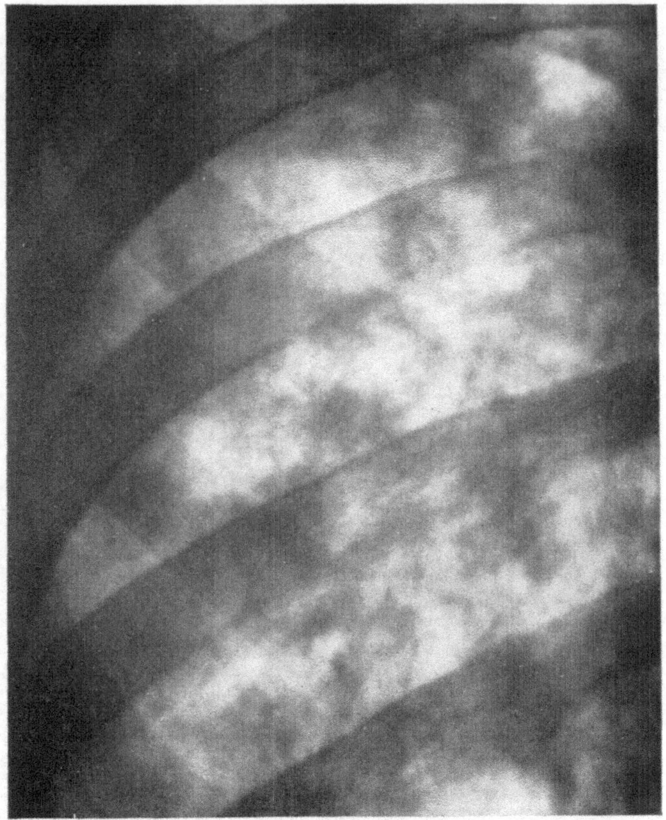

Abb. 2. Exsudative azinöse und lobuläre Lungenherde. Die Herdschatten haben weiche wolkige Struktur. Am oberen Bildrand konfluieren sie zu inhomogen-wolkigen Verschattungen in der Basis des rechten Oberlappens

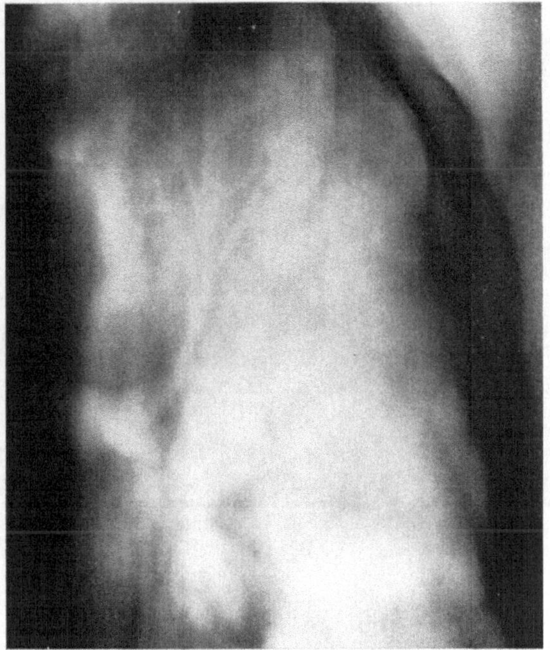

Abb. 3. Lufthaltige Bronchien in infiltrierter Lunge als helle Bänder nachweisbar
(Tomogramm)

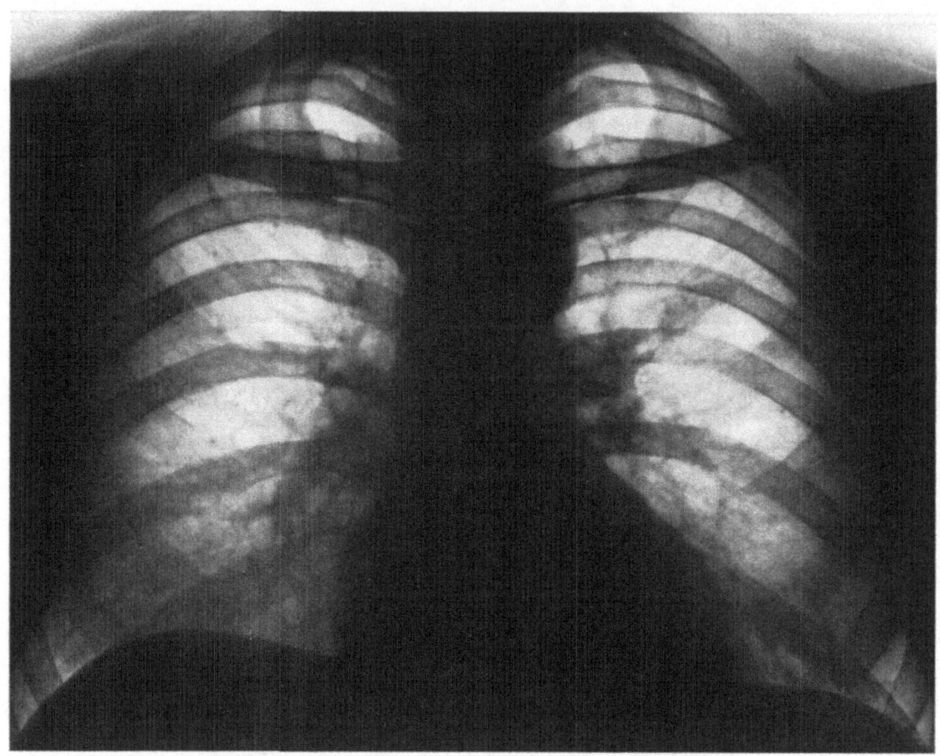

Abb. 4 a

Abb. 4. Solitärer Konglomerattuberkel. — Bi. J., 38jähriger Mann, kam wegen kurzdauern-
der, mit Schwitzen und Blässe verbundener, krampfartiger Schmerzen in der Herzgegend zur
Untersuchung. Blutdruck auch im Anfall normal. Senkung normal. EKG. o. B. Mantoux
1 : 10.000 positiv, Sputum negativ. — a) und b) Kleindattelgroßer buchtig begrenzter Ver-
dichtungsherd im linken Segment 3. Linker Hilusschatten etwas hart strukturiert, was auf
Induration verdächtig ist. Sonst Lungen o. B. — c) Bronchographie: Unregelmäßige Begrenzung und Kontraststop des Segmentbronchus 3 am Herd (Pfeil). Bronchoskopie ergab
keine Auffälligkeiten. Lobektomie des linken Oberlappens wegen Tumorverdacht. Anato-
mischer Befund: Großer Konglomerattuberkel mit starker Verkäsung und Granulationen in
den Randgebieten. Hiluslymphknoten o. B.

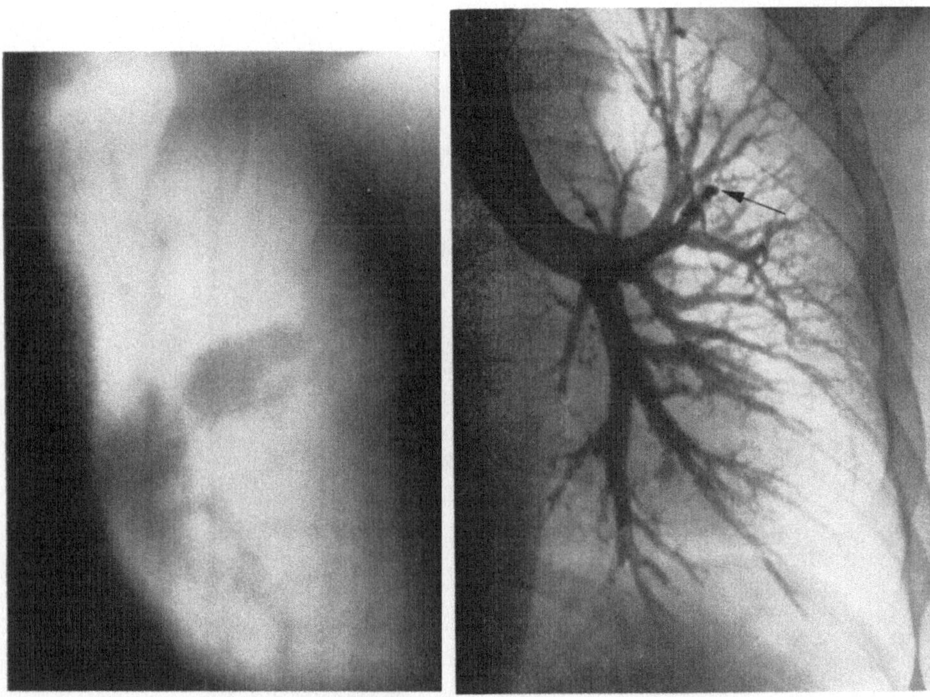

Abb. 4 b          Abb. 4 c

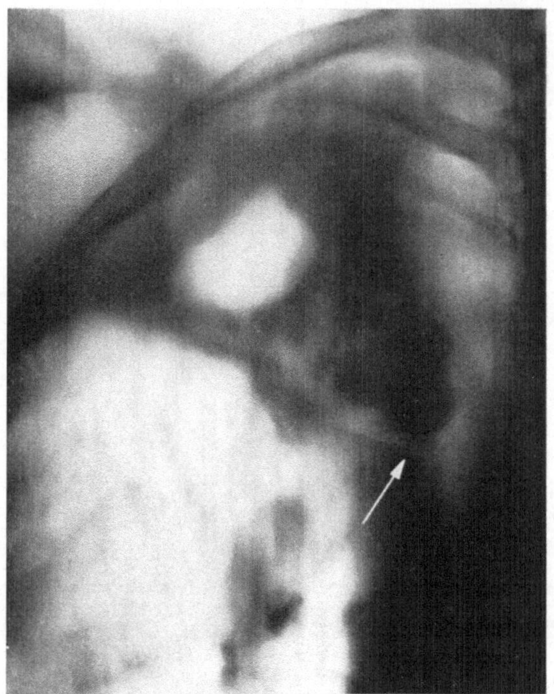

Abb. 5. Kavernen mit teils stenosierender, teils ulzeröser Bronchustuberkulose im zirrhotisch geschrumpften Oberlappen. — Ja. F., 55jähriger Mann. Sputum positiv. Zirrhotisch geschrumpfter und massiv verschatteter rechter Oberlappen mit buchtiger Kaverne und teils narbig verengertem (Pfeil), teils ulzerös erweitertem Ableitungsbronchus. Daneben kleine Strangkavernen mit schwer deformierten Bronchialverzweigungen. Verziehung und hernienartige Ausweitung der Trachea nach rechts

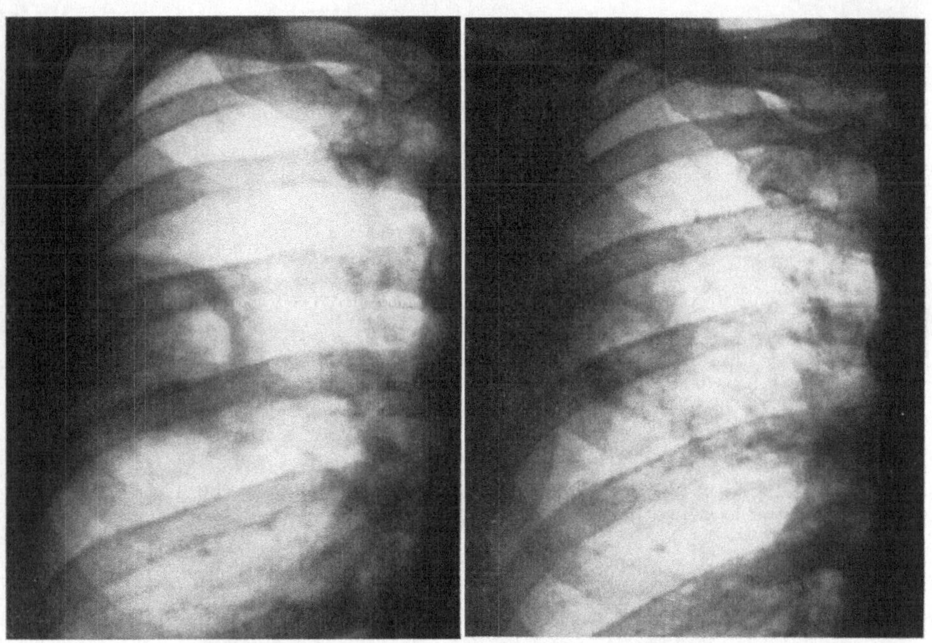

Abb. 6 a         Abb. 6 b

Abb. 6. Wechselnde Größe einer Kaverne in der rechten Oberlappenbasis. — a) Aprikosengroße Kaverne mit breitem Atelektasesaum. — b) 3 Tage später Verkleinerung der Kaverne durch Rückbildung einer umfassenden Atelektase. — c) 8 Monate später Blähung der Kaverne durch Ventilstenose des Drainagebronchus. — d) und e) 3 Wochen später starke Verkleinerung der Kaverne mit strahligen Ausläufern durch maximale Verengerung des Drainagebronchus

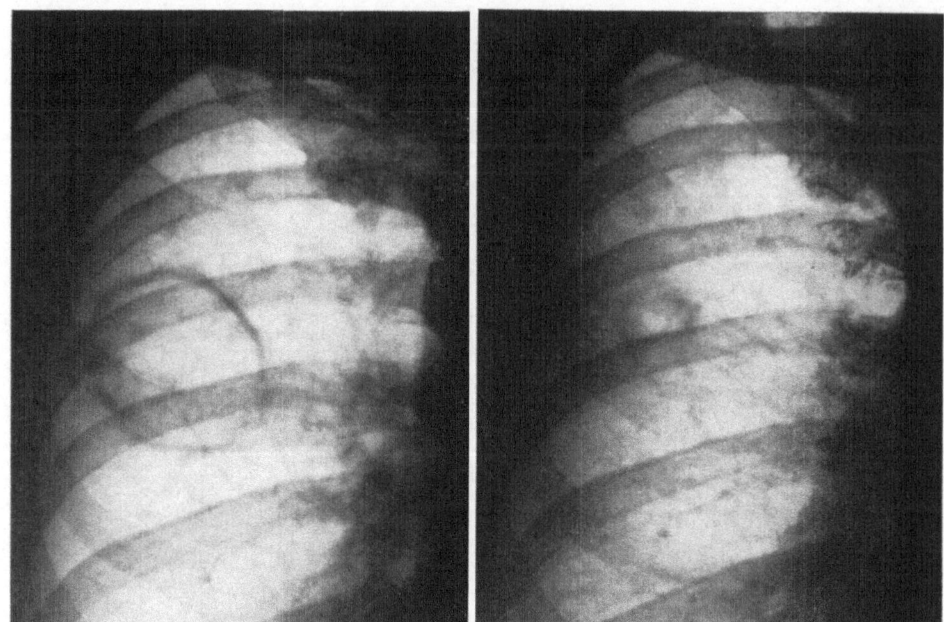

Abb. 6 c     Abb. 6 d

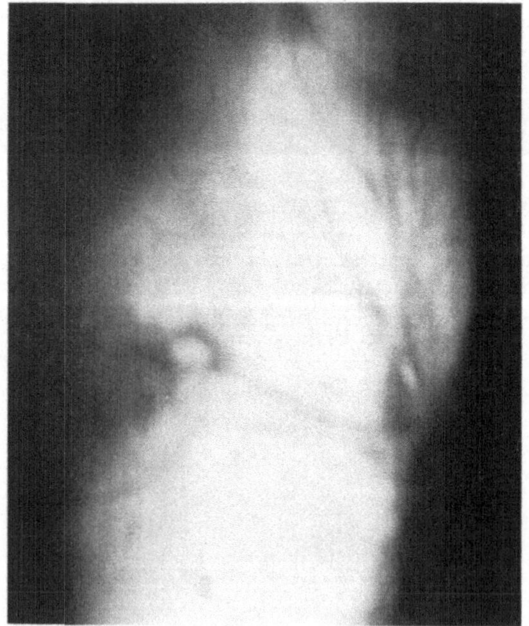

Abb. 6 e

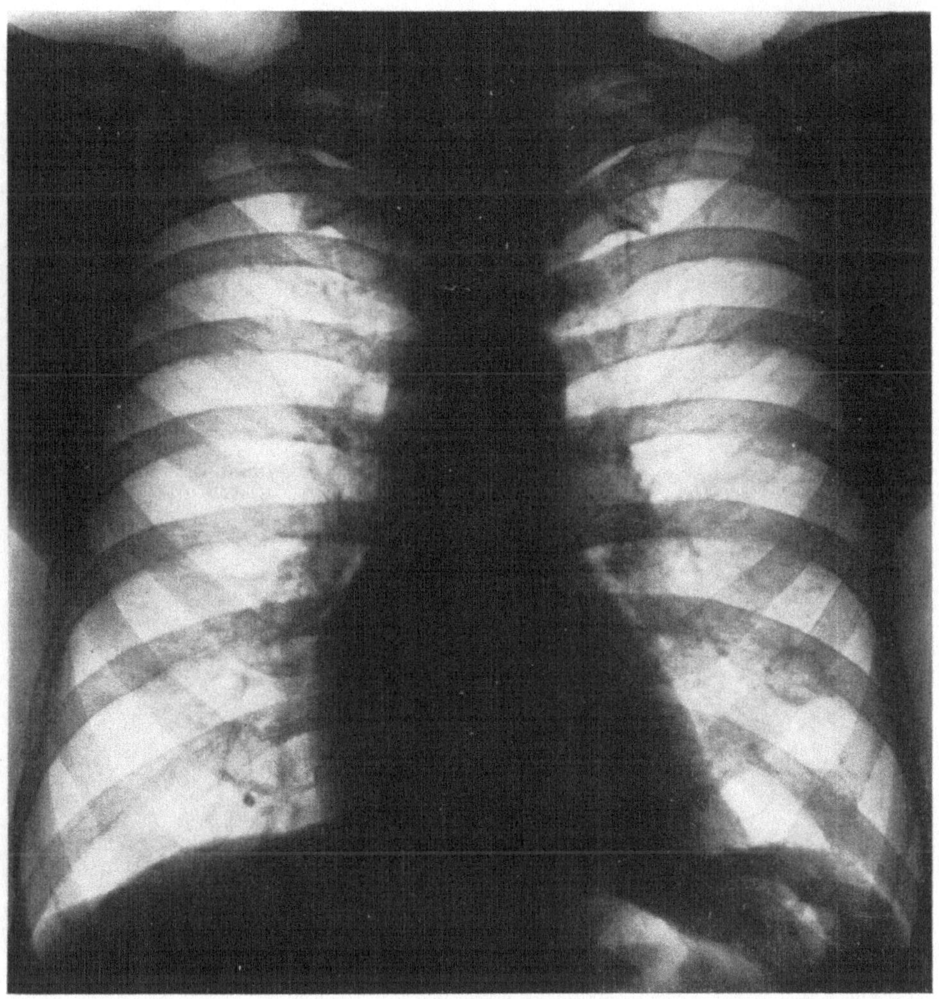

Abb. 7. Solitäre reaktionslose Kaverne in der Lungenbasis. — K. J., 50jähriger Alkoholiker
mit Delirium tremens. Befund bei Routineuntersuchung. Sputum kulturell positiv. Senkung
75/112. — Kirschgroßer, dünnwandiger Kavernenringschatten mit kleinem Sekretspiegel in
der linken Lungenbasis und verstreuten kleinen Herdschatten in der Umgebung. Linker
Hilusschatten vergrößert, verdichtet und durch Induration hart strukturiert. In der rechten
Lungenbasis ein kleiner Kalkherd. — Bronchoskopie o. B. — Resektion des laterobasalen
Unterlappensegments ergab eine dünnwandige tuberkulöse Kaverne mit einzelnen kleinen
Knötchen in der Umgebung. — Der Befund spricht für eine Spätkaverne, vielleicht durch
Exazerbation eines präexistenten Herdes in der linken Lungenbasis

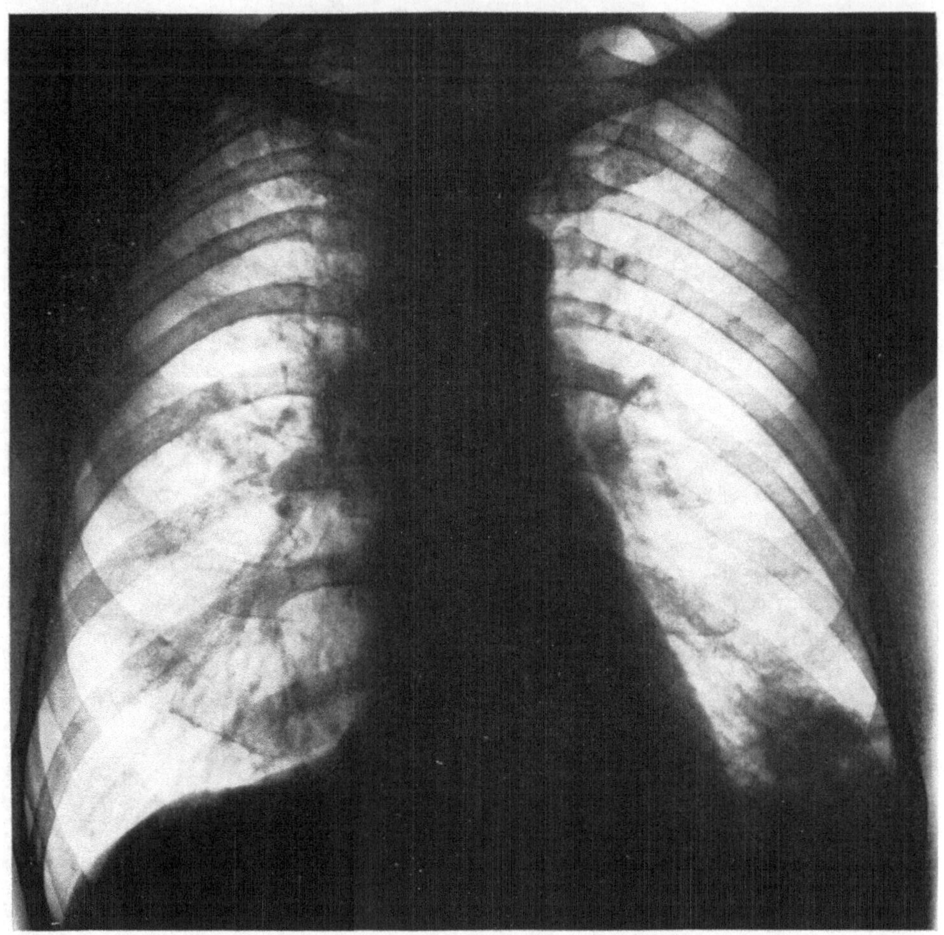

Abb. 8 a

Abb. 8. Bilateral-symmetrischer, hämatogener Prozeß der kranialen Teile beider Oberlappen
mit rechtsseitiger streuender Strangkaverne. Tuberculosis ulcerofibrosa. — Gsch. K., 59jähri-
ger Mann. Hustender Emphysematiker. Sputum positiv. a) und b) Vom rechten Hilus ziehen
strangförmige Züge in die kranialen Teile des Oberlappens, dessen Kuppe ziemlich intensiv
verschattet ist und eine Strangkaverne mit engem Drainagebronchus enthält. Der linke
Oberlappen zeigt eine geringere Verschattung der Spitzenkuppe mit hiluswärts ziehenden
Schattensträngen. — In der Basis des linken Unterlappens ist ein segmentäres Schattenareal,
das einer bronchogenen Streuung entspricht. — Zeichen eines hochgradigen Emphysems

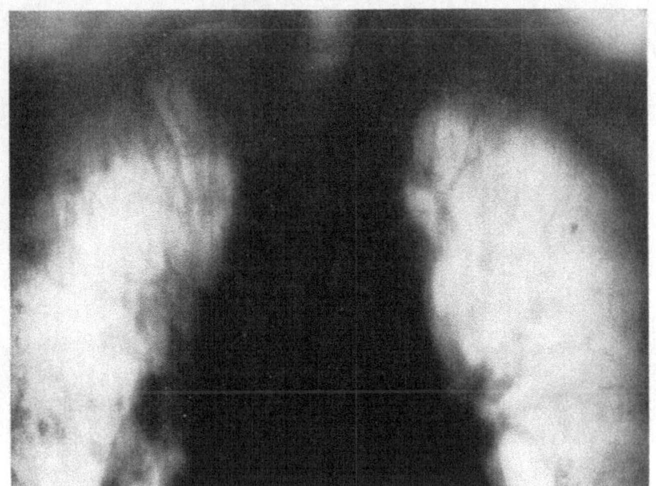

Abb. 8 b

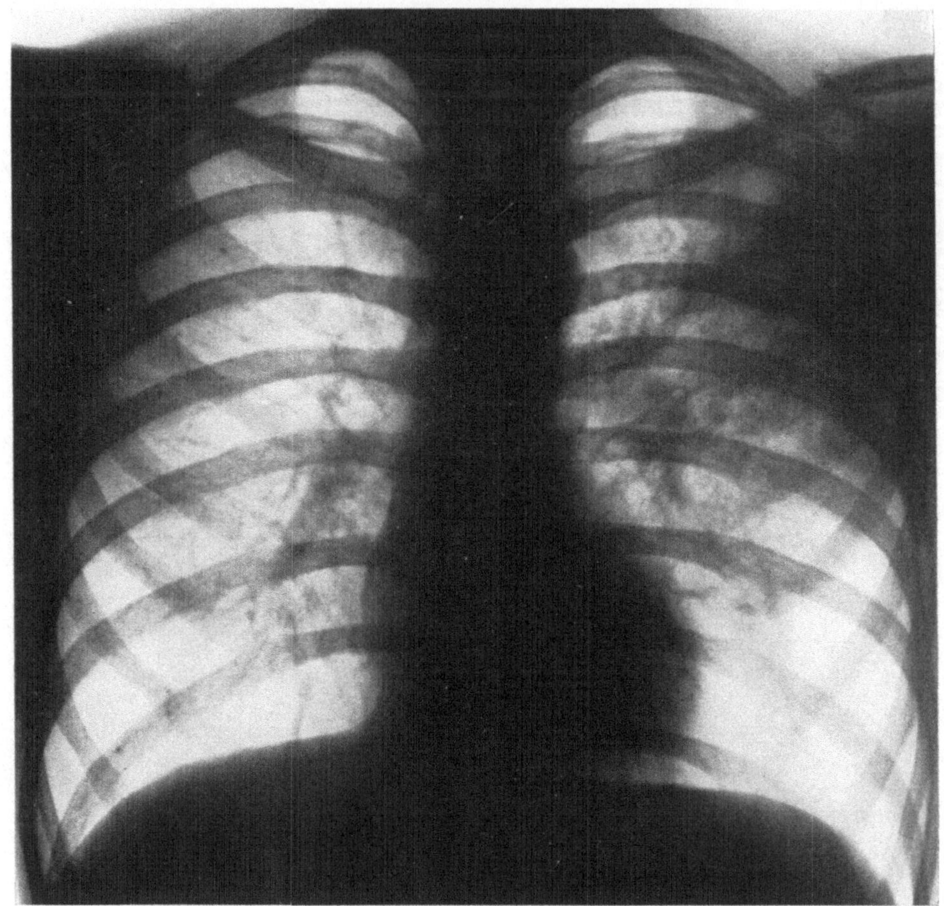

Abb. 9 a

Abb. 9. Progressiver Spätprimärinfekt mit Primärherdkaverne und segmentärer Exsudation. Rückbildung der Kaverne mit Hinterlassung einer Spaltkaverne. — 17jähriger Junge, bei dem eine Durchleuchtung an der Grenzkontrolle negativ war. Seit einigen Wochen Husten mit Auswurf. Sputum positiv. Bronchoskopie o. B. — a) und b) 29. Dezember 1956: Inhomogene wolkige Verschattung der linken Segmente 3 und 4 mit kirschgroßer Kaverne in Segment 3 und bronchogenen weichen Herdschatten in der Lingula. Der Hilus vergrößert und herausgezogen. — Kombinierte Chemotherapie. — c) und d) 4. November 1957: Nach 11 Monaten wesentlicher Rückgang der segmentären Infiltration und bronchogenen Streuung mit Hinterlassung eines strängigen Indurationsfeldes, in dem noch ein spaltförmiger Kavernenrest in der Höhe der linken 2. vorderen Rippe vorhanden ist. — Sputum negativ. Patient in die Heimat zurückgekehrt

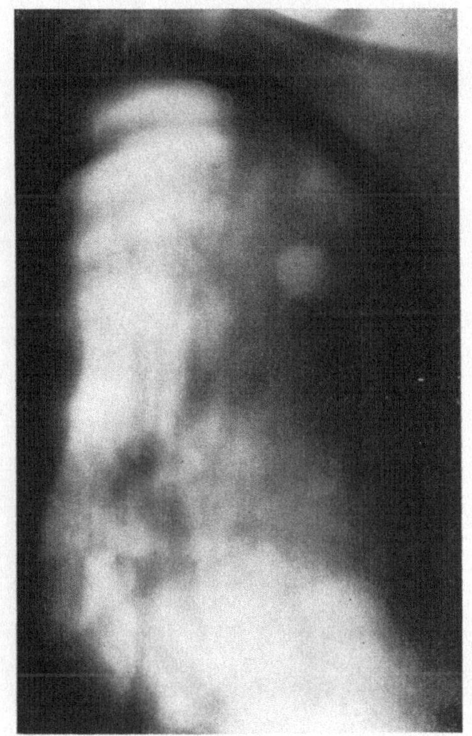

Abb. 9 b

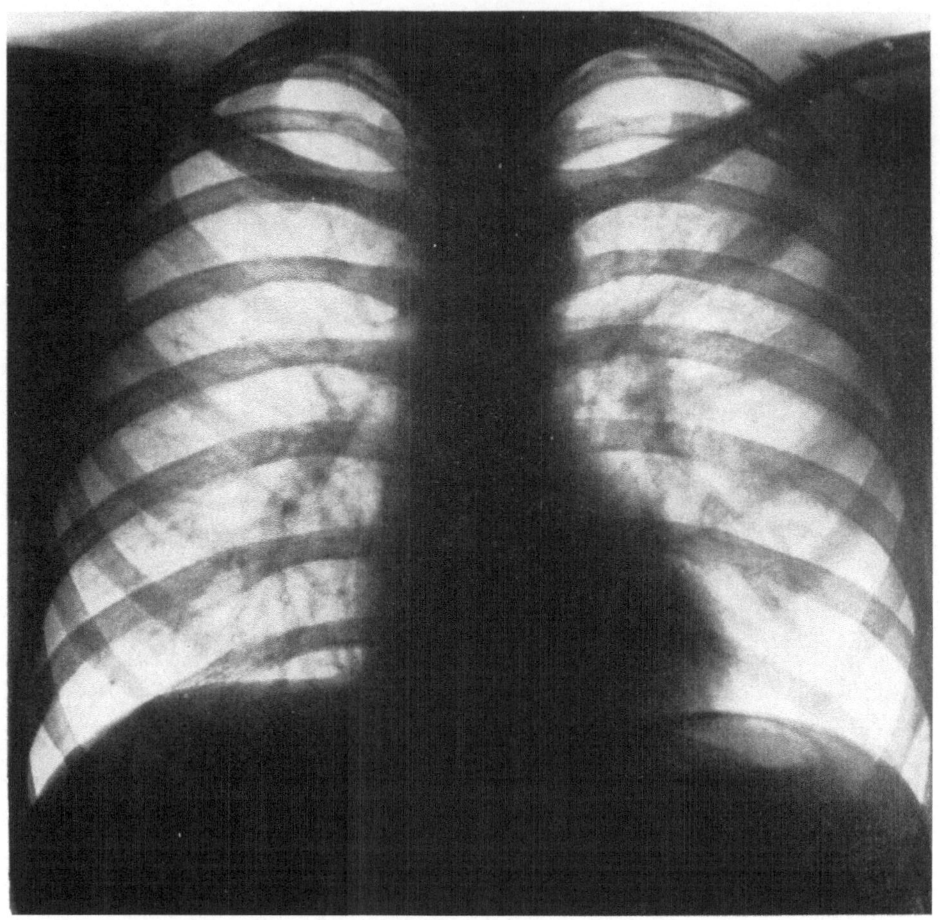

Abb. 9 c

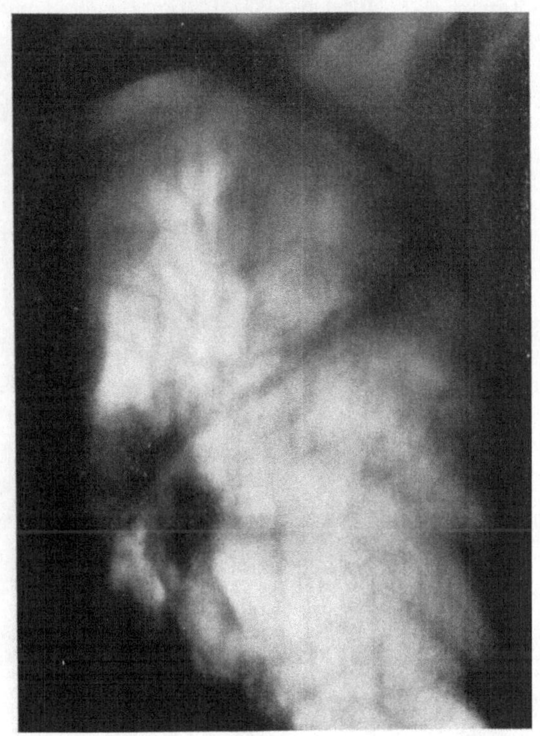

Abb. 9 d

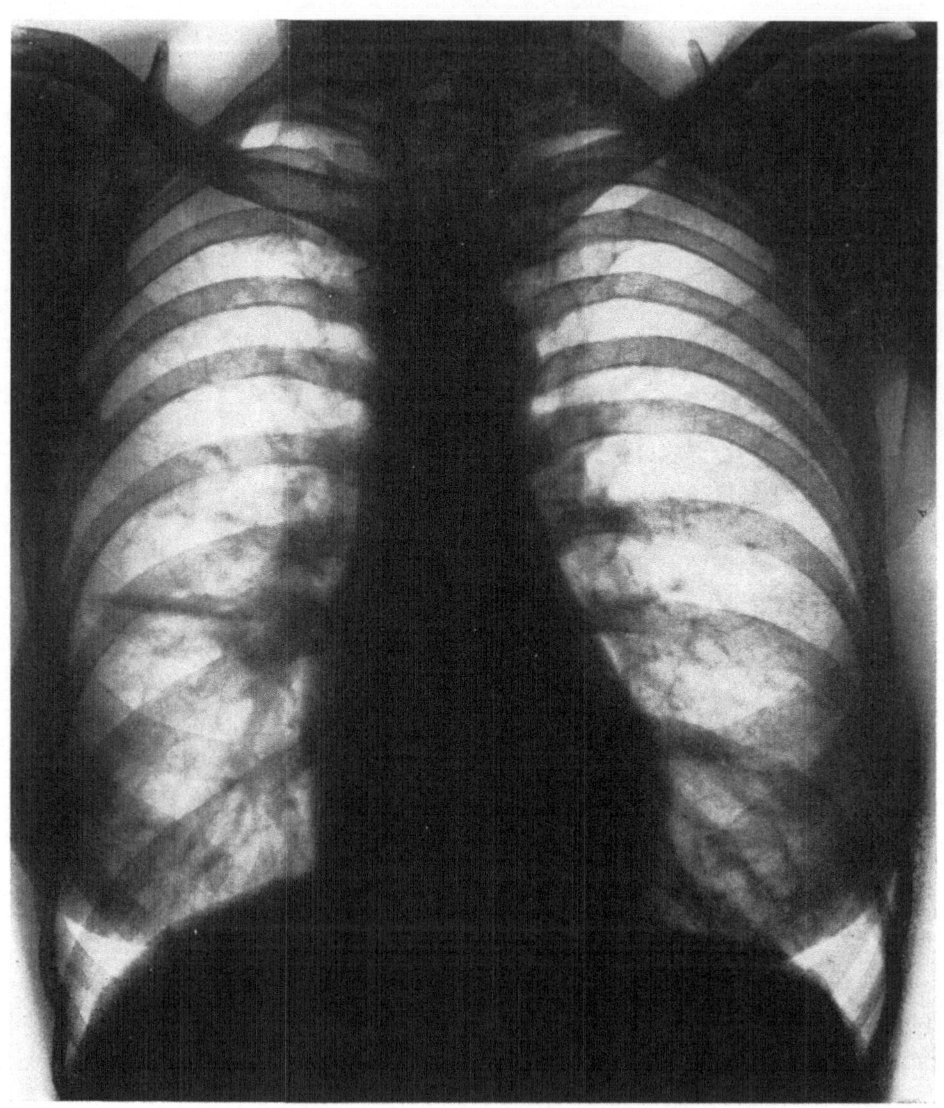

Abb. 10 a

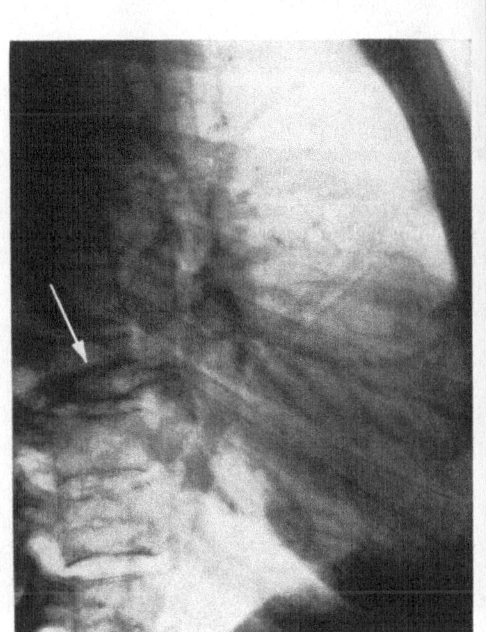

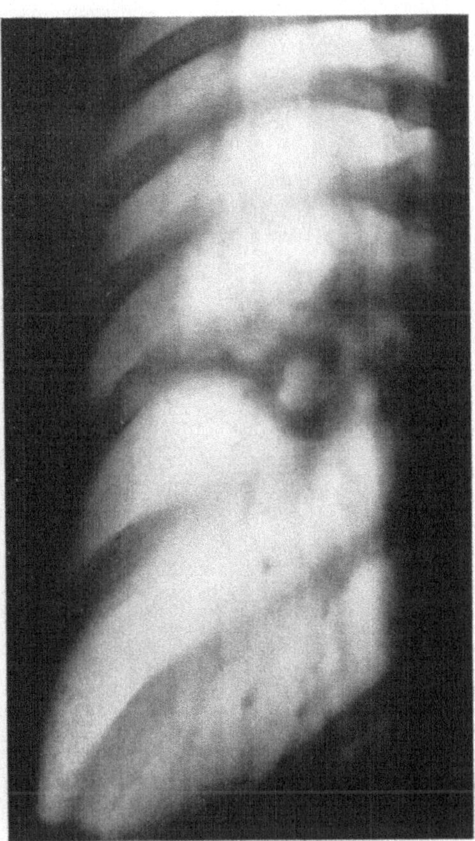

Abb. 10 b                                    Abb. 10 c

Abb. 10. Indurierte Segmentatelektase mit spindelförmiger Kaverne als Folge einer stenosie-
renden Bronchustuberkulose und Drüsenbronchusfistel. — Ho. E., 43jährige Frau, die angeblich nie mit der Lunge zu tun hatte. Vor 3 Monaten auswärts eine infizierte Zyste oder ein
Lungenabszeß festgestellt. Husten mit wenig und zunächst negativem Sputum. — a), b) und
c) Plattenförmige Atelektase des rechten Segments 6 mit dickwandiger, spindelförmiger
Kaverne (Pfeil). Sonst keine Auffälligkeiten. Sputum positiv. — Bronchoskopie: Eitriges
Sekret aus dem rechten Unterlappenostium. Knötchen mit Eiterkuppe an seiner oberen Um-
randung (Drüsenbronchusfistel?). An seiner unteren Begrenzung eine eingezogene Narbe nach
Drüsenperforation. — Kombinierte Chemotherapie. Heilstättenbehandlung. Sputum nach
10 Monaten noch positiv, dann negativ bei wechselnd großer, passager kollabierter Kaverne

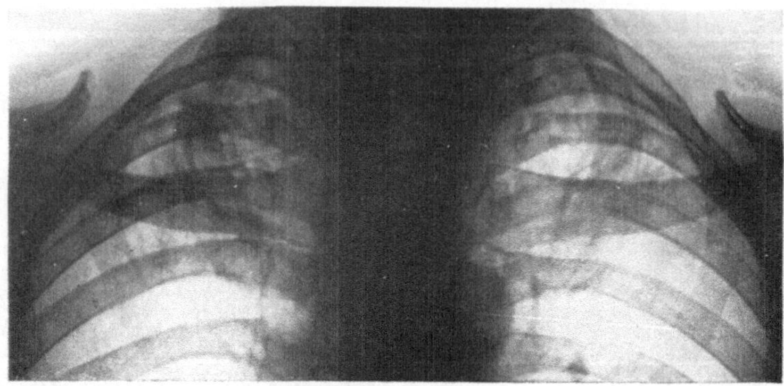

Abb. 11. Zylindrische Bronchiektasien bei bilateral-symmetrischem hämatogenem indurierendem Spitzenprozeß. — Von den Hili ziehen strangförmige Schattenzüge bis in die Spitzenfeldkuppen, die von dem Schatten einer Spitzenpleuraschwiele eingenommen sind. In beiden Spitzenfeldern sind fingerförmige Aufhellungen zylindrischer Bronchiektasien mit peripheren kolbigen Erweiterungen

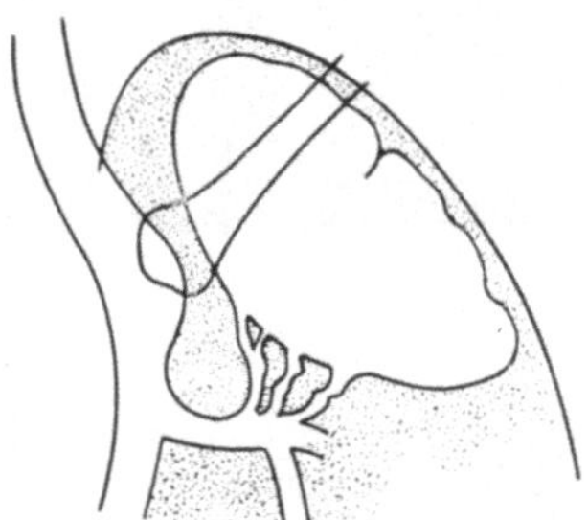

Abb. 12. Riesenkaverne im linken Oberlappen. — Das Schichtbild läßt innerhalb des massiv verschatteten Lungenparenchyms schwer deformierte drainierende Bronchien erkennen, die aus der durch Konfluenz mehrerer Zerfallshöhlen entstandenen Riesenkaverne zum Hilus ziehen. Der Thoraxwand liegt nur noch ein schmaler, unregelmäßig begrenzter Parenchymrest an. Der linke Hauptbronchus ist durch Oberlappenschrumpfung hochgezogen und verläuft fast horizontal. Der Unterlappenbronchus geht in einem medialwärts offenen Winkel vom Hauptbronchus ab. Die Trachea ist nach links verzogen und zeigt eine buchtige Ausweitung an ihrer Konvexität

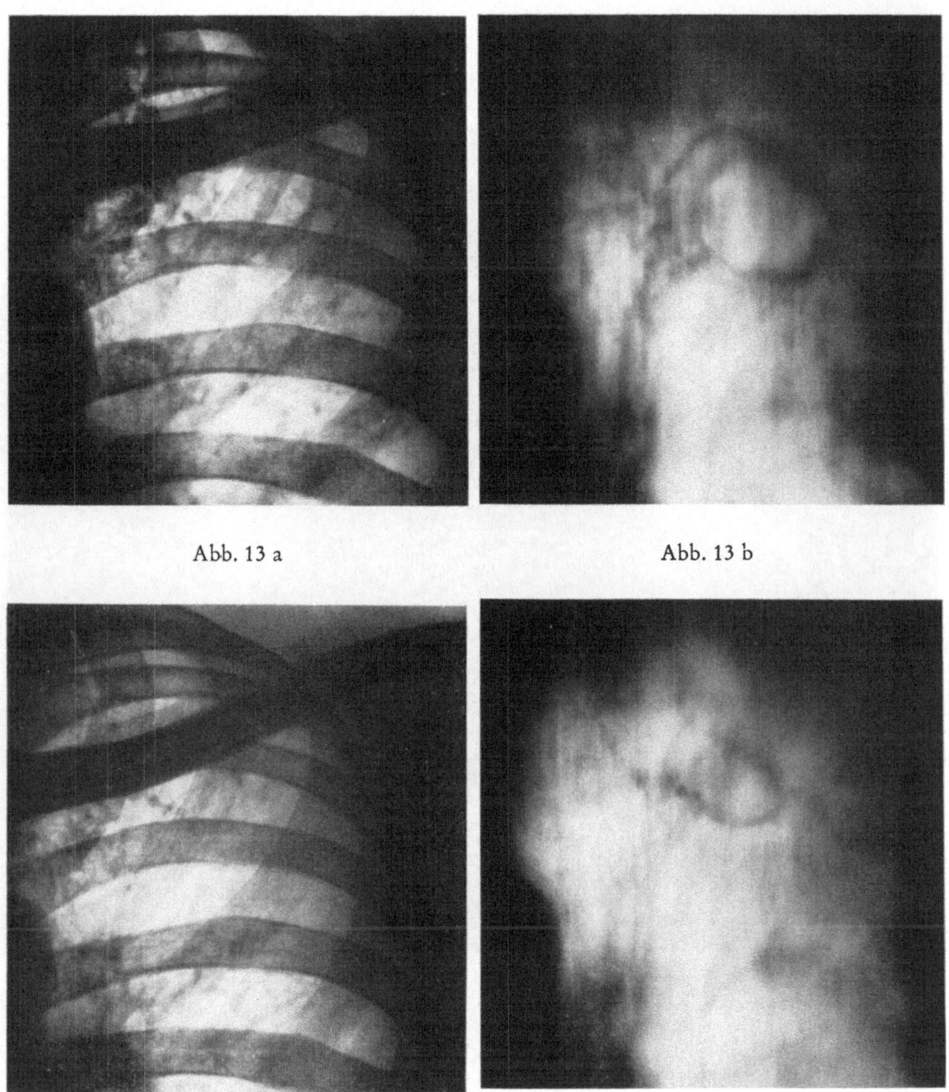

Abb. 13 a     Abb. 13 b

Abb. 13 c     Abb. 13 d

Abb. 13. Spätkaverne in präexistentem indurierendem Oberlappenprozeß. — Od. Th., 46jäh-
riger Mann mit positivem Sputum. — a) und b) Große buchtige Kaverne mit kleiner Kalk-
einlagerung in der Kavernenwand. Diese Wandverkalkung weist darauf hin, daß es sich um
ein zerfallendes Infiltrat im Bereiche eines präexistenten partiell verkalkten Herdes handelt.
— c) und d) 7 Monate nach Beginn der kombinierten Chemotherapie ist die Kaverne
zwar dünnwandig, jedoch infolge des Widerstandes der umgebenden Induration relativ
wenig verkleinert. — Die zweifellos präexistente Wandverkalkung ist unverändert. Radiäre
Ausläufer an der Kavernenwand lassen auf eine gewisse Schrumpfungstendenz schließen.
Der Drainagebronchus ist enger geworden

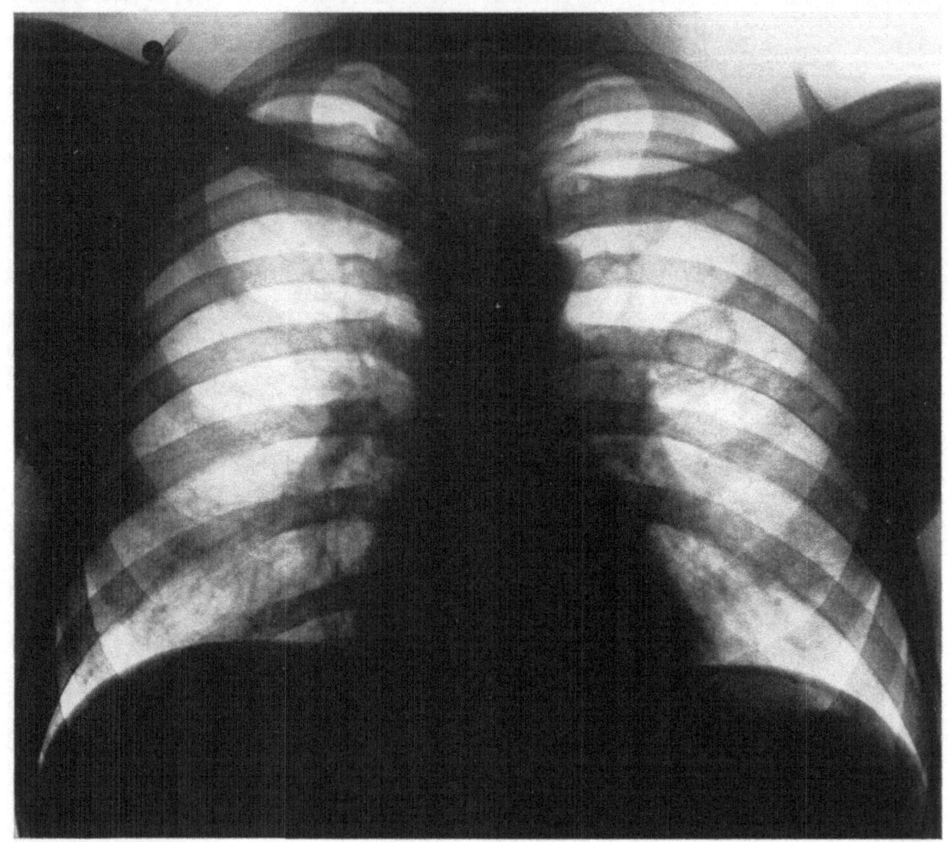

Abb. 14 a

Abb. 14. Progressiver Spätprimärinfekt. Primärherdkaverne. Verdacht auf passagere Drüsenbronchusfistel. — Mu. S., 26jähriger Mann. Seit einem Monat Fieber, Kopfschmerzen,
Husten. Gewichtsverlust, Sputum positiv. — a) und b) 25. September 1962: Der linke
Hilusschatten ist knollig vergrößert. Von ihm zieht ein schmales Schattenband zu einem wal-
nußgroßen Infiltratschatten, der eine buchtige kavernöse Aufhellung enthält. Peripher von
dem zerfallenden Infiltrat sind weiche Satellitenherde. Rechts basal sind weiche herd- und
strangförmige Verdichtungen einer bronchogenen Aussaat. — Kombinierte Chemotherapie. —
c) Rückbildung der Primärherdkaverne mit Hinterlassung einiger kleiner herd- und streifen-
förmiger Verdichtungen. Linker Hilusschatten noch stark vergrößert. Da das Sputum noch
immer positiv war, mußte an die Möglichkeit eines Lymphknoteneinbruchs in einen Bronchus gedacht werden. Nach weiteren 2 Monaten war der Hilus fast normal groß, das Sputum
negativ. Bronchoskopisch nur gerötete Schleimhaut

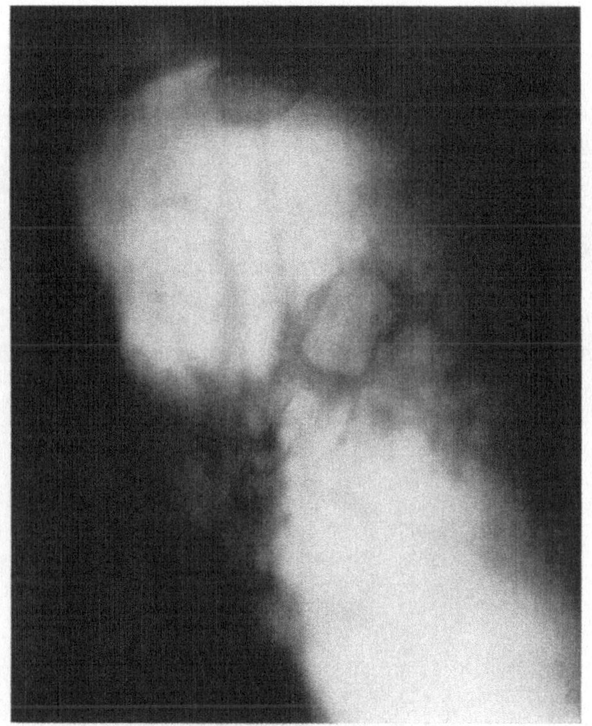

Abb. 14 b

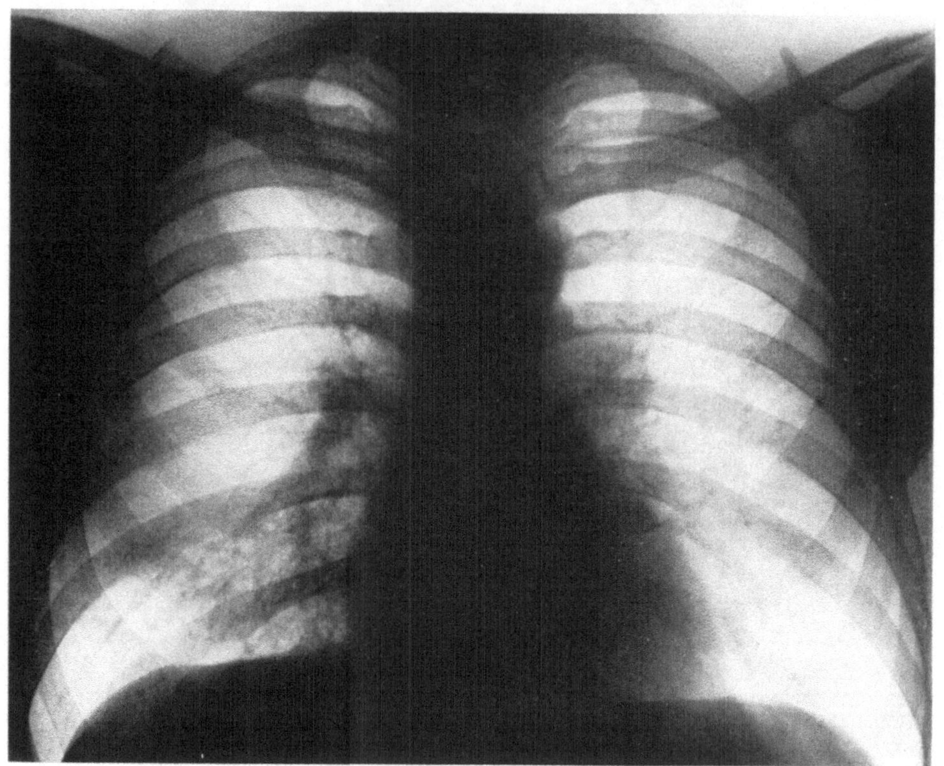

Abb. 14 c

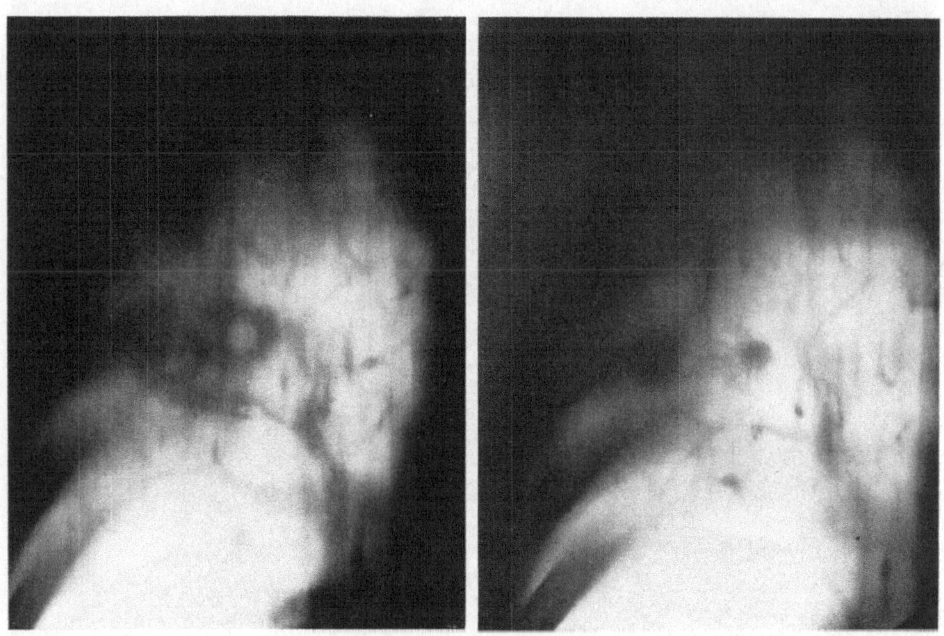

Abb. 15 a      Abb. 15 b

Abb. 15. Kavernenheilung. — Br. G., 48jähriger Mann. Schluß einer Kaverne unter Chemotherapie in 8 Monaten mit Hinterlassung eines soliden kirschkerngroßen rundlichen Herdes
mit kalkdichtem Zentrum und strahligen Ausläufern als Zeichen der Schrumpfung

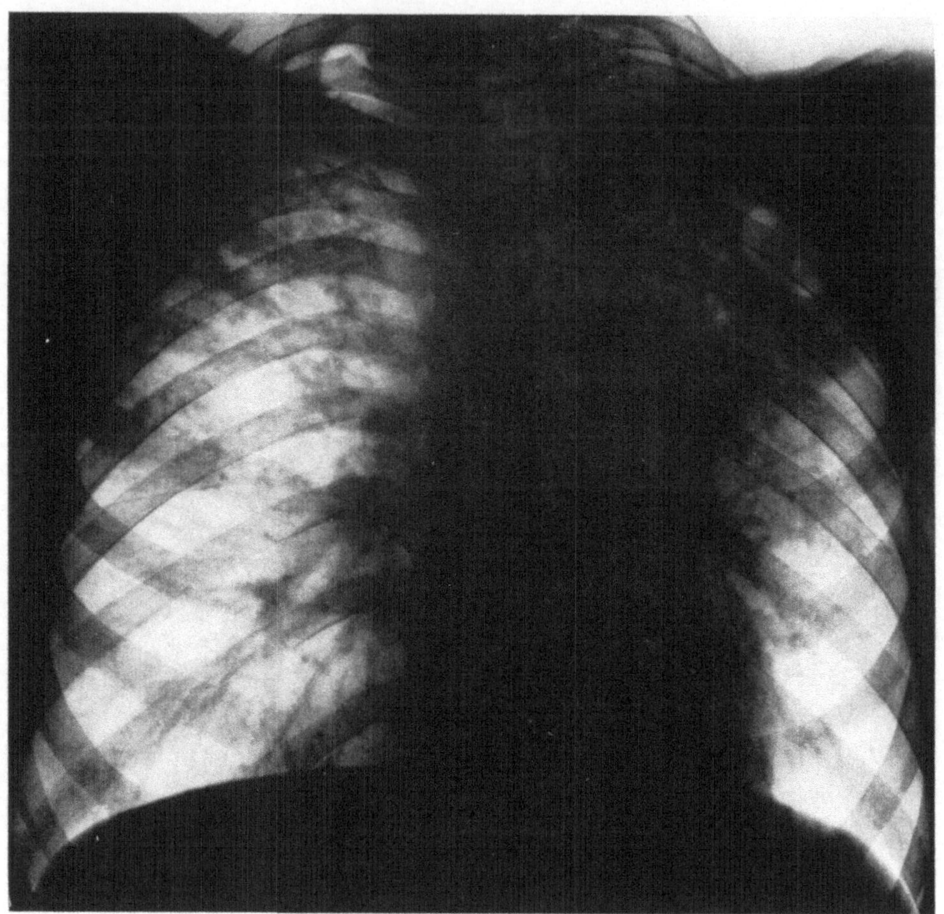

Abb. 16 a

Abb. 16. Exsudativ exazerbierter bilateral-symmetrischer, wahrscheinlich hämatogen gesetzter Oberlappenprozeß mit kavernösem Zerfall links und bronchogener Streuung rechts. Rückbildung mit Hinterlassung einer gereinigten Kaverne. — Ba. F., 42jähriger Mann mit Fieber und reichlichem, jedoch wenig Tuberkelbakterien enthaltendem Auswurf. — a) und b) 9. Juli 1958: Massive Verschattung und starke Schrumpfung des linken Oberlappens mit großer pleuranaher Kaverne, schwerer Deformation der Bronchien und einigen präexistenten kalkdichten Herden, die nur im Tomogramm (b) nachweisbar sind. Rechter Oberlappen von weichen, bronchogenen, vielfach zu Gruppen angeordneten Herdschatten durchsetzt, apikal einige alte Kalkherde enthaltend. — Kombinierte Chemotherapie. — c) und d) 10. August 1959: Aufhellung und zunehmende strängig-indurative Schrumpfung des linken Oberlappens mit einer dattelgroßen dünnwandigen, anscheinend gereinigten Kaverne. Weitgehende Rückbildung der bronchogenen Streuung im rechten Oberlappen. Die präexistenten kalkdichten Herde in beiden Spitzen treten jetzt deutlich hervor. Sputum negativ. — Es handelt sich vermutlich um eine offene Kavernenheilung im linken Oberlappen

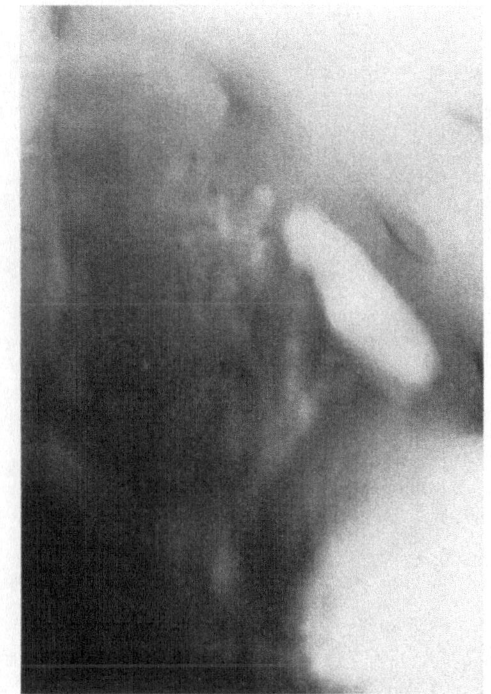

Abb. 16 b

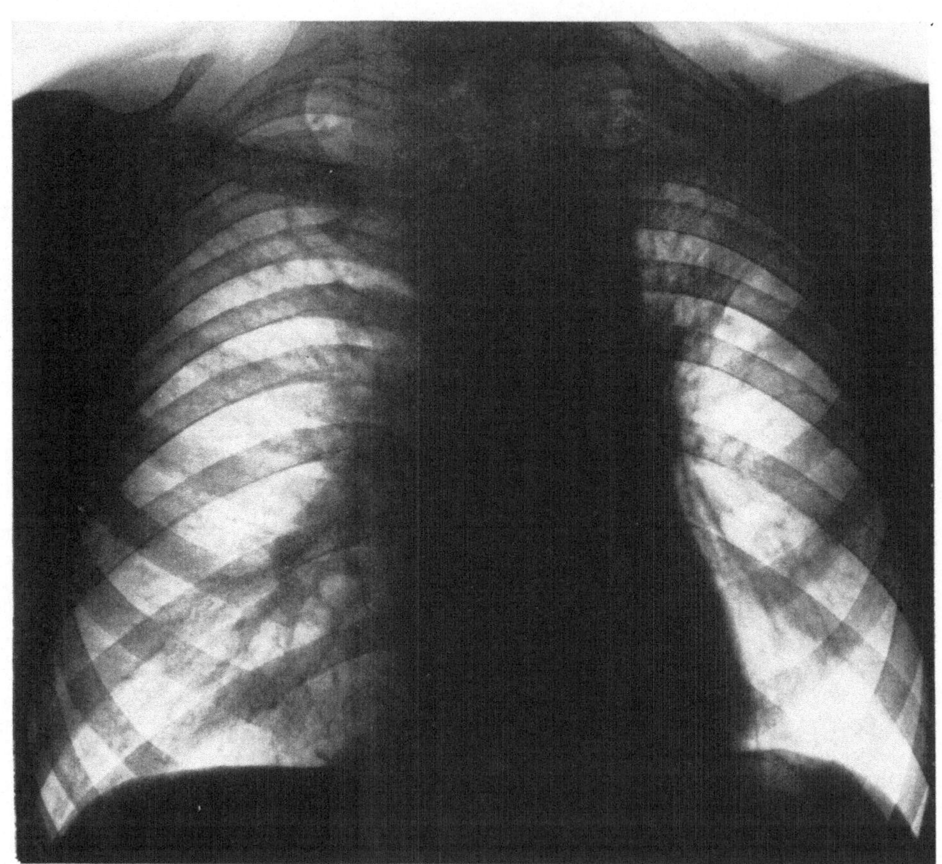

Abb. 16 c

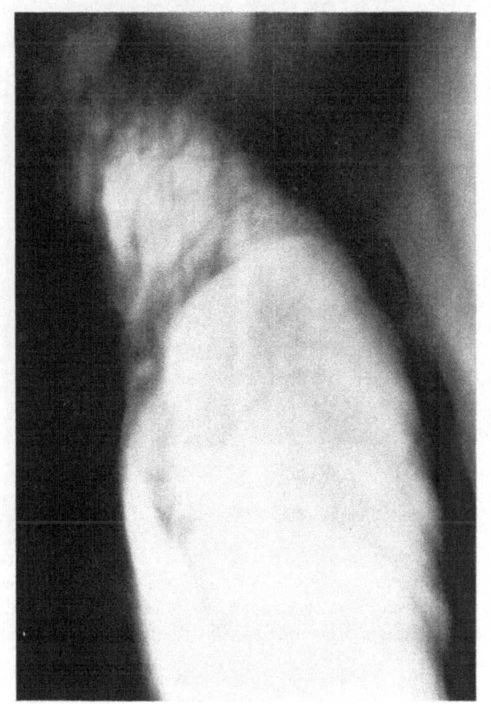

Abb. 16 d

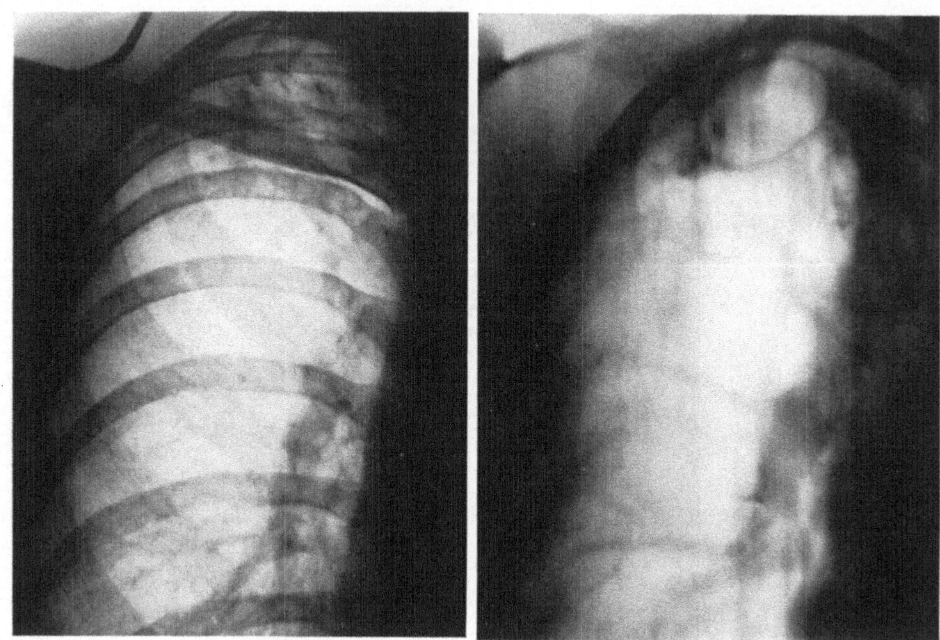

Abb. 17 a                                        Abb. 17 b

Abb. 17. Emphysemblase. — Scho. A., 53jährige Frau, die mit 18 Jahren eine Pleuritis hatte.
Pulmonal beschwerdefrei, Sputum negativ. — a) und b) Einseitiges apikales Simonsches
Indurationsfeld mit kalkdichten Einlagerungen und einem dünnwandigen, absolut scharf
und regelmäßig begrenzten pflaumengroßen Ringschatten in der Spitzenkuppe

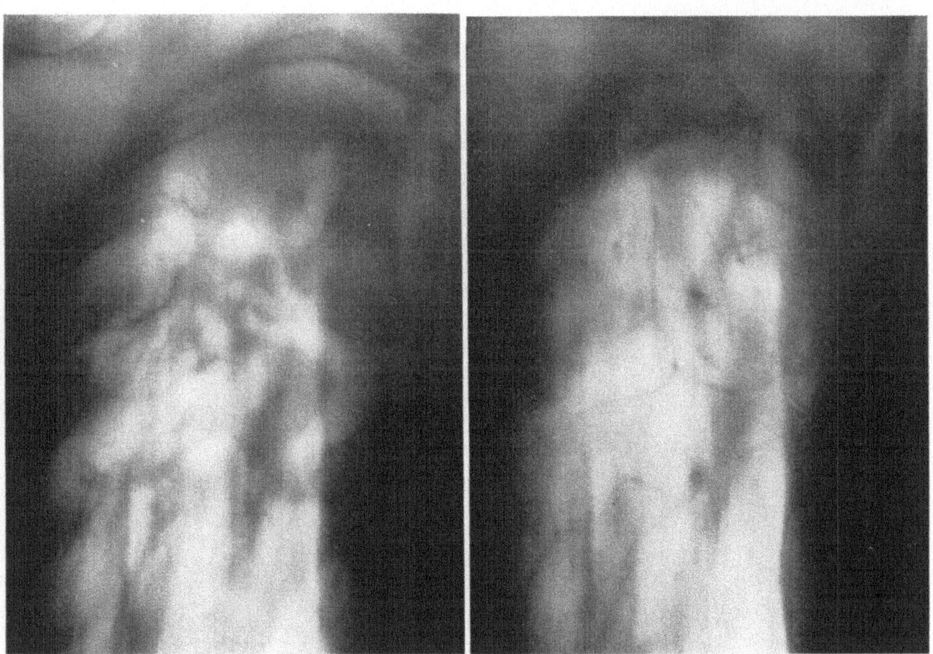

Abb. 18 a            Abb. 18 b

Abb. 18. Bullöses Emphysem des rechten Mittel- und Unterlappens bei zirrhotisch schrumpfendem Prozeß des Oberlappens. — Fr. R., 50jährige Frau mit Husten, positivem Auswurf und chronischer interstitieller Nephritis. — a) Tomo Schicht 8: Der rechte Oberlappen ist hochgradig geschrumpft, massiv verschattet und apikodorsalwärts verzogen und fixiert. Seine Segmentbronchien sind schwer deformiert, unregelmäßig buchtig ausgeweitet, zum Teil in kleine Strangkavernen übergehend; peripherwärts anscheinend großenteils obliteriert. Axillarwärts kommt eine Gruppe ganz zart und absolut scharf begrenzter Aufhellungen mit dünnen Septen zur Darstellung. Sie entsprechen bullösen Emphysemblasen, die wahrscheinlich dem Unterlappen angehören. — b) Tomo Schicht 12: Die auf dem Schnitt getroffenen Teile des Mittel- und Unterlappens sind durch substantielles Emphysem aufgehellt, gefäßarm und nur von zarten Septen durchsetzt

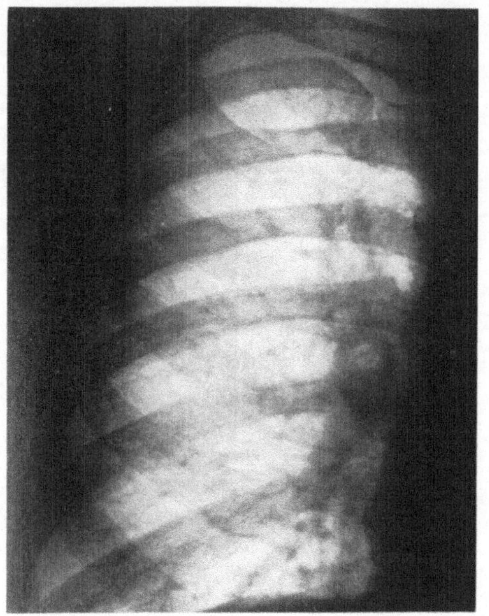

Abb. 19 a

Abb. 19. Pseudokaverne. — a) Kavernenverdächtiger Ringschatten, der sich in den rechten Hilus projiziert. — b) Tomo in leichter Rechtsdrehung zeigt, daß es sich um den Effekt kreuzender Gefäße handelt

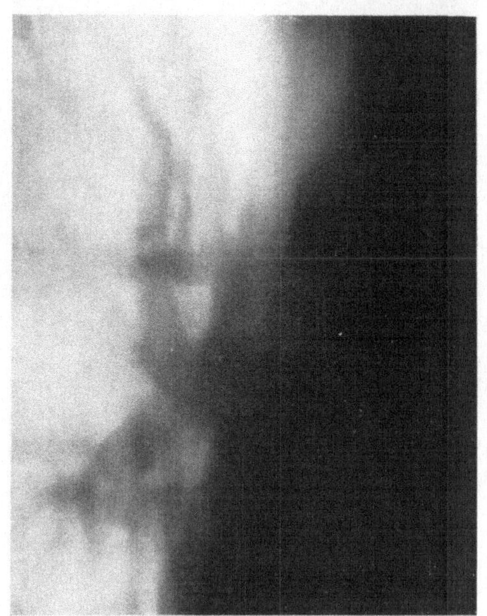

Abb. 19 b

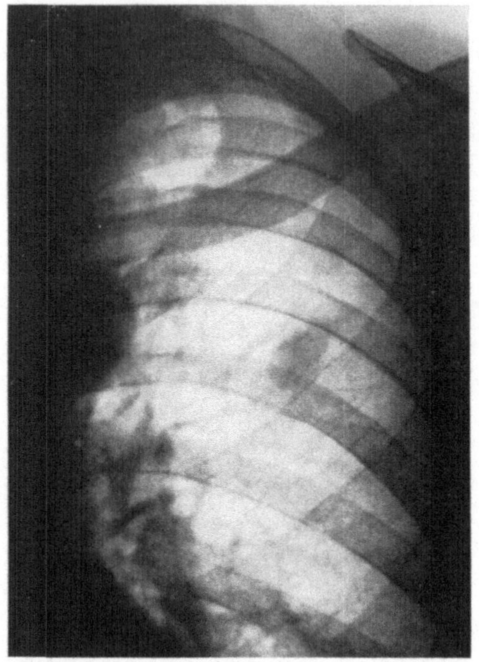

Abb. 20 a

Abb. 20. Zunehmende Vergrößerung und beginnender Zerfall eines Tuberkuloms. — Be. K., 57jähriger Mann, klinisch erscheinungsfrei. Befund bei Reihenuntersuchung. — a) 27. April 1955: Über bohnengroßer, etwas unregelmäßig begrenzter Herdschatten in Höhe des linken zweiten vorderen ICR. Zeichen einer Spitzenpleuraschwiele mit streifigen hiluswärts ziehenden Verdichtungen. Dieser Befund einer Spitzenfibrose läßt an die Möglichkeit eines bronchogen entstandenen Infiltrats nach *Loeschcke* denken. Sputum negativ. — b) und c) Übersichtsausschnitt und Tomo 24. November 1955: Beträchtliche Größenzunahme des Herdes zu einem scharf konturierten Rundherd mit randständiger kleiner Lücke und plattenförmiger, zur axillaren Thoraxwand ziehender Atelektase. Resektion des zerfallenden Tuberkuloms

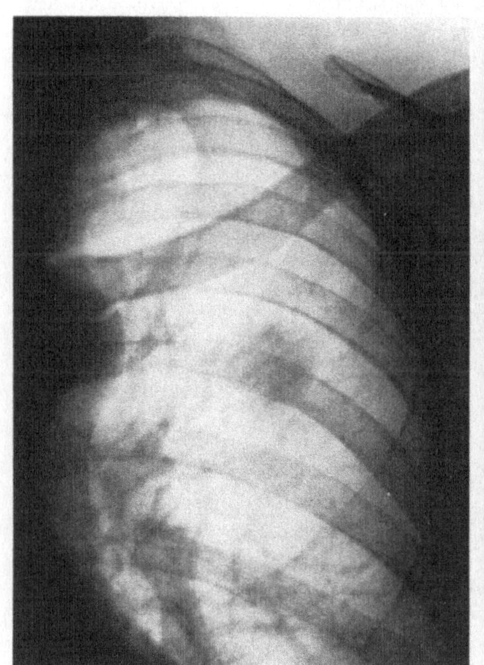

Abb. 20 b

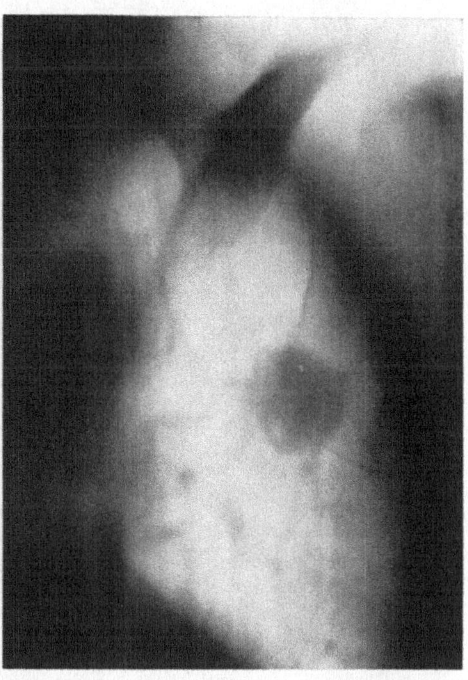

Abb. 20 c

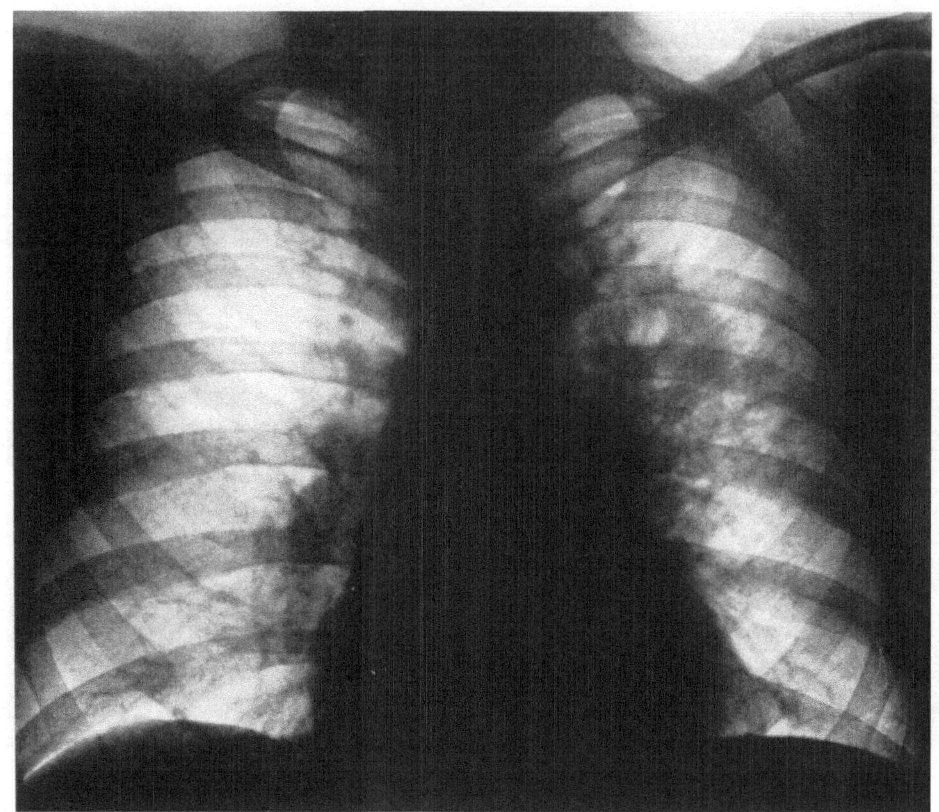

Abb. 21 a

Abb. 21. Ungewöhnlich großes, vermutlich hämatogenes Tuberkulom mit kavernösem
Zerfall. — Ma. E., 63jähriger Gastwirt. Diabetiker mit Hodentuberkulose vor 50 Jahren,
Sitzbeintuberkulose vor 30 Jahren und tuberkulösen Perinealfisteln vor 17 Jahren. In letzter
Zeit einmal Hämoptoe. Sputum und Harn tuberkulosepositiv. — a) und b) 5. Oktober 1960:
Aprikosengroßer, leicht buckelig begrenzter hilusnaher Rundherdschatten im linken Segment
3 mit zwei kavernösen Aufhellungen und fleckiger bronchogener Aussaat in der Lingula.
Keine Zeichen einer präexistenten Lungentuberkulose. Kombinierte Chemotherapie. — c) und
d) 5. Mai 1961: Rückbildung des Rundherdes mit Hinterlassung einer kleinen Restkaverne
in einem radiär strängigen Indurationsfeld. Bronchogene Streuung nicht mehr nachweisbar.
Sputum negativ

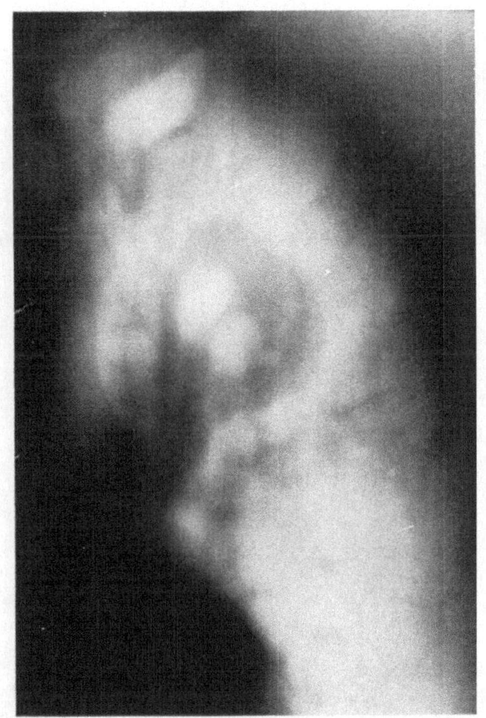

Abb. 21 b

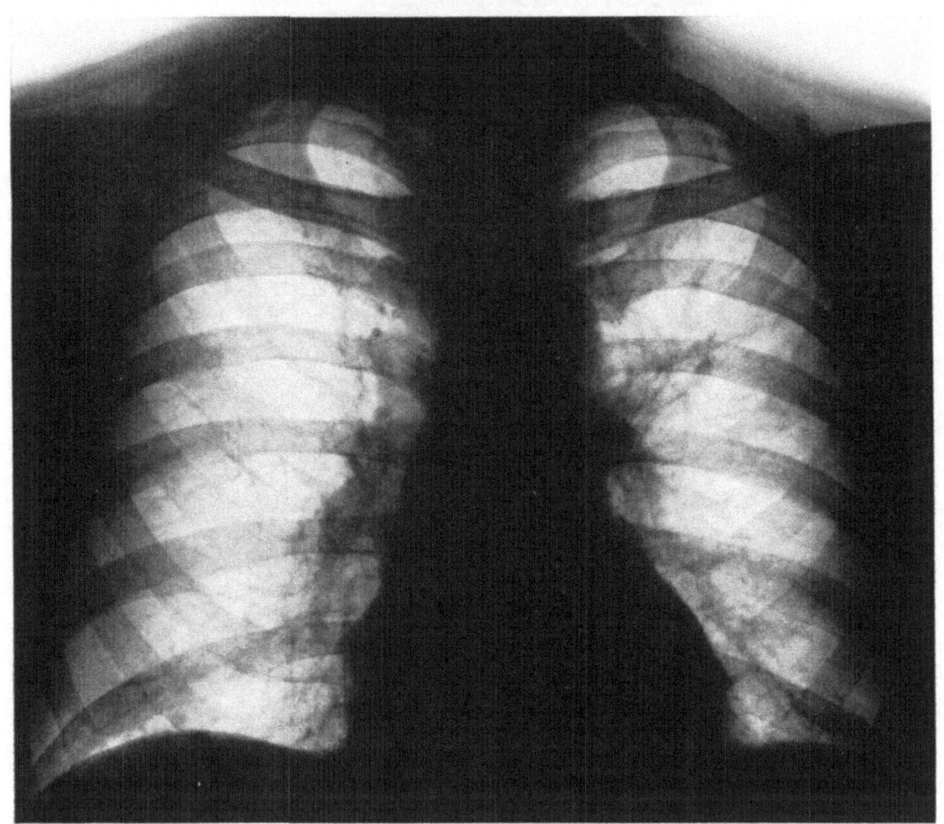

Abb. 21 c

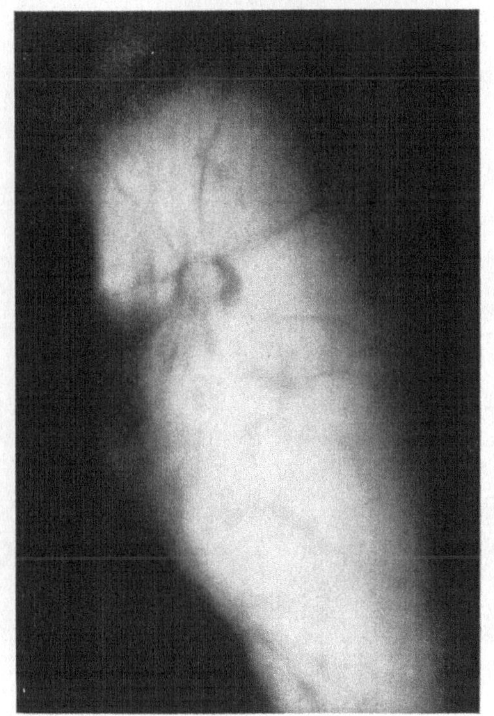

Abb. 21 d

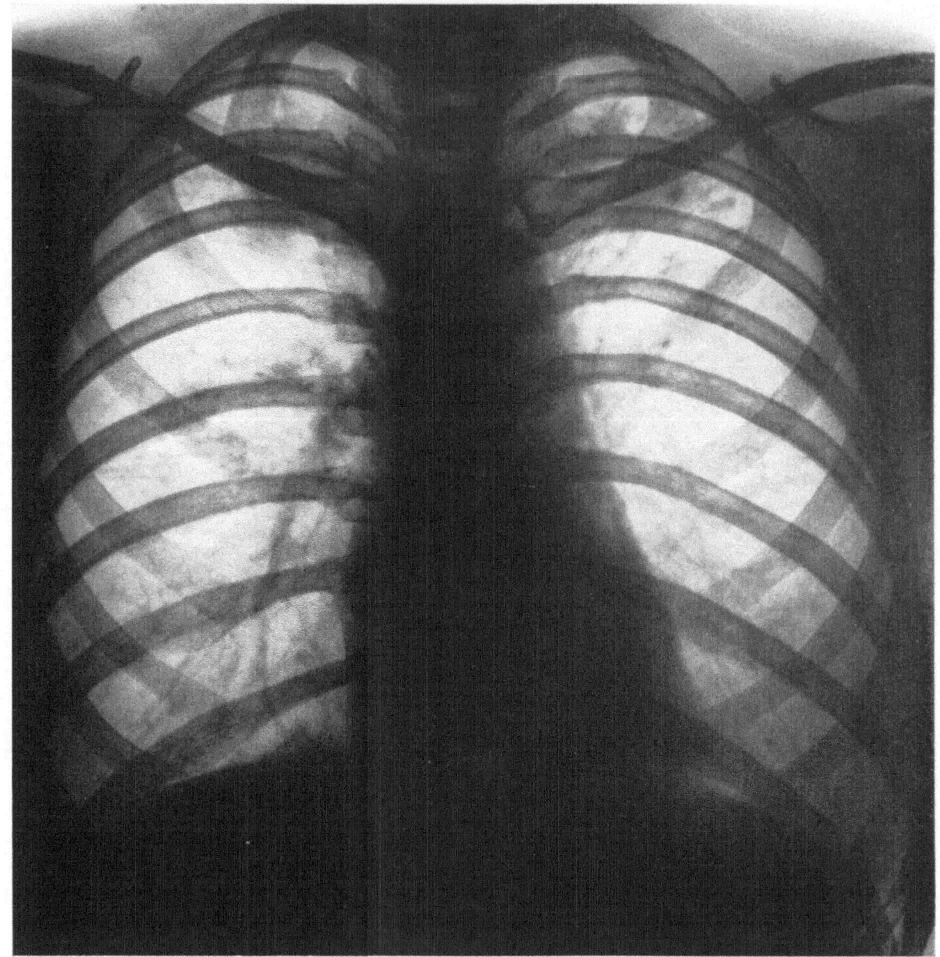

Abb. 22 a

Abb. 22. Bilaterale kavernöse Phthise nach kavernöser Exazerbation eines schrumpfenden linksseitigen Oberlappenprozesses (Simonsches Indurationsfeld?) mit multiplen, teils zerfallenden bronchogenen Spätinfiltraten der Gegenseite, die sich schließlich zu partiell verkalkten soliden Rundherden zurückbildeten. Hä. L., 27jährige Frau, die vier Jahre nach einer Pleuritis mit positivem Auswurf zur Beobachtung kam. — a) 25. Mai 1949: Vom hochgezogenen linken Hilus ziehen strangförmige Züge in die kranialen Teile des Oberlappens, der eine inhomogene strängige Verschattung mit teils harten, teils weichen Herden enthält (exsudativ exazerbierendes Simonsches Indurationsfeld?). Im rechten Oberlappen ist ein subklavikularer weicher Infiltratschatten mit einigen kleinen weichen Herden (wahrscheinlich Aspirationsfolgen des linksseitigen streuenden Prozesses). — b) 22. August 1951: Fortschreitende Vergrößerung des durch Exsudation wolkig strukturierten linksseitigen Oberlappenprozesses, der eine auf dem Bild nicht sichtbare subklavikulare kavernöse Aufhellung ent-

110

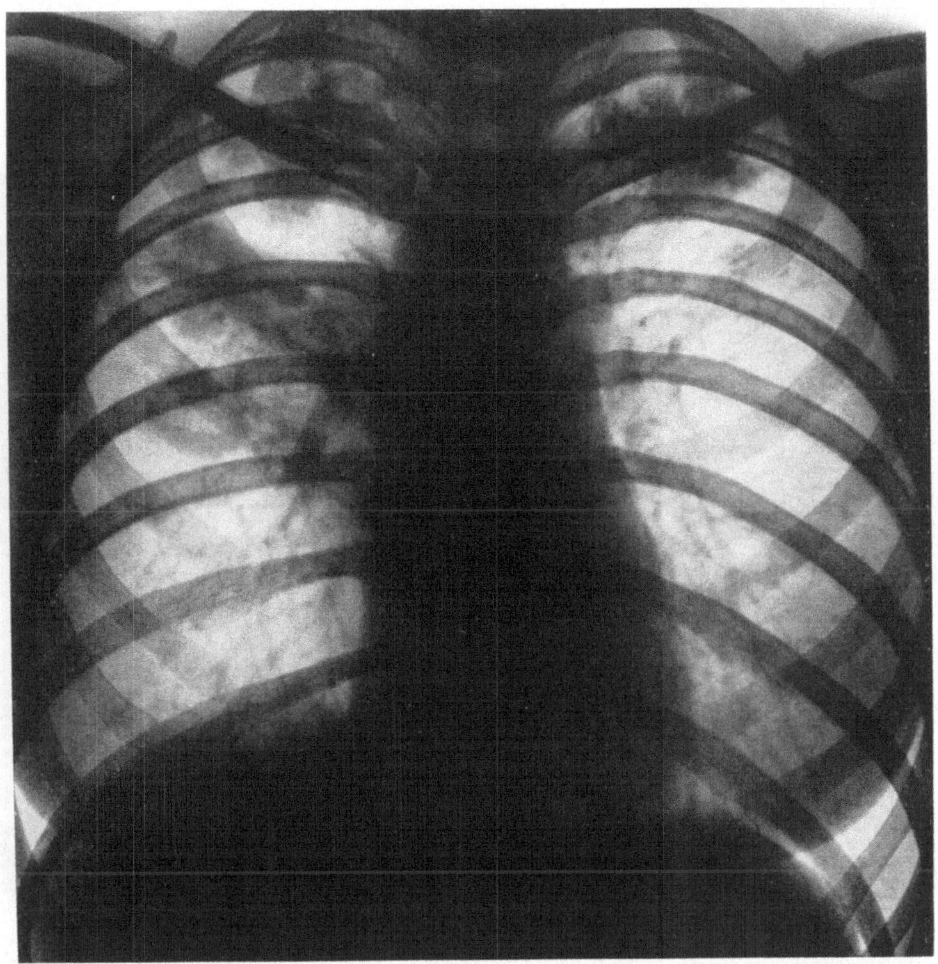

Abb. 22 b

hält. Beträchtliche Größenzunahme der inhomogenen weichen Verschattung in den kranialen Teilen des rechten Oberlappens. Entwicklung von zwei aprikosengroßen bronchogenen Spätinfiltraten mit zentraler kavernöser Aufhellung. — c) 26. Juni 1952: Die Zerfallshöhle im linken Oberlappen beträchtlich vergrößert. Rechtsseitiger artifizieller Pneumothorax mit massivem atelektatischem Kollaps des Oberlappens, wahrscheinlich als Folge einer Bronchusstenose. Mäßiger Kollaps des Mittel- und Unterlappens. Sekretgefüllte Kaverne in einem der Infiltrate. — d) 8. August 1958: Sechs Jahre nach Auflassung des Pneumothorax und linksseitiger Polysthenplombe Sputum negativ. Rechte Lunge entfaltet. Anstelle der überwiegend exsudativen Herde sind rechts einige bis über walnußgroße Rundherde mit Kalkeinlagerungen, verstreute kleine Kalkherde und große Drüsenverkalkungen im Hilus, die den Verdacht auf eine passagere Stenose des Oberlappenbronchus durch tuberkulöse Lymphknotentuberkulose erhärten

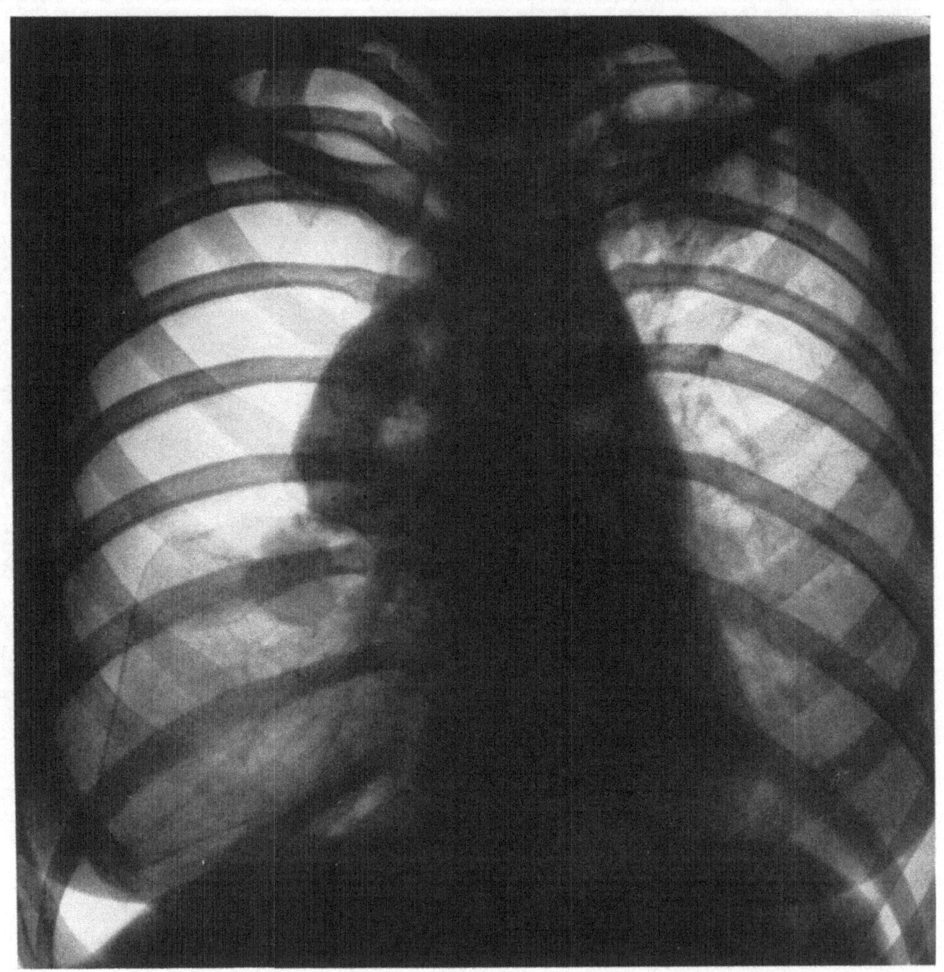

Abb. 22 c

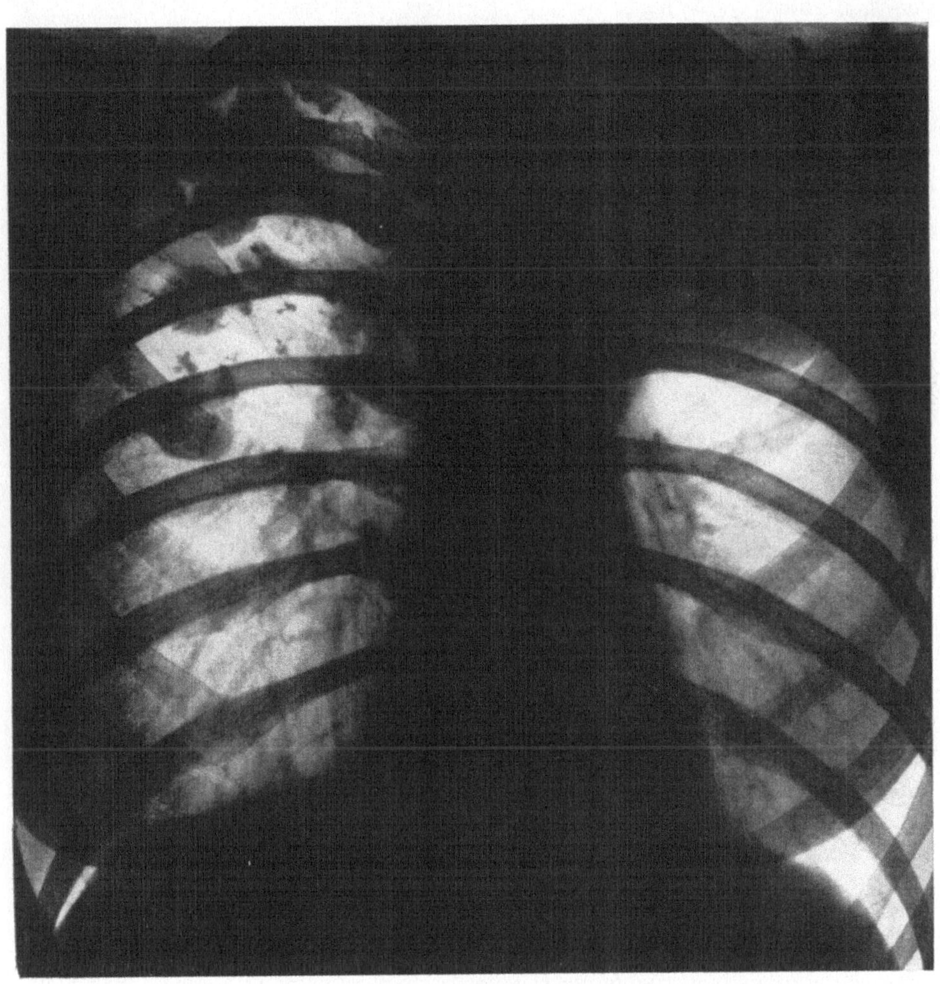

Abb. 22 d

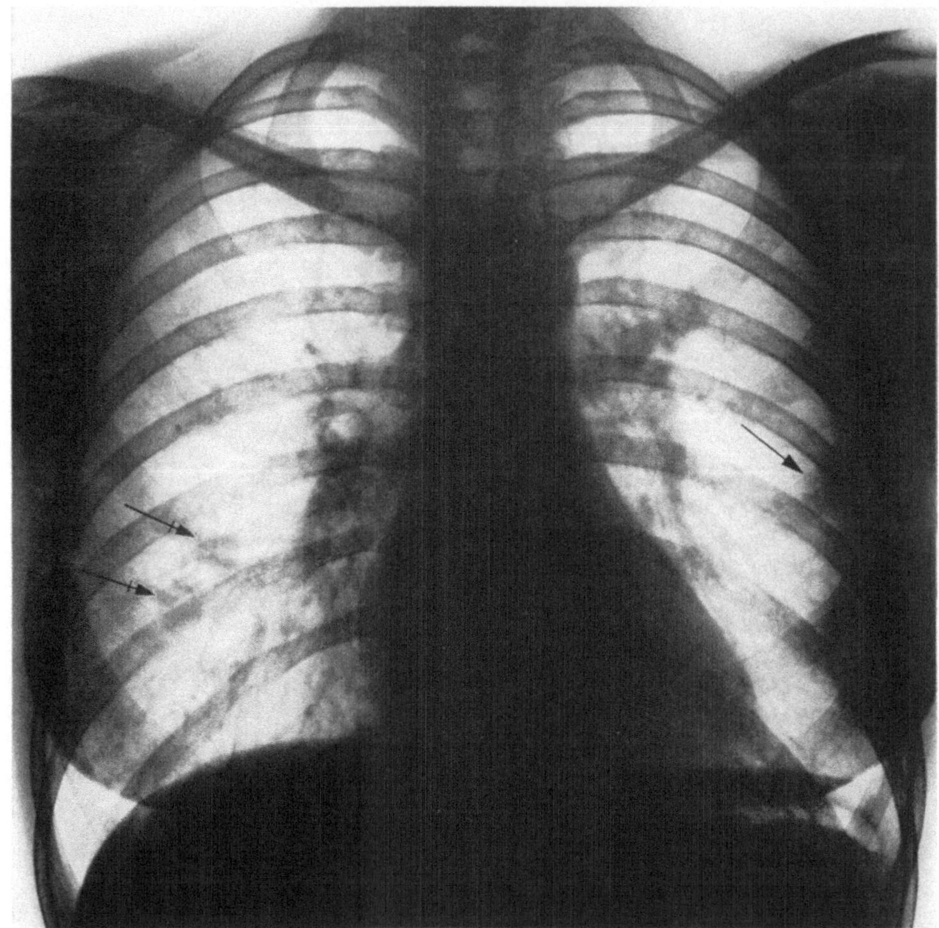

Abb. 23 a

Abb. 23. Rundherd (Tuberkulom) und zwei kleinere unregelmäßig kantig-zackig begrenzte
indurierte Rundherde nach jahrelanger Chemotherapie einer beidseitigen offenen Lungentuberkulose. — Gu. G., 33jährige Diabetikerin. Familiär schwer belastet. Seit 13 Jahren krank.
Seit 8 Jahren chemotherapeutisch behandelt. Sputum derzeit negativ. — a) Übersicht. Beide
Hilusschatten etwas vergrößert und verdichtet. Am oberen Pol des linken Hilus ein haselnuß-
großer, unregelmäßig begrenzter harter Herd, wahrscheinlich einem indurierten Konglomerattuberkel entsprechend. Ein Rundherd links in der Höhe der vierten vorderen Rippe (Pfeil).
Zwei kleinere unregelmäßig kantig begrenzte Herde rechts in der Höhe des achten hinteren
ICR (Doppelpfeile). — b) und c) Der scharf konturierte Rundherd auf Schicht 9, die beiden
kleineren Herde auf Schicht 5 getroffen. — Keilresektion der drei Herde in zwei Akten.
Die anatomische Untersuchung ergab rechts einen fibrös abgekapselten Käseherd (Tuberkulom), links zwei partiell fibrosierte Nekroseherde mit Kalkinkrustationen (die auf den
Schichtaufnahmen nicht abgrenzbar waren) und spezifischem Granulationsgewebe als pro-
duktiv-schwielige Residuen zweier Tuberkulome

114

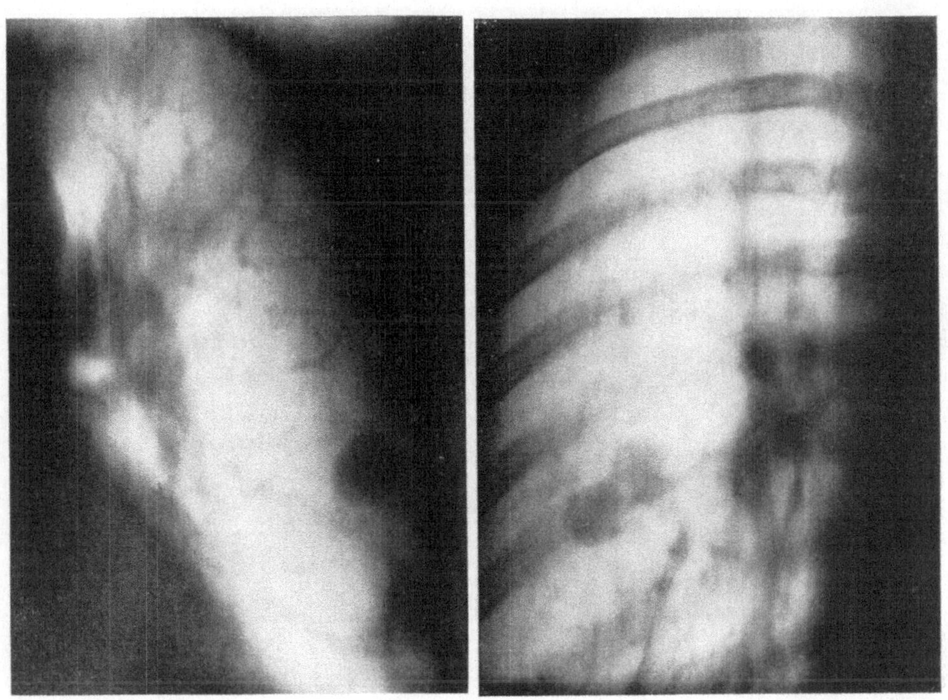

Abb. 23 b          Abb. 23 c

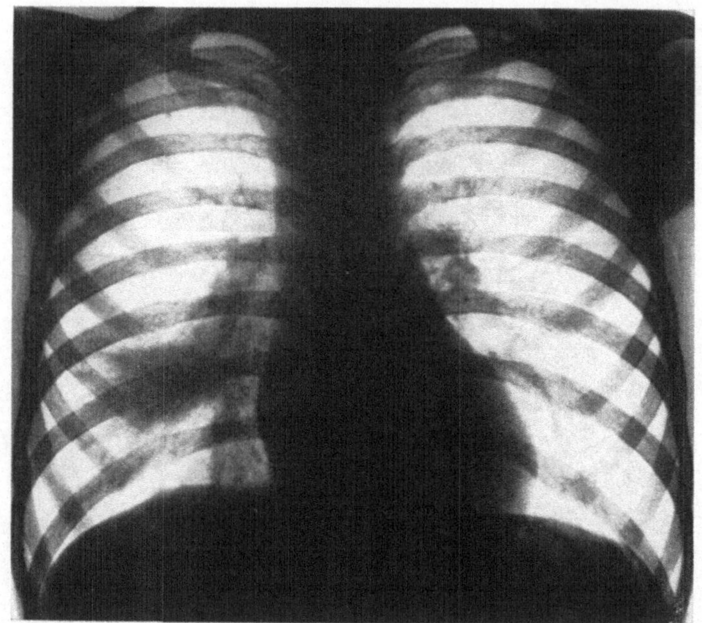

Abb. 24 a

Abb. 24. Protrahierter Verlauf eines kindlichen Primärinfekts. Exazerbation des latenten Primärherdes nach 13 Jahren mit Primärherdkaverne. — Zo. Se. H., mit 7 und 21 Jahren. — a) 4. Januar 1940: Primärkomplex des rechten Unterlappens mit großem Primärinfiltrat. — b) 30. Januar 1941: Primärinfiltrat nur wenig verkleinert. Einige Bronchien an seiner unteren Begrenzung lassen degenerative Verkalkungen der Bronchialknorpel erkennen. — c) und d) 23. September 1954: Exazerbation des zu einem Rundherd (Tuberkulom) zurückgebildeten Primärherdes mit Entwicklung einer kirschgroßen Primärherdkaverne, die einen kleinen, bohnengroßen Sequester zu enthalten scheint

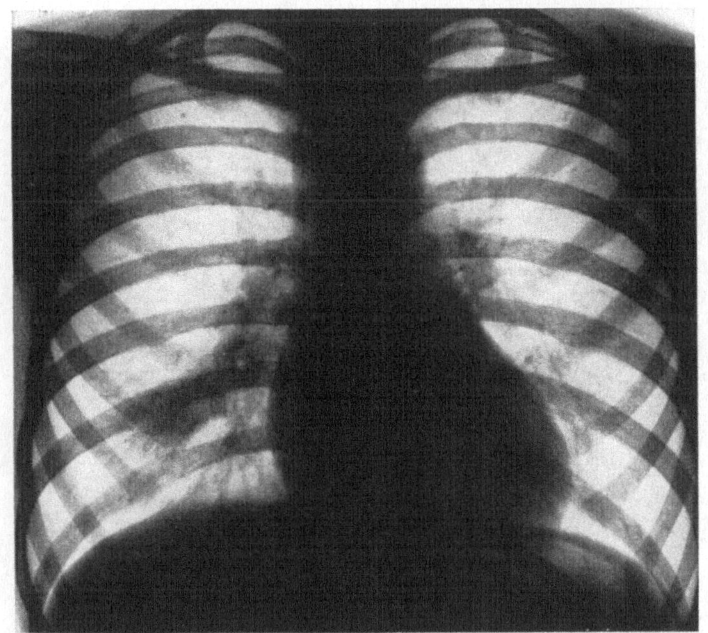

Abb. 24 b

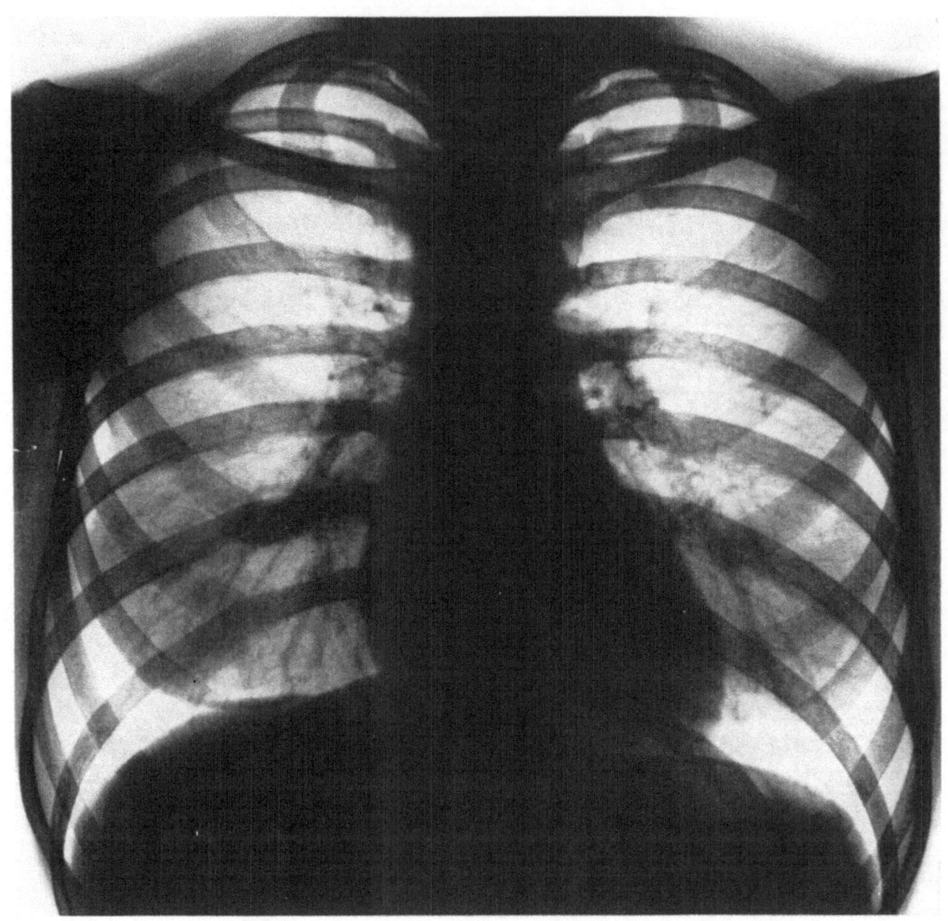

Abb. 24 c

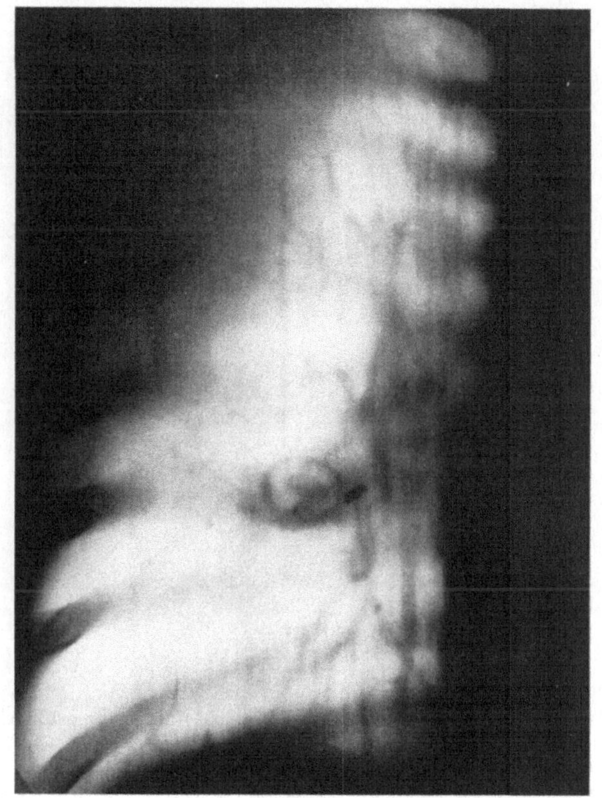

Abb. 24 d

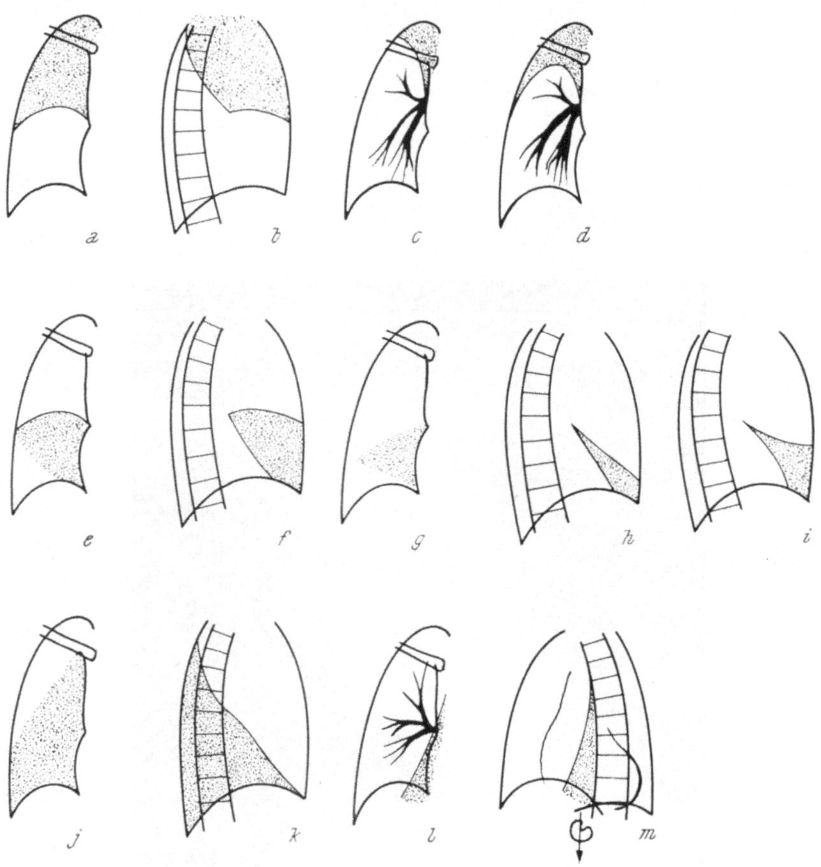

Abb. 25 a

Abb. 25. Verdichtung der Lungenlappen ohne und mit Schrumpfung in den optimalen Projektionsrichtungen. a) Rechte Lunge: *a* und *b* Verdichtung des rechten Oberlappens (p — a und s — d); *c* Verdichtung und Retraktion des rechten Oberlappens (p — a); *d* Verdichtung und Retraktion des rechten Oberlappens bei pleuraler Fixation (p — a); *e* und *f* Verdichtung des Mittellappens (p — a und s — d); *g* und *h* Retraktion des verdichteten Mittellappens (p — a und s — d); *i* dasselbe bei Fixation des Lappens an der vorderen Thoraxwand (s — d); *j* und *k* Verdichtung des rechten Unterlappens (p — a und s — d); *l* und *m* Verdichtung und Retraktion des rechten Unterlappens (p — a und bei leichter Drehung gegen die linke vordere Schrägstellung). — b) Linke Lunge: *a* und *b* Verdichtung des linken Oberlappens (p — a und d — s); *c* und *d* Verdichtung und Retraktion des linken Oberlappens (p — a und d — s); *e* dasselbe bei apikaler Fixation des Lappens (p — a und d — s); *f* und *g* Verdichtung des linken Unterlappens (p — a und d — s); *h* und *i* Verdichtung und Retraktion des linken Unterlappens (p — a und bei leichter Drehung gegen die rechte vordere Schrägstellung)

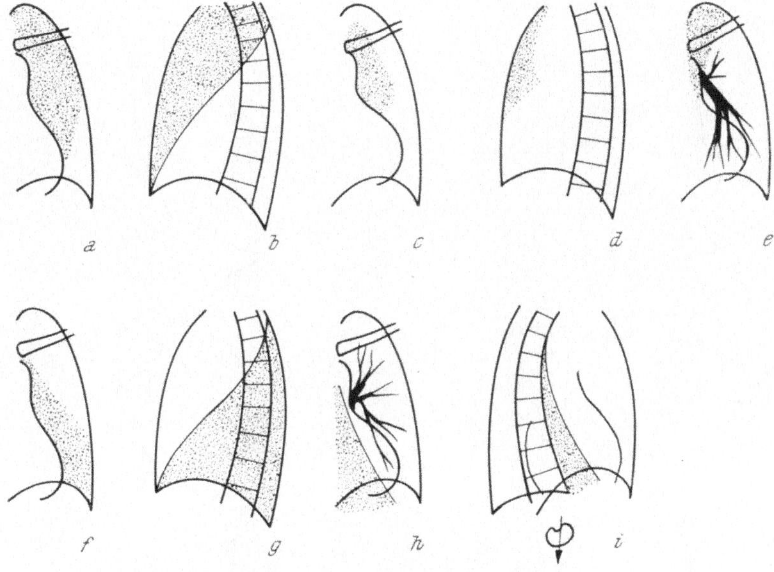

Abb. 25 b

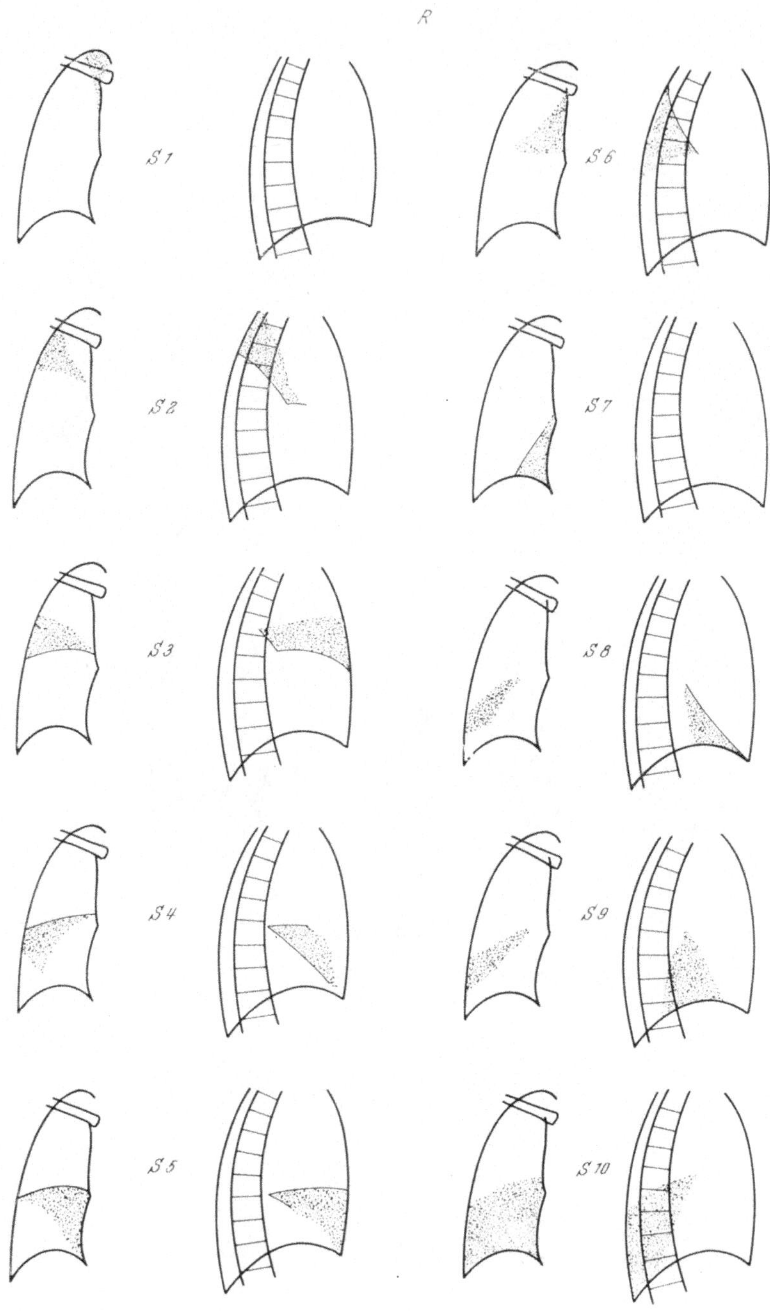


Abb. 26 a

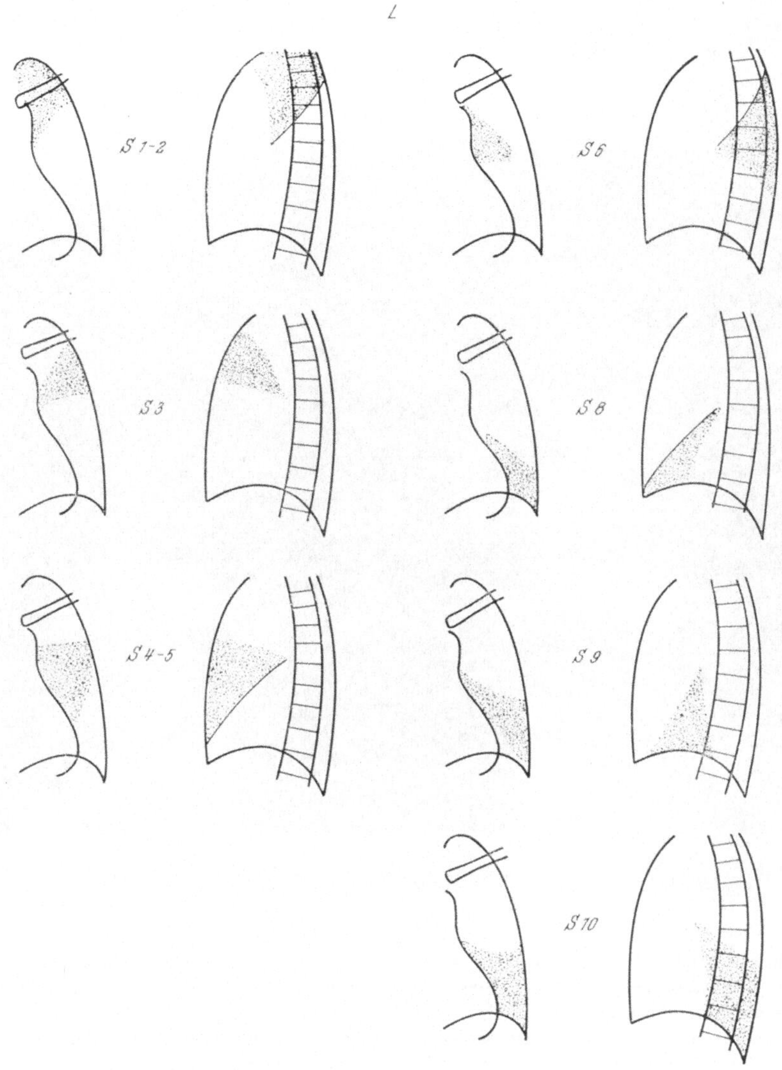



Abb. 26 b

Abb. 26. Verdichtung der Lungensegmente in p — a und s — d Projektion. — a) Rechte Lunge. — b) Linke Lunge. (Die Verdichtung des rechten S 7 kommt in s — d Projektion nicht sicher zur Darstellung)

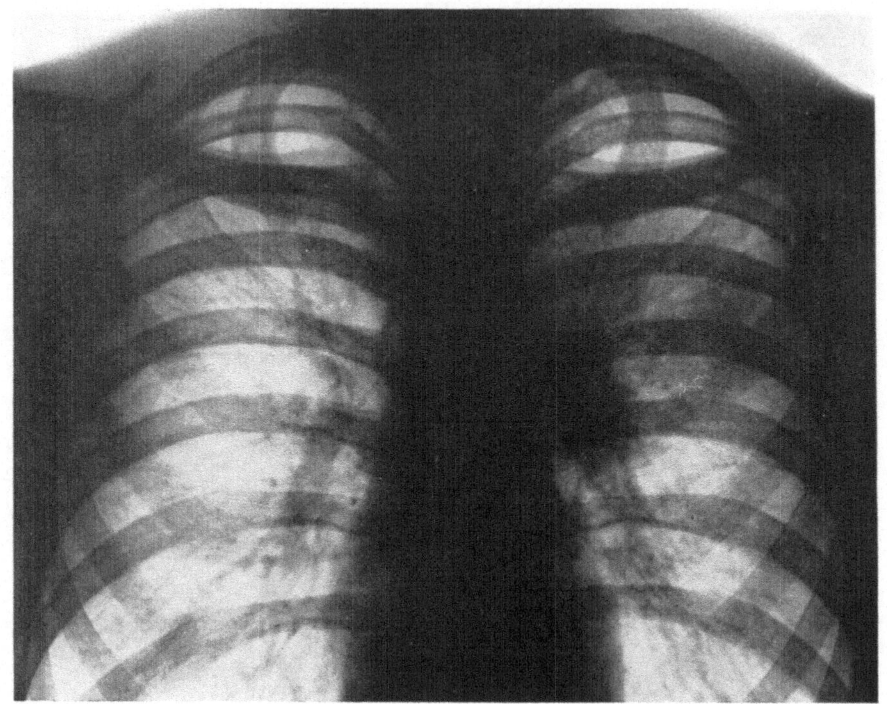

Abb. 27 a

Abb. 27. Spätprimärinfekt bei 50jährigem Manne. Rückbildung. Progression mit Entwicklung eines wahrscheinlich lymphadenobronchogenen zerfallenden Infiltrats in der anderen Lunge (Fall aus vorchemotherapeutischer Zeit). — a) Vom stark vergrößerten und verwaschen strukturierten linken Hilus erstreckt sich ein großes wolkiges Schattenareal in das S 3. — b) Nach zwei Jahren ist der linke Hilus verkleinert und durch Induration hart strukturiert. Die epituberkulöse Anschoppung hat sich mit Hinterlassung harter Schattenstränge zurückgebildet. Links infraklavikular ist der kirschkerngroße kalkdicht gewordene Primärherd. Im rechten Spitzenfeld und infraklavikular sind verstreute harte Herdschatten aufgetreten, vermutlich als Folgen lymphadenobronchogener Streuung nach Drüsenbronchusfistel. — c) Acht Monate später ist im rechten S 2 ein kleinpflaumengroßer Infiltratschatten mit kavernöser Aufhellung und buchtig erweitertem Drainagebronchus aufgetreten. Sputum positiv. Es handelt sich wahrscheinlich um ein lymphadenobronchogenes Infiltrat

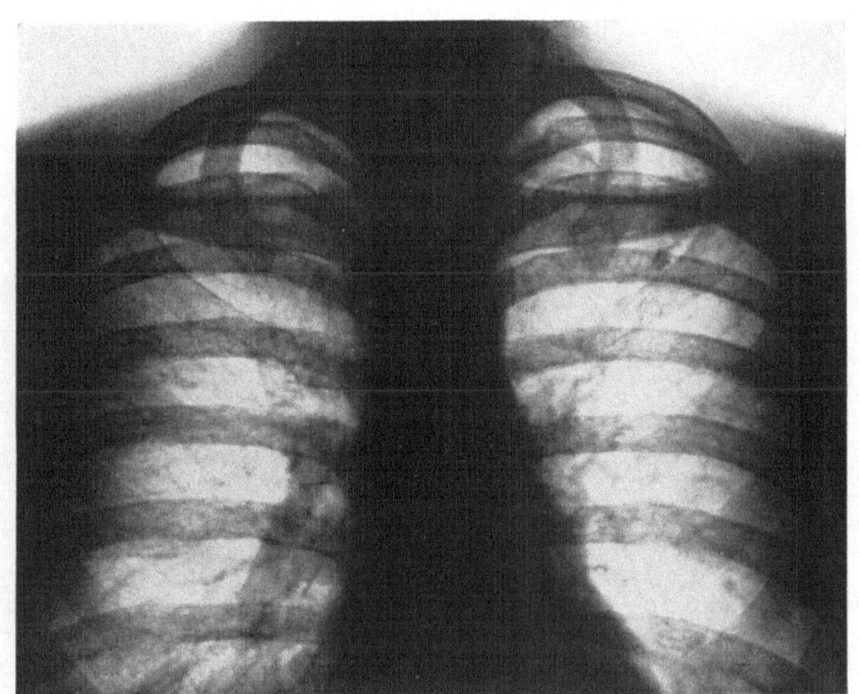

Abb. 27 b

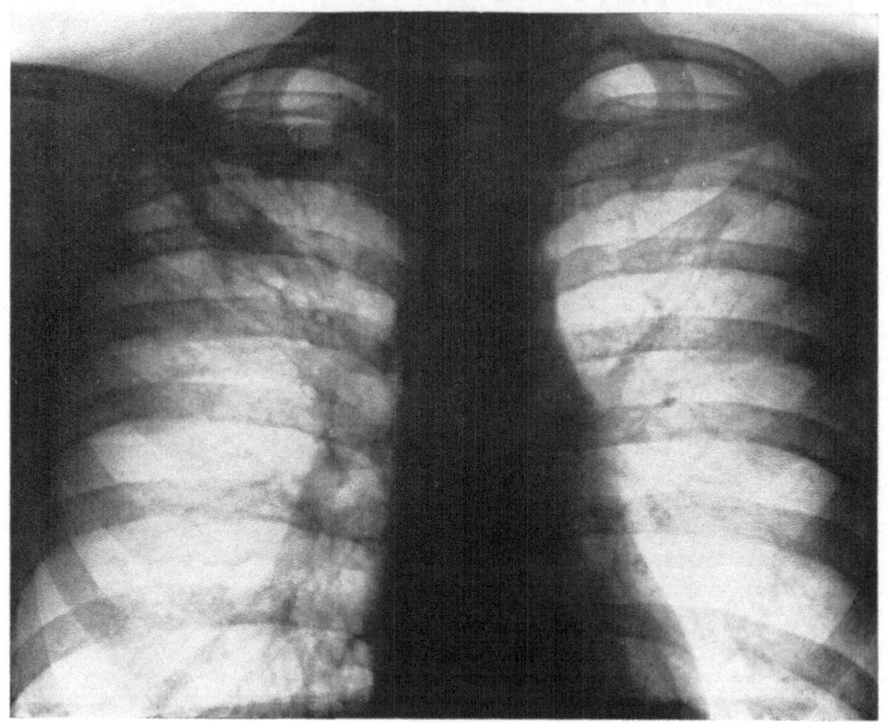

Abb. 27 c

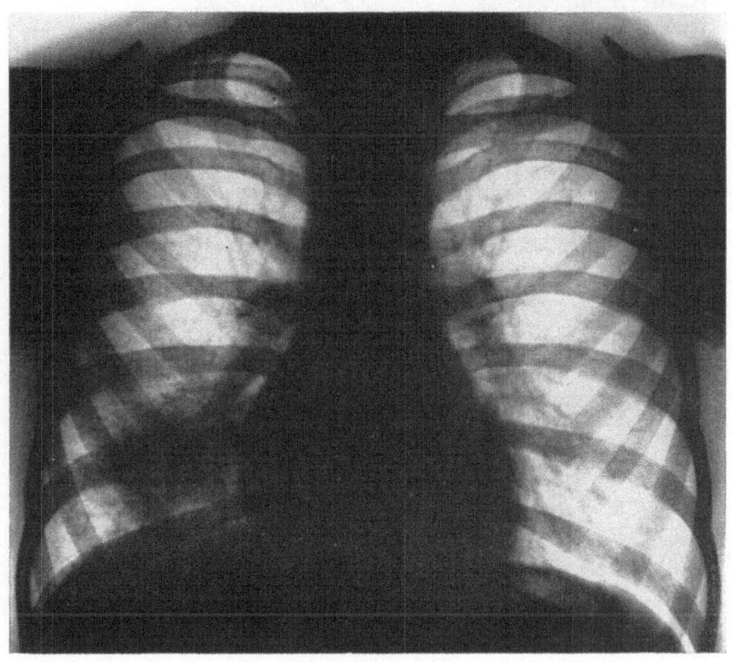

Abb. 28. Infantiler bipolarer Primärkomplex mit ausgiebiger perifokaler Reaktion um den Primärherd

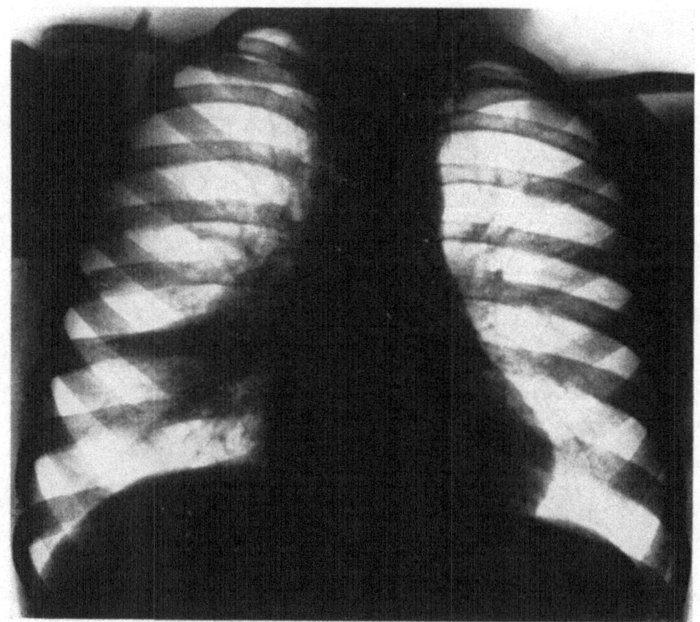

Abb. 29 a

Abb. 29. Florider infantiler Primärkomplex mit großen Hilusdrüsentumoren und Epituberkulose des Mittellappens. — 6jähriger Knabe. — a) und b) 26. Mai 1961: Verschattung des
rechten S 4 mit buckeligem großen Drüsenschatten im Hilus. — c) 18. August 1961: Mittellappen komplett epituberkulös verschattet. — d) 18. April 1962: Epituberkulose mit Hinterlassung zylindrischer sekretgefüllter Bronchiektasien zurückgebildet. Hilusschatten durch
Induration hart strukturiert

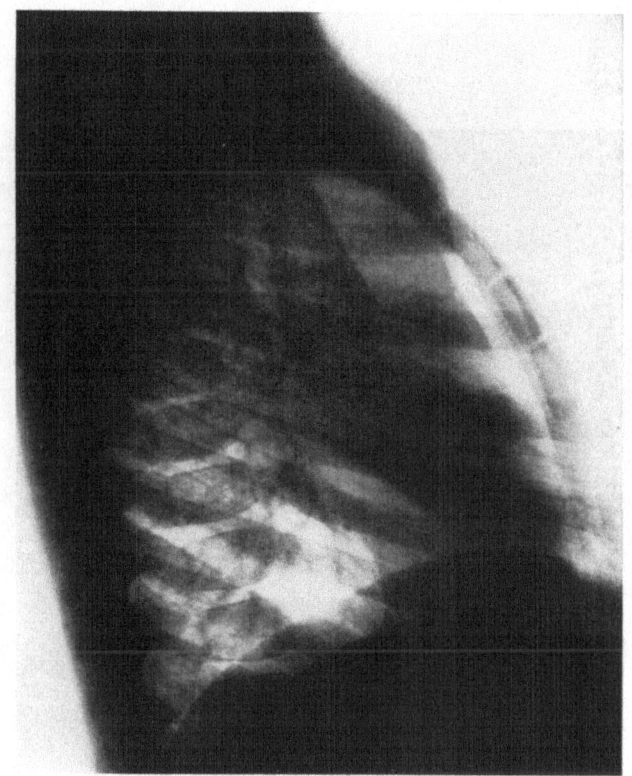

Abb. 29 b

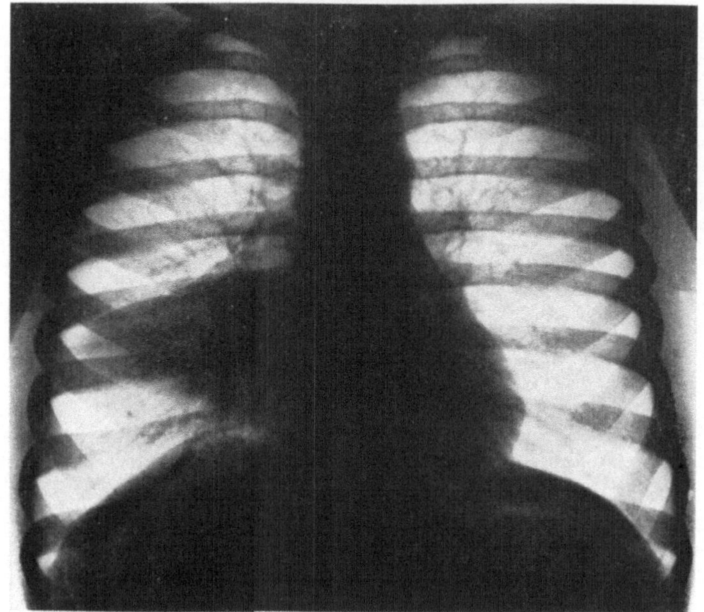

Abb. 29 c

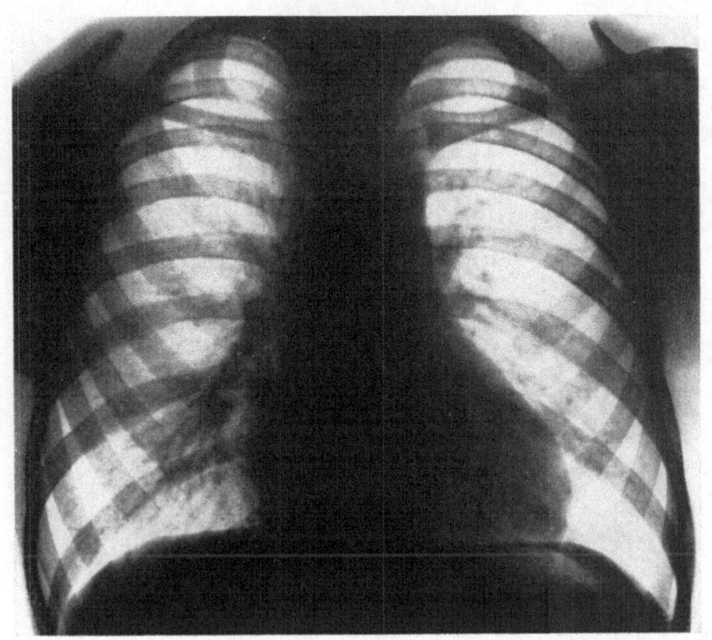

Abb. 29 d

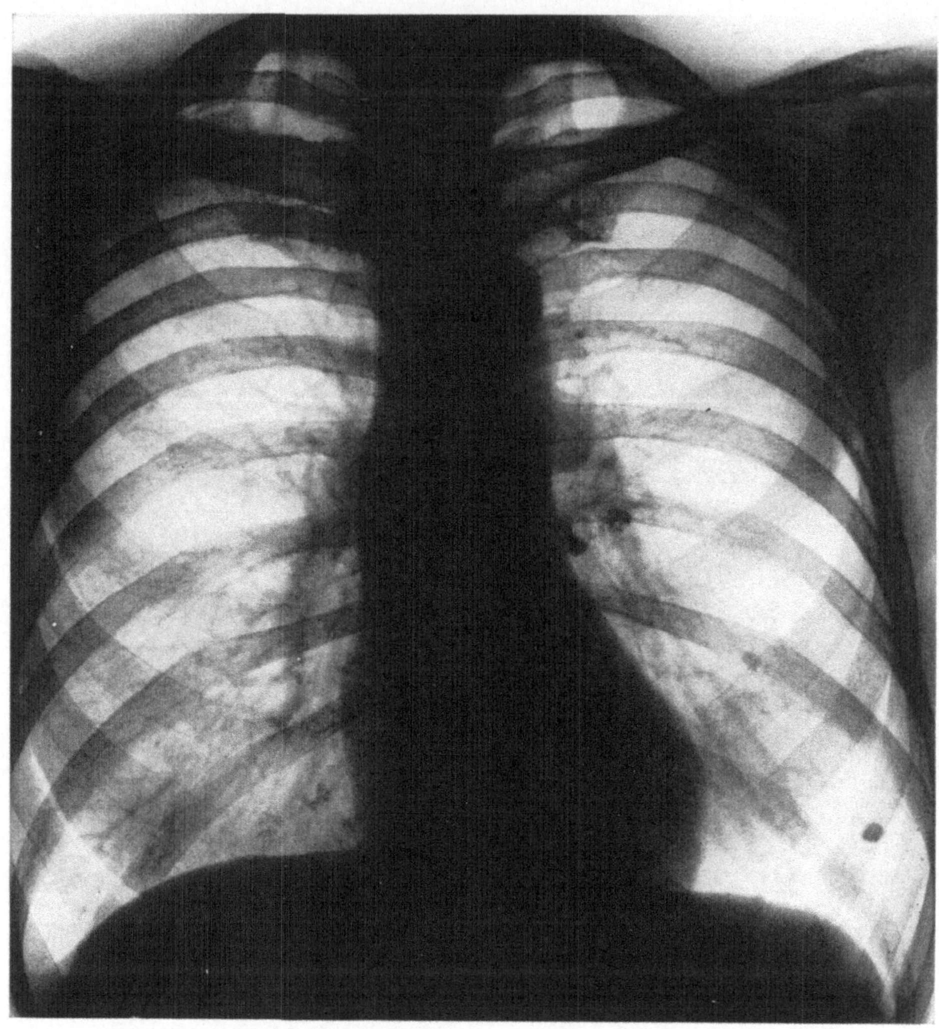

Abb. 30. Verkalkte Residuen eines Primärkomplexes

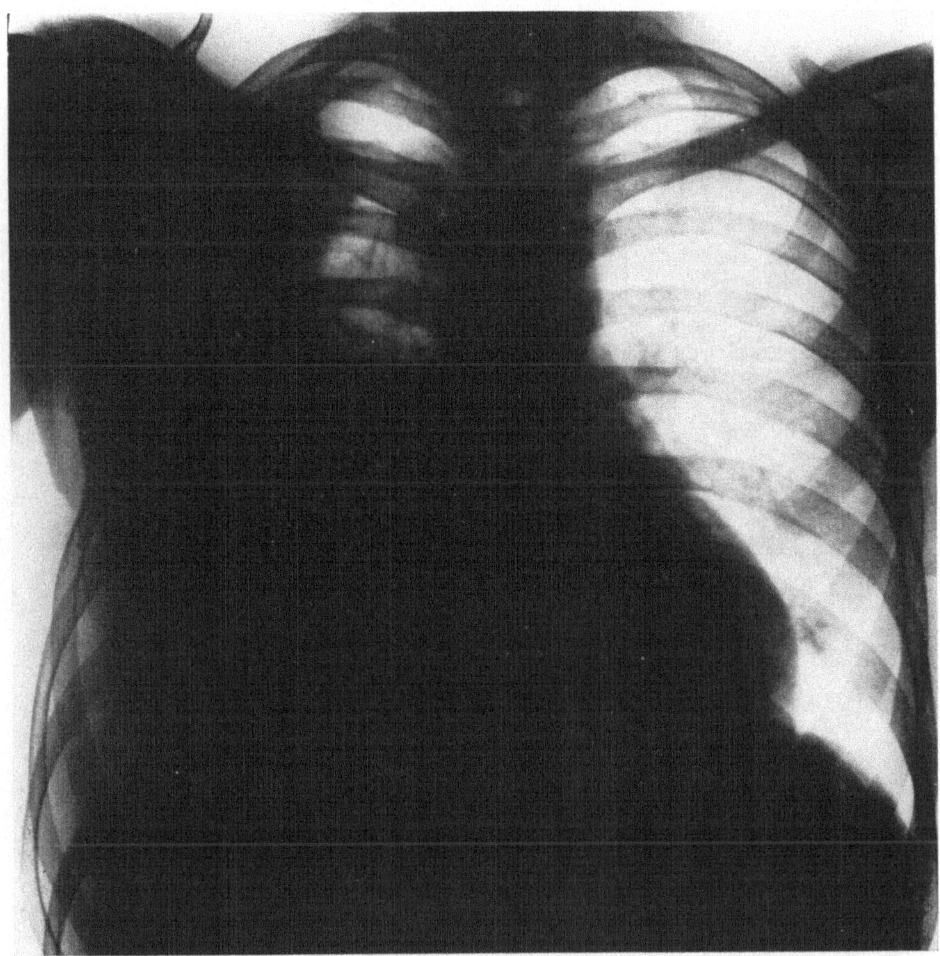

Abb. 31 a

Abb. 31. Primärkomplex unter dem Bilde eines hohen Hydrothorax. Rückbildung des Primärherdes zu einem scharf konturierten Rundherd (Tuberkulom). Bo. A., 24jähriger Mann, erkrankte mit rechtsseitigen Schmerzen, Fieber und Husten. — a) 31. Juli 1959: Zeichen eines rechtsseitigen großen wandständigen Hydrothorax. — Nach drei Wochen wesentliche Rückbildung des Hydrothorax und Erscheinen eines andeutungsweise bipolaren Primärkomplexes. — b) und c) 23. April 1960: Im S 10 ein über kirschgroßer Rundherd (Tuberkulom) mit Schattenband zum hart strukturierten rechten Hilus. Der Primärherd hat also ein Tuberkulom hinterlassen

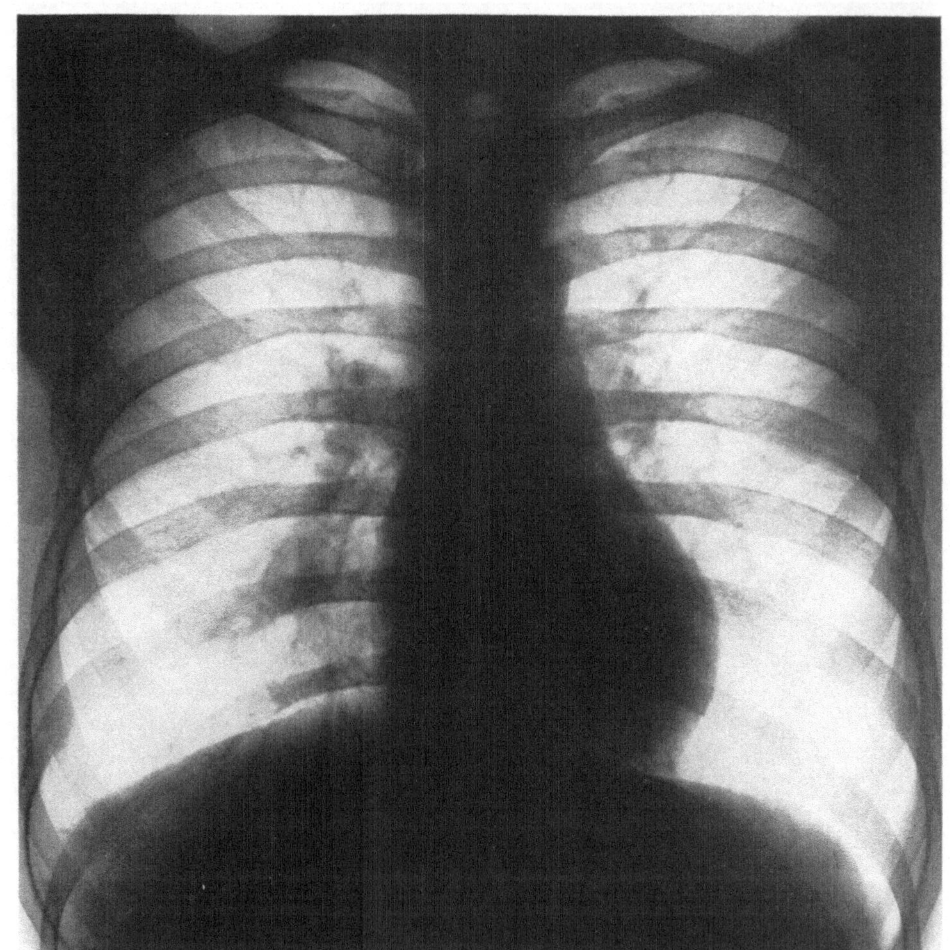

Abb. 31 b

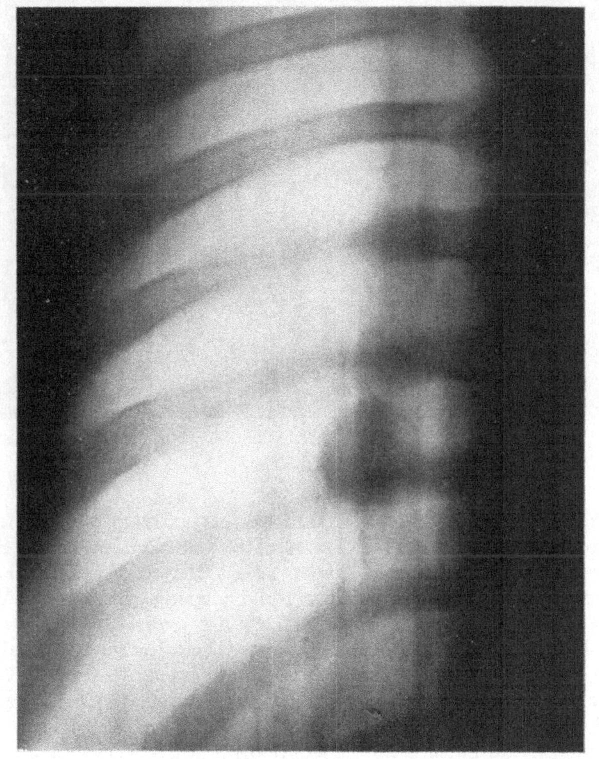

Abb. 31 c

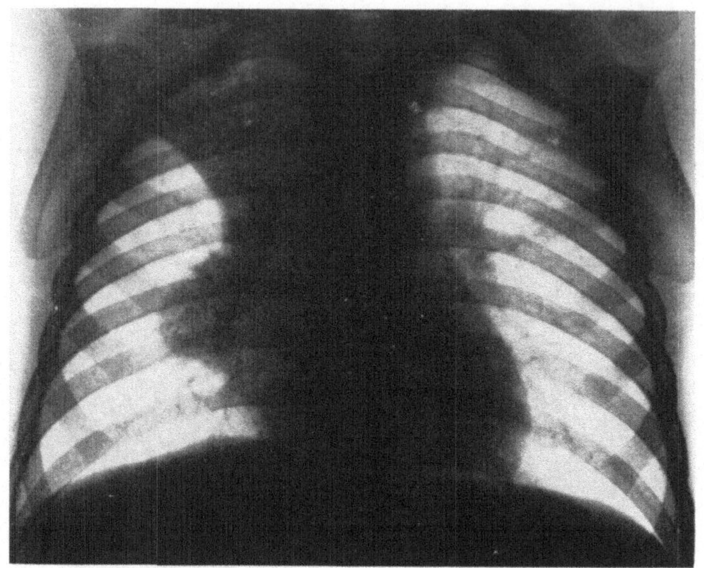

Abb. 32 a

Abb. 32. Progressiver kindlicher Primärinfekt mit segmentärem, ausgedehnt verkästem Primärherd des Mittellappens, großen Hiluslymphknoten und Epituberkulose des Oberlappens. — Pe. J., dreijähriges Kind. — a) 27. Januar 1961: Kleinpflaumengroßer Primärherd des medialen Mittellappensegments mit krümeligen Kalkeinlagerungen. Massive Verschattung und Retraktion des rechten Oberlappens. — b) und c) 30. Januar 1961: Drei Tage später ist der atelektatisch kollabierte Oberlappen vollkommen entfaltet und normal hell. In beiden Hili und im Mediastinum treten vergrößerte Lymphknoten, die rechts Kalkeinlagerungen erkennen lassen, deutlich hervor. Die segmentäre Ausdehnung des Primärherdes ist auf dem Seitenbild gut erkennbar. — d) und e) 14. April 1966: Nach fünf Jahren wesentliche Verkleinerung des Primärherdes mit beträchtlicher Resorption der Verkalkungen. In den Lymphknoten haben die Verkalkungen nicht abgenommen, sie sind jedoch näher aneinander gerückt, was auf die Verkleinerung der Lymphknoten schließen läßt

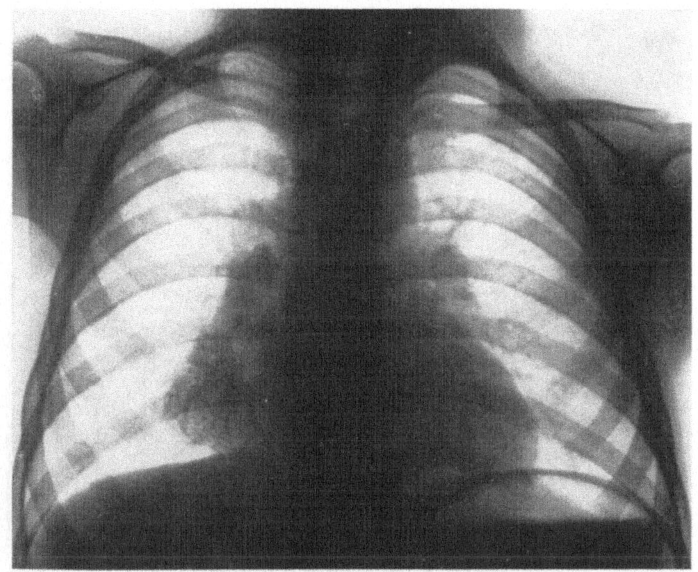

Abb. 32 b

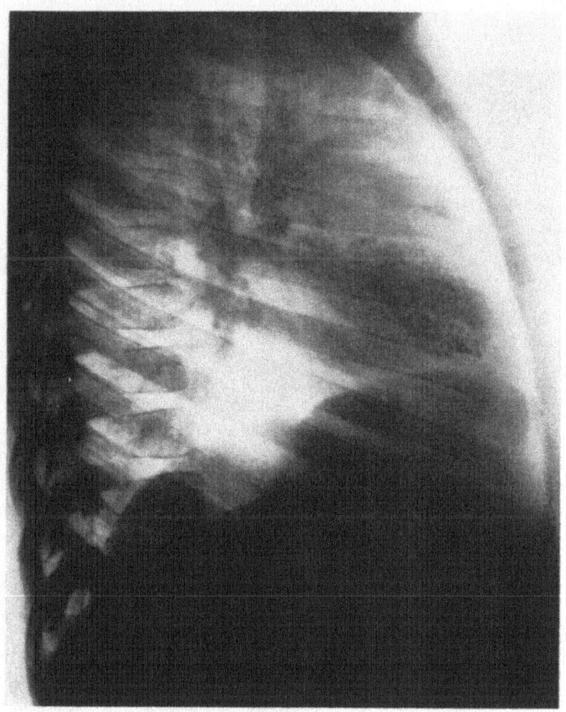

Abb. 32 c

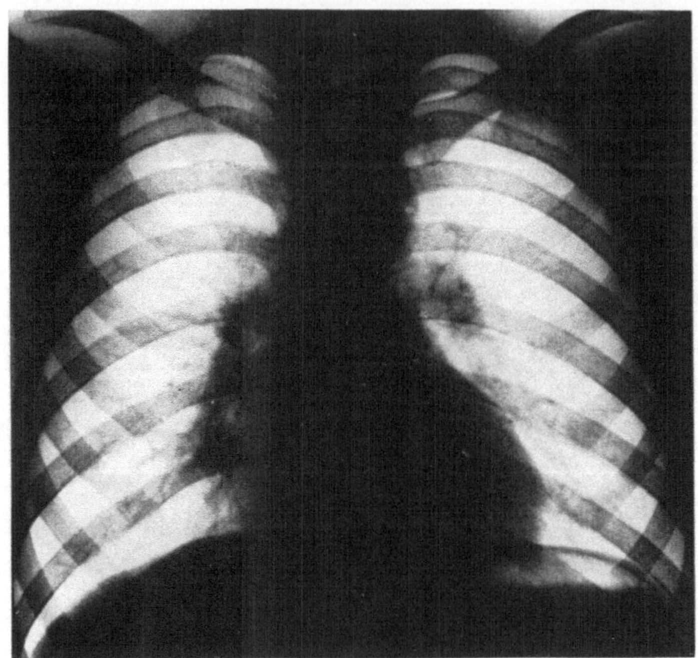

Abb. 32 d

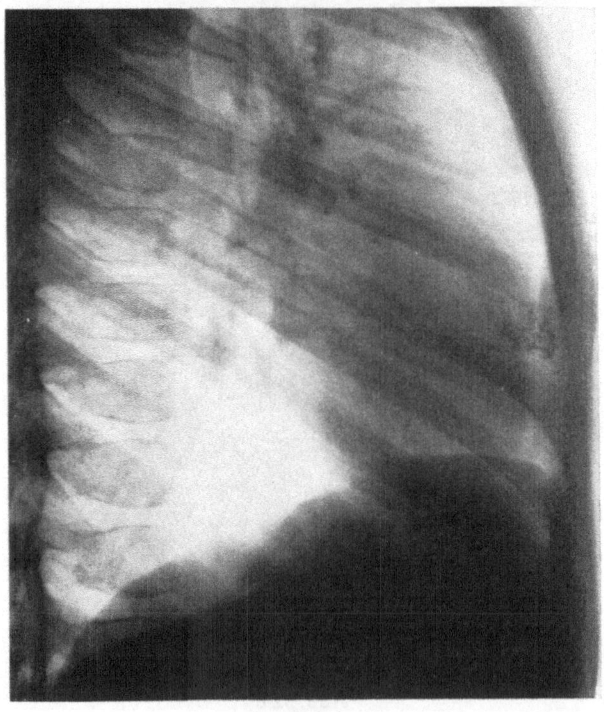

Abb. 32 e

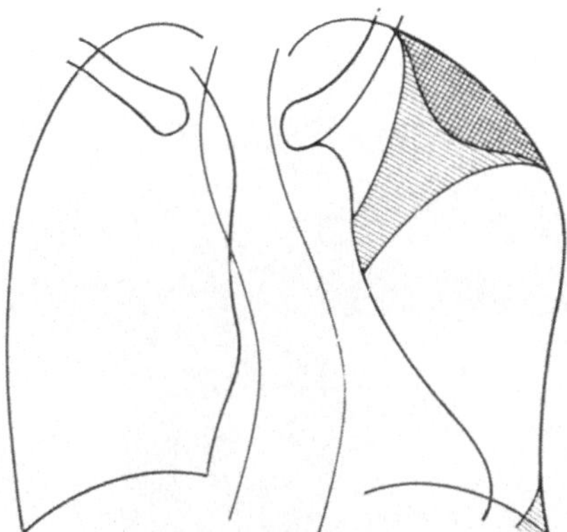

Abb. 33. Atelektatische Epituberkulose bei Spätprimärinfekt mit lokaler pleuraler Exsudatansammlung. — Wa. K., 54jähriger Mann, dessen Frau vor vier Wochen an Lungentuberkulose gestorben war. — Vom linken Hilus erstreckt sich eine atelektatische Epituberkulose in das S 3 bis an die Thoraxwand. Über dem eingesunkenen atelektatischen Segment hat sich pleurales Exsudat angesammelt

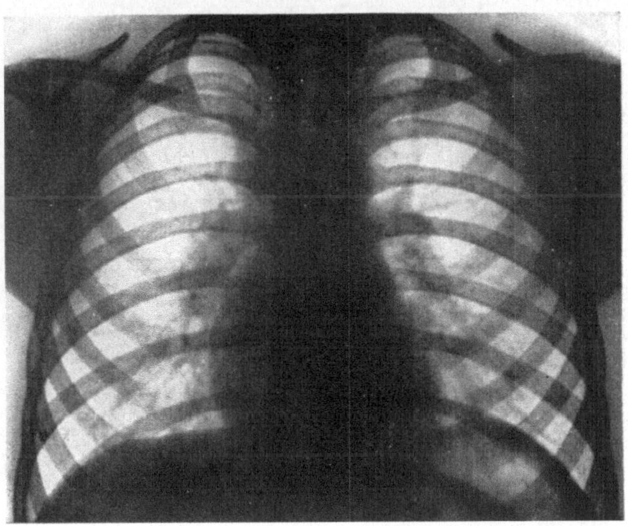

Abb. 34. Volumen auctum der rechten Lunge durch Ventilstenose des Hauptbronchus bei infantilem Primärkomplex. — Das rechte Lungenfeld ist abnorm hell, durch Zwerchfelltiefstand vergrößert und relativ strukturarm. Der rechte Hilusschatten ist durch vergrößerte Lymphknoten plump und buckelig begrenzt. Aus dem rechten oberen Mediastinum wölben sich als Zeichen der lymphogenen Progression flachbuckelige Drüsenschatten vor. Das Mediastinum zeigte exspiratorisches Wandern nach links

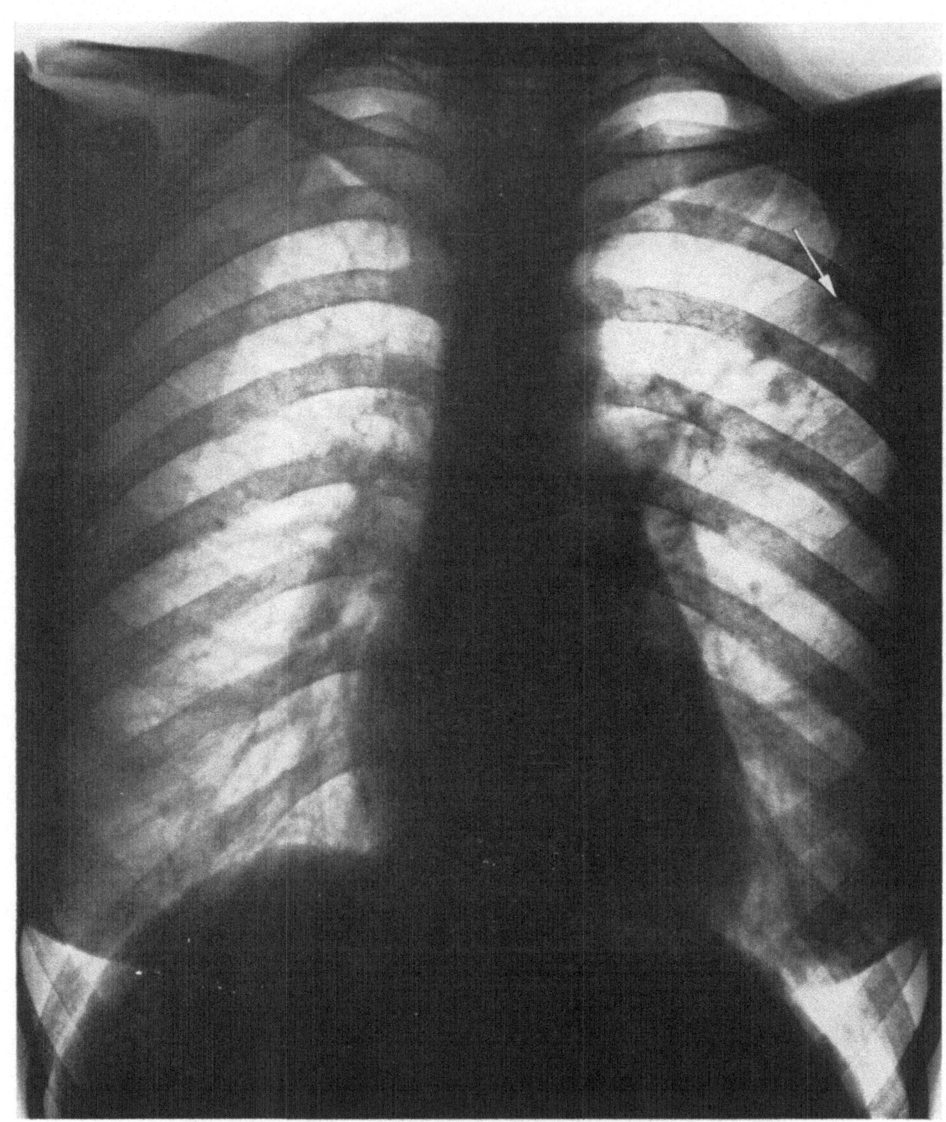

Abb. 35 a

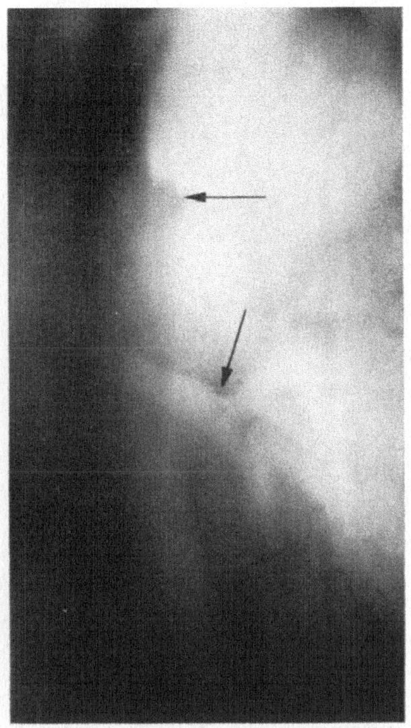

Abb. 35 b

Abb. 35. Progressiver Spätprimärinfekt mit Primärherdkaverne (Pfeil), vergrößerter Lymphknoten im regionären Hilus und einigen pulmonalen Streuherden. — Ma. M., 25jährige Frau, die früher immer gesund war. Besuchte vor zwei Monaten und vor ihrer Einreise als Fremdarbeiterin ihren tuberkulösen Vater. Bei der Grenzkontrolle wurde kein pathologischer Lungenbefund erhoben. — Vier Wochen später erkrankte sie an „Grippe" mit dreitägigem Fieber, Hämoptoe und positivem Auswurf. Gravidität im zweiten Monat. — a) und b) Kirschgroßer zerfallender Primärherd (weißer Pfeil) im linken S 3 mit Streuherden in der Abflußbahn und infraklavikular. Vergrößerter Lymphknoten am linken Hauptbronchus (unterer Pfeil). Das kleine knopfförmige Gebilde an der oberen Begrenzung des Aortenknopfes (oberer Pfeil) erweist sich tomographisch als Schatten einer akzessorischen V. hemiazygos *(Hanke)*. — Kombinierte Chemotherapie. — Nach sechs Monaten nur noch ein kleiner Fleckschatten an der Stelle der Primärherdkaverne. Die Gravidität wurde ausgetragen, die Patientin war klinisch erscheinungsfrei. Die Therapie wurde fortgesetzt

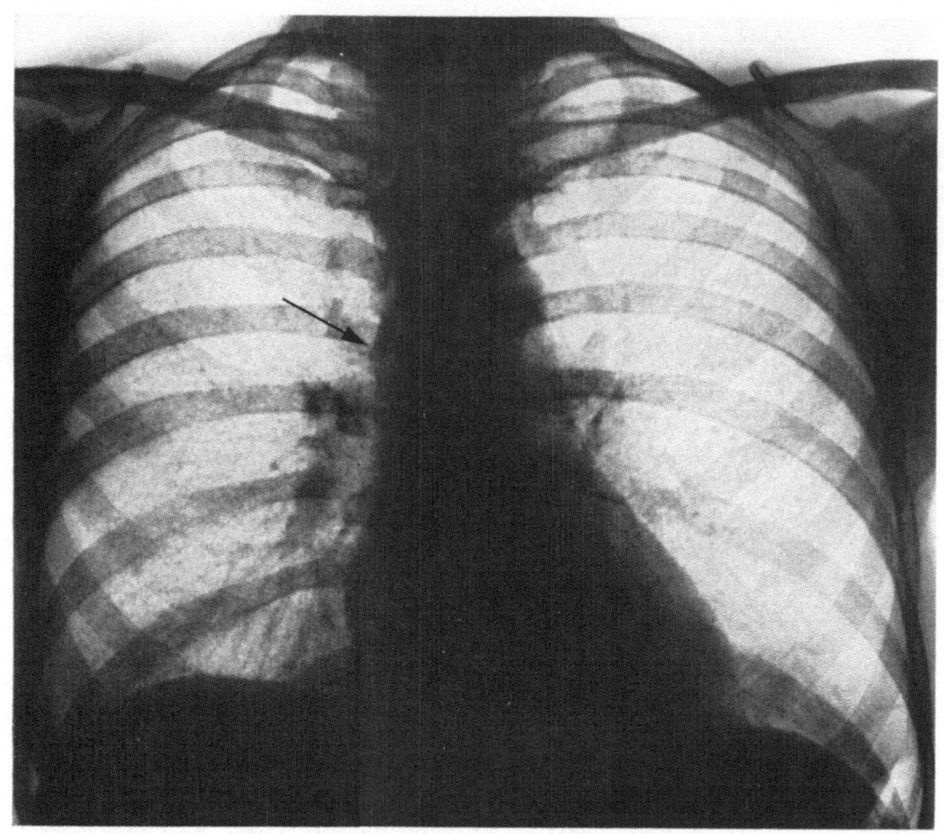

Abb. 36 a

Abb. 36. Akute Miliartuberkulose, wahrscheinlich im Gefolge einer progressiven Lymph-knotentuberkulose. — Ba. M., 40jährige Frau, erkrankte vor zweieinhalb Monaten mit Kopfschmerzen und Fieber. Wurde auswärts zunächst ohne Erfolg mit Sulfonamiden und Penicillin behandelt. Sputum und Harn positiv. Stauungspapille, jedoch keine Chorioideal-tuberkel. — a) 28. Mai 1960: Von oben nach unten zunehmend kleiner werdende Tüp-felung beider Lungenfelder. Die Tüpfel sind ziemlich scharf begrenzt und scheinen in einem Netzwerk zu liegen. Der rechte Hilusschatten ist durch Drüsenschwellung buckelig ver-größert. Aus dem rechten oberen Mediastinum kommt ein flachbogiger Drüsenschatten zum Vorschein. — Kombinierte Chemotherapie. — b) 4. Juli 1961: Tüpfel geschwunden. Die Drüsenschatten nicht mehr nachweisbar. Man erkennt eine kleine Drüsenverkalkung im rechten Hilus, die auf der ersten Aufnahme nicht abgrenzbar ist. — Später klinische Heilung

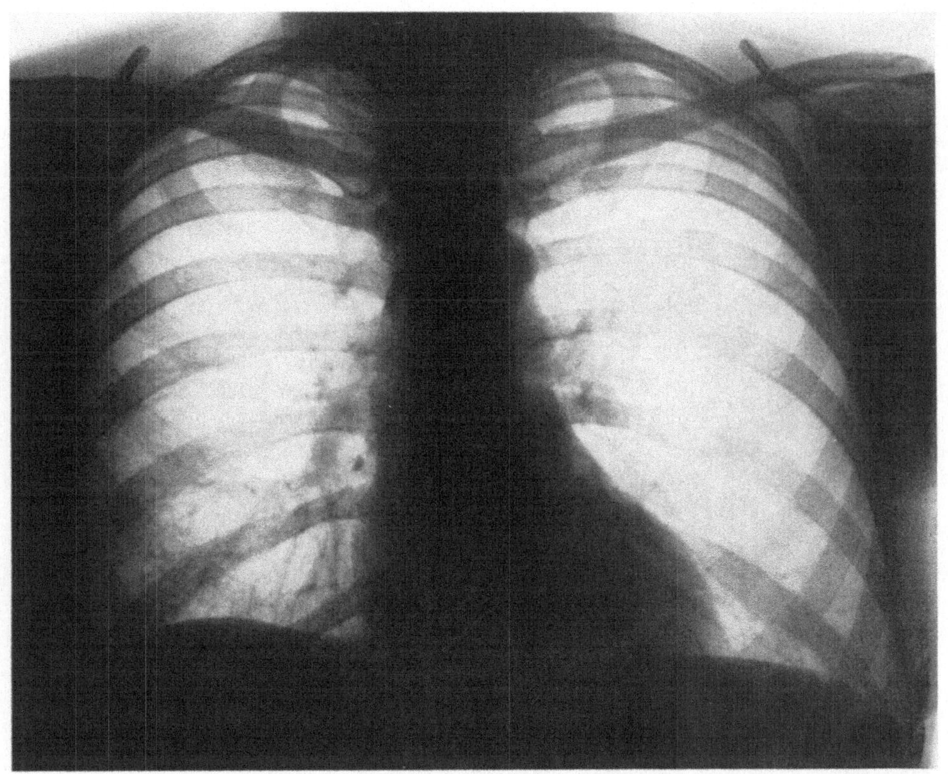

Abb. 36 b

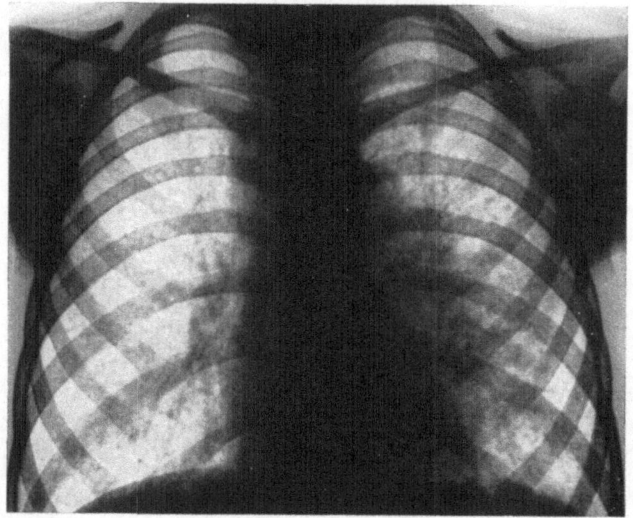

Abb. 37. Proliferierender infantiler Primärkomplex mit lymphohämatogener miliarer Lungenaussaat. — Große perihiläre Verschattung links. Vorwölbung buckeliger Drüsenschatten aus
dem rechten oberen Mediastinum. Beide Lungen von unregelmäßig verstreuten, verschieden
großen, submiliaren Herdschatten durchsetzt. Tod an Meningitis tbc.

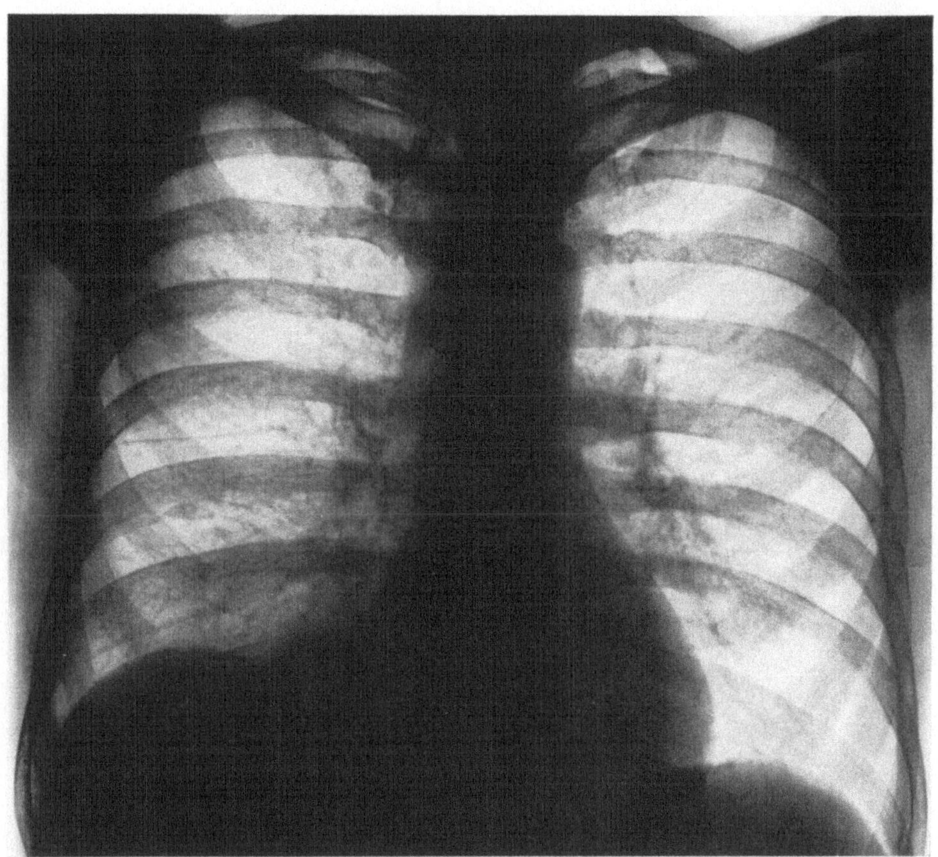

Abb. 38 a

Abb. 38. Proliferierender Spätprimärinfekt mit relativ spärlicher kleinherdiger Lungenfrüh-
streuung und epitheloidzelligen, zentral verkäsenden Granulomen in der Leber. Protrahierter
Verlauf mit rezidivierenden Lungenstreuungen und Hydrothorax. Schließlich Heilung. —
Fu. S., 35jähriger Mann, hatte seit einem Monat Müdigkeit und Rückenschmerzen, arbeitete
jedoch bis vor drei Tagen schwer. Seither Fieber bis 39°, Senkung 32/50, Sputum zunächst
negativ. — a) 27. Februar 1964: Wolkige Verschattung eines Spätprimärinfekts in den dorsal-
basalen Teilen des rechten Unterlappens. In beiden Lungen spärlich verstreute, bis über
stecknadelkopfgroße Fleckschatten hämatogener Genese. Liquor und Augenhintergrund o. B.
Leberbiopsie ergibt verkäsende Epitheloidzelltuberkel. — Kombinierte Chemotherapie. — b)
28. März 1964: Entfiebert. Die kleinherdige Lungenstreuung nicht mehr nachweisbar. Die
Verschattung des Spätprimärinfekts stark aufgehellt. Über den oberen Pol des rechten Hilus
ist ein kleindattelgroßes, unregelmäßig begrenztes Schattenareal aufgetreten, das den Eindruck eines Konglomerattuberkels macht. Es ist ein beiderseitiger Hydrothorax vorhanden.

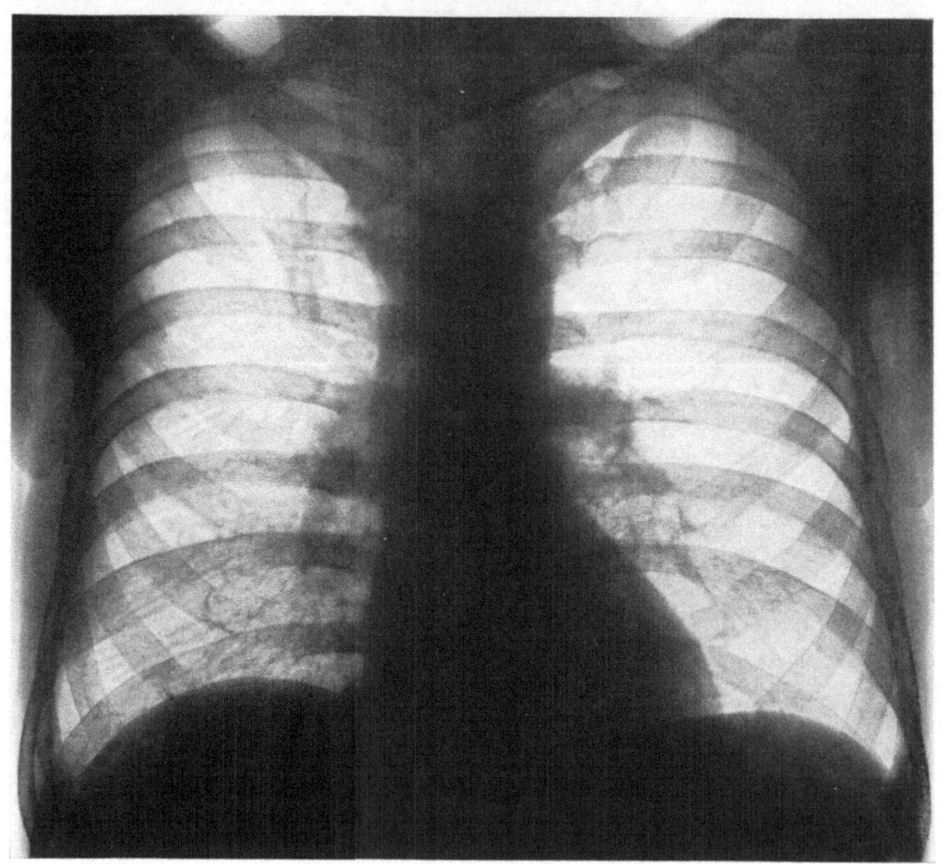

Abb. 38 b

Die Punktion ergab rechts ein tuberkelbakterienpositives Exsudat. — c) Unter fortgesetzter Chemotherapie hat sich ein rechtsseitiger hoher Hydrothorax entwickelt. Der große Herd über dem rechten oberen Hiluspol hat sich verkleinert. Im kranialen Drittel der linken Lunge und rechts apikal sind verstreute kleine weiche Herdschatten nachweisbar. Sputum erstmals positiv. — Drei Monate später war der rechtsseitige Hydrothorax weiter angestiegen, der linksseitige nicht mehr nachweisbar. Dagegen waren verstreute, etwas größere Herde in den kranialen Teilen beider Lungen aufgetreten. Eine neuerliche Leberbiopsie ergab eine weitgehende Rückbildung der Herde. — Zwei Jahre nach Beginn der Krankheit war der Lungenbefund völlig normal, der Patient erscheinungsfrei

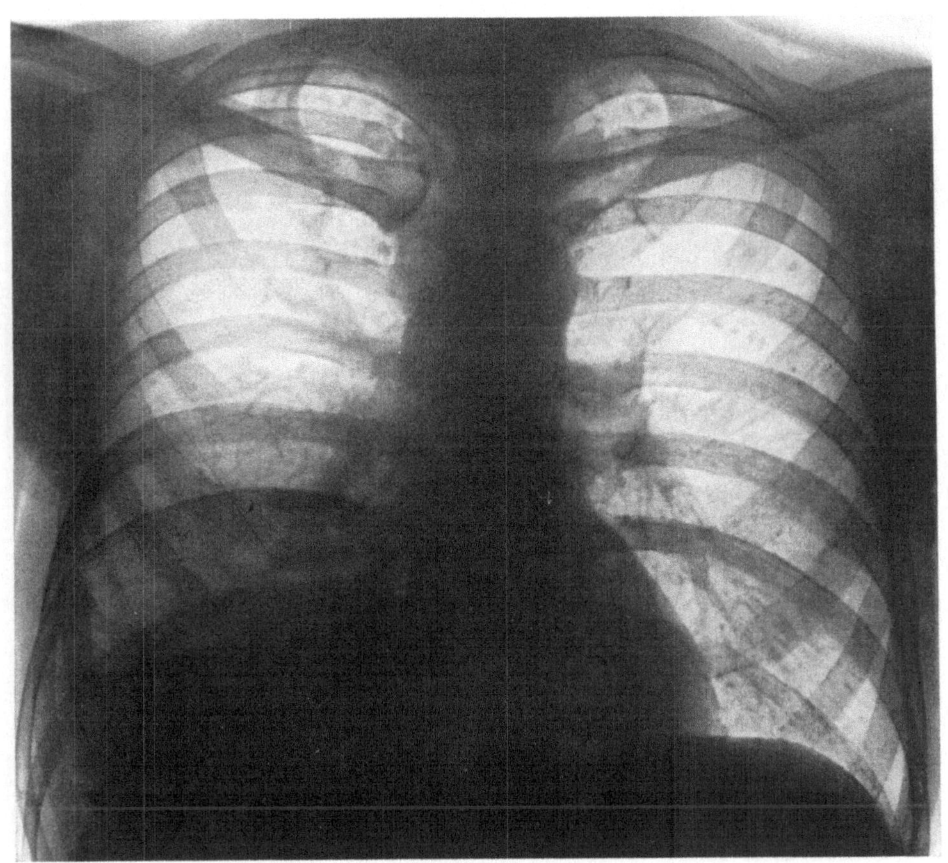

Abb. 38 c

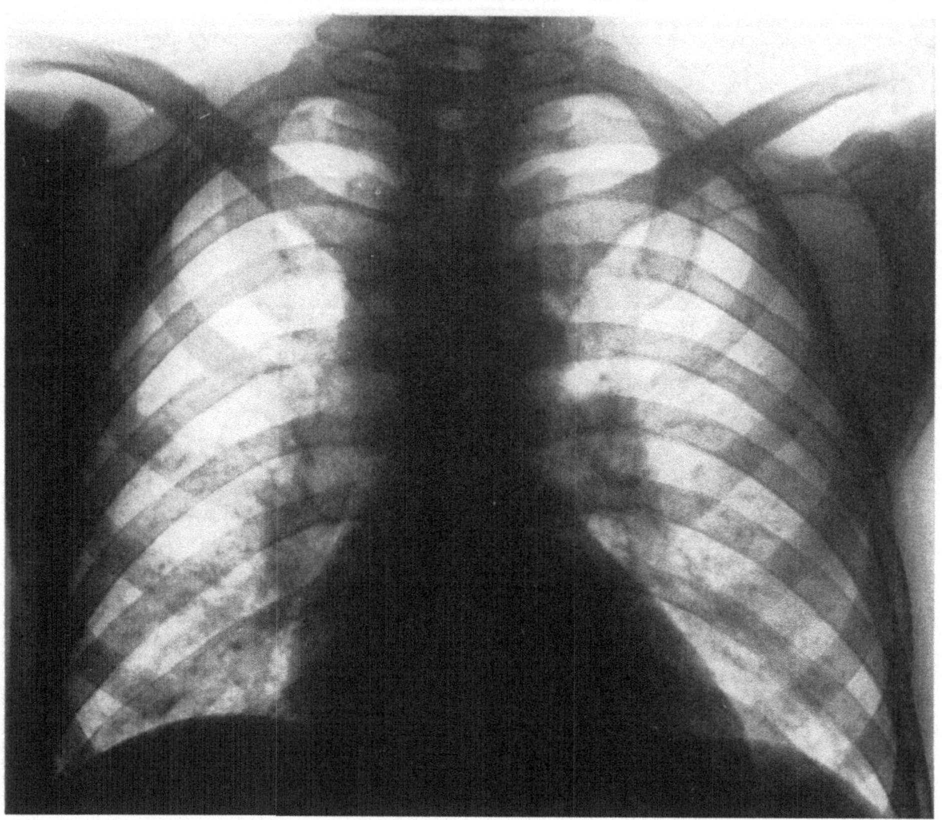

Abb. 39 a

Abb. 39. Flüchtige und spärliche kleinherdige, hämatogene Lungenstreuung mit tumoröser Lymphadenitis in beiden Hili und im Mediastinum und kleinherdiger Tuberkulose der Leber (Biopsie). Wahrscheinlich Folgen eines Spätprimärinfekts. — Ba. M., 27jähriger Mann. Der früher immer gesunde Fremdarbeiter erkrankte vor einem Monat nach Wiedereinreise in die Schweiz mit hohem Fieber, trockenem Husten und Drüsenschwellungen am Halse und in den Axillen. Es bestehen Meningismus, Leukozytose und hohe Senkung. — a) 29. Juni 1966: Wenig zahlreiche kleine Herdschatten in den mittleren und basalen Teilen beider Lungenfel-

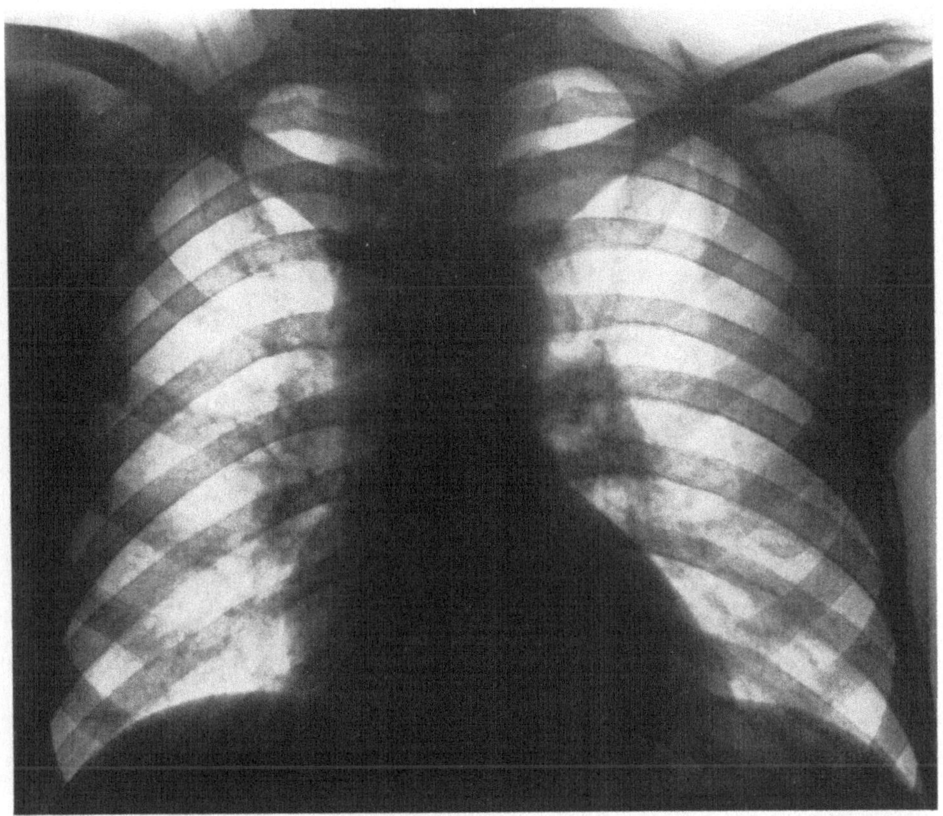

Abb. 39 b

der. Beide Hilusschatten vergrößert und buckelig begrenzt. Flachbuckelige Drüsenschatten im rechten oberen Mediastinum. — Lymphknoten- und Leberbiopsie ergaben eine epitheloidzellige verkäsende Tuberkulose. Mageninhalt positiv, was mit Wahrscheinlichkeit für eine nicht nachgewiesene Drüsenbronchusfistel spricht. Kombinierte Chemotherapie. — b) 4. Juli 1966: Lungenherde zurückgegangen. Drüsentumoren im rechten oberen Mediastinum flacher. — Patient hatte noch längere Zeit fistelnde subkutane Drüsen und wurde sonst erscheinungsfrei

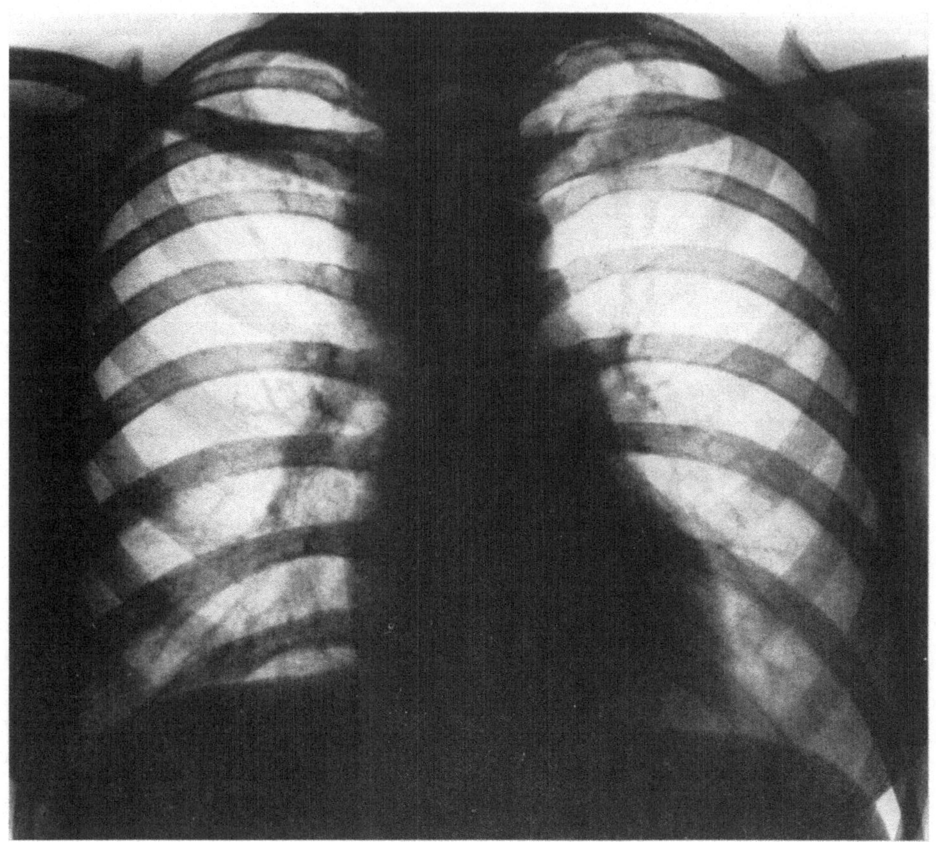

Abb. 40 a

Abb. 40. Progressiver oder exazerbierender Spätprimärinfekt mit mediastinaler Drüsentuberkulose und lymphadenohämatogener Frühstreuung in die kranialen Teile beider Oberlappen. Nach chemotherapeutisch erzielter Rückbildung der pulmonalen Streuherde und Verkleinerung der mediastinalen Drüsentumoren neuerliche Vergrößerung der letzteren mit Einbruch in die Lunge, vermutlich durch vorzeitigen Abbruch der Behandlung. — Fu. U., 18jähriges Mädchen. 1958 Röntgen und Mantoux negativ. Januar 1960 Husten, Nachtschweiß, Stechen in der Brust. Senkung 41/81. Mantoux 1 : 10.000 positiv. Sputum positiv. —

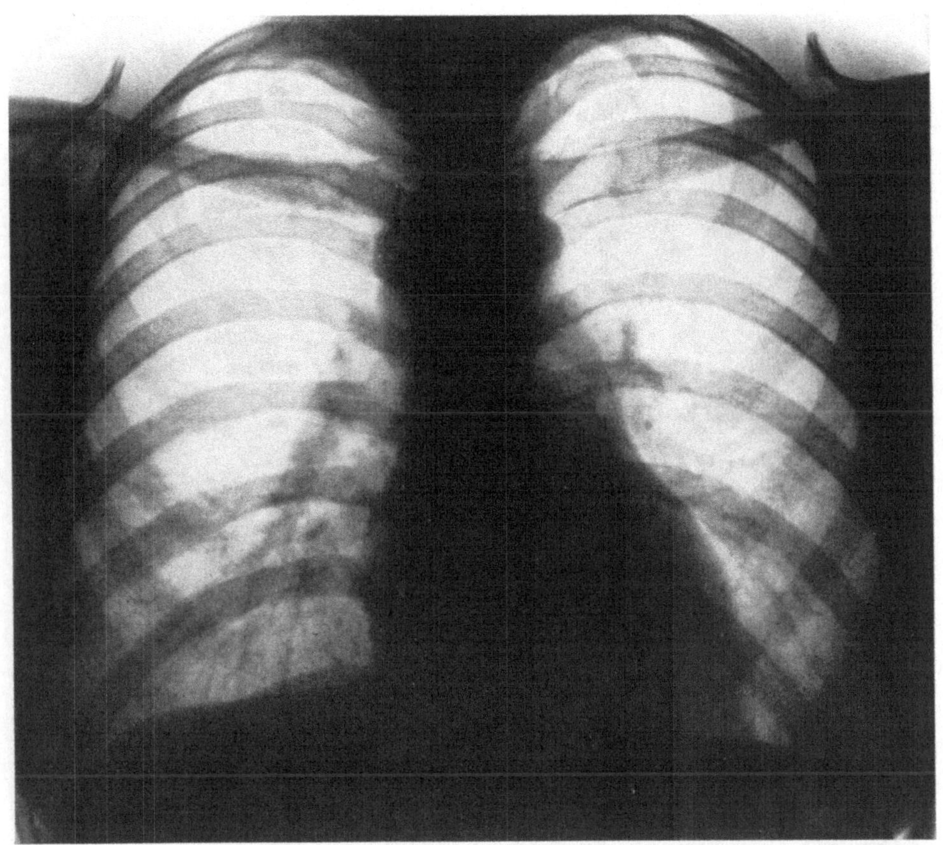

Abb. 40 b

a) 25. Mai 1960: Ziemlich blasser wolkig-strängiger Herd in der rechten Lungenbasis, wahrscheinlich der Primärherd. Große Tumorschatten im rechten oberen Mediastinum. Kleine Herdschatten in den kranialen Teilen beider Oberlappen. Kombinierte Chemotherapie. — b) 19. September 1960: Pulmonale Streuherde nicht mehr nachweisbar. Drüsenschatten flacher. — c) und d) 17. November 1960: Paramediastinale wolkige Verschattung im rechten Oberlappen durch Übergreifen des mediastinalen Drüsenprozesses auf die Lunge. Rechtsseitige Zwerchfellinsuffizienz durch Phrenicusläsion

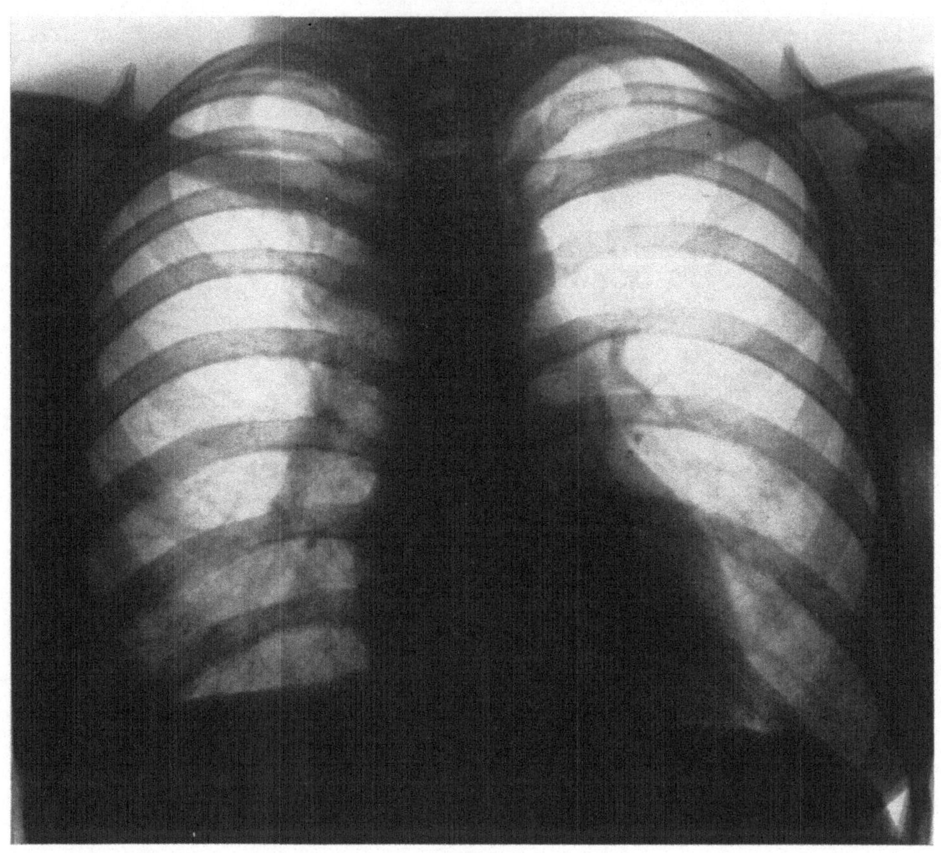

Abb. 40 c

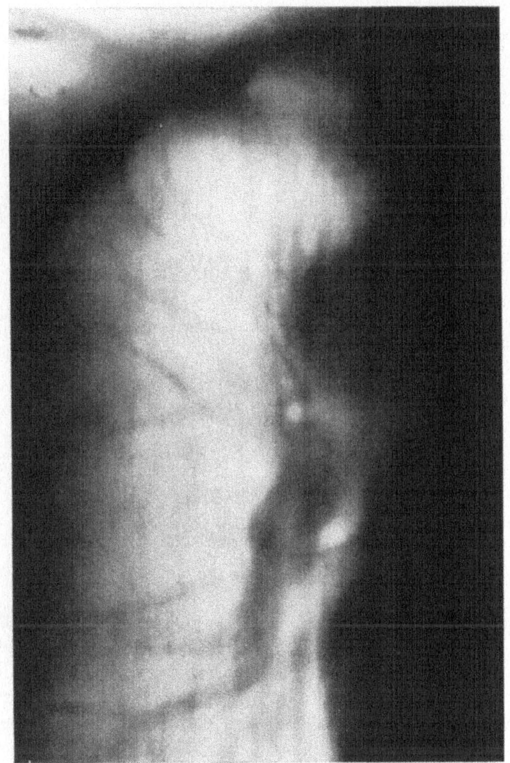

Abb. 40 d

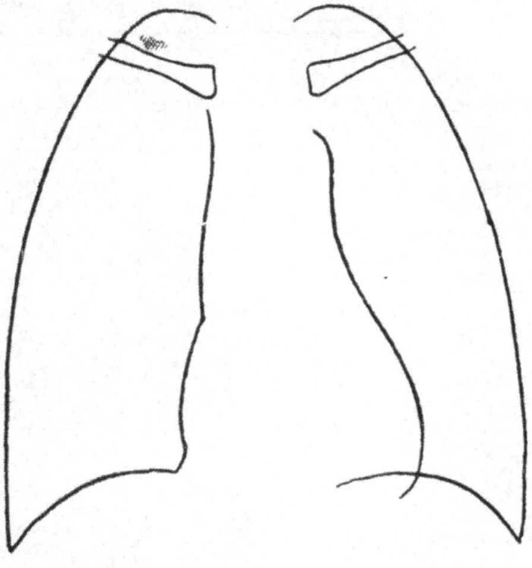

Abb. 41 a

Abb. 41. Entwicklung einer kavernösen Phthise aus subprimären Initialherden. Fall aus vorchemotherapeutischer Zeit. — 31jährige Krankenschwester. Zunächst klinisch erscheinungsfrei, jedoch tuberkulinpositiv. — a) Kleiner blasser Herdschatten rechts apikal. — b) Nach vier Monaten einige kleine Initialherde auch links infraklavikular. — c) Nach zweieinhalb Jahren und durchgemachter exsudativer Pleuritis Sputum positiv. — Beide Oberlappen von weichen herd- und strangförmigen Verdichtungen durchsetzt. Links apikal und infraklavikular-lateral eine große, im wesentlichen segmentäre Verschattung, die sich bis an den oberen Hiluspol erstreckt und tomographisch eine kleine Zerfallshöhle erkennen ließ

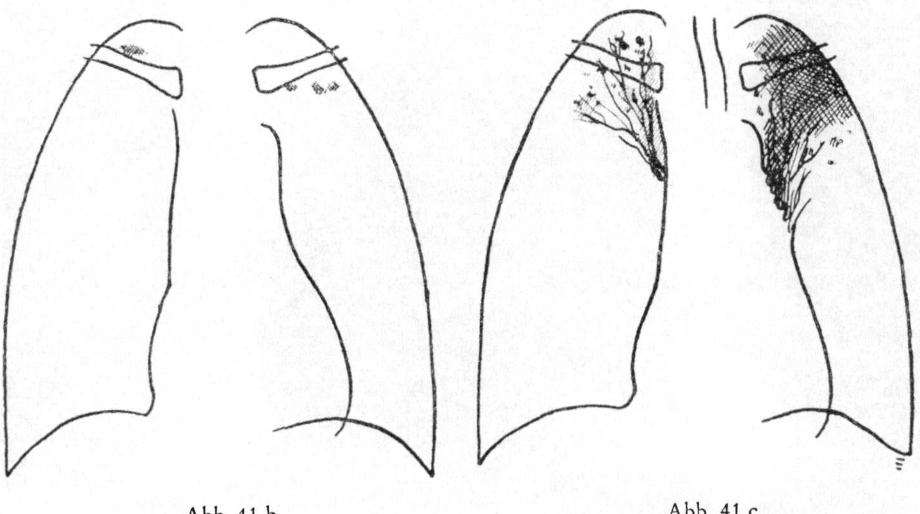

Abb. 41 b          Abb. 41 c

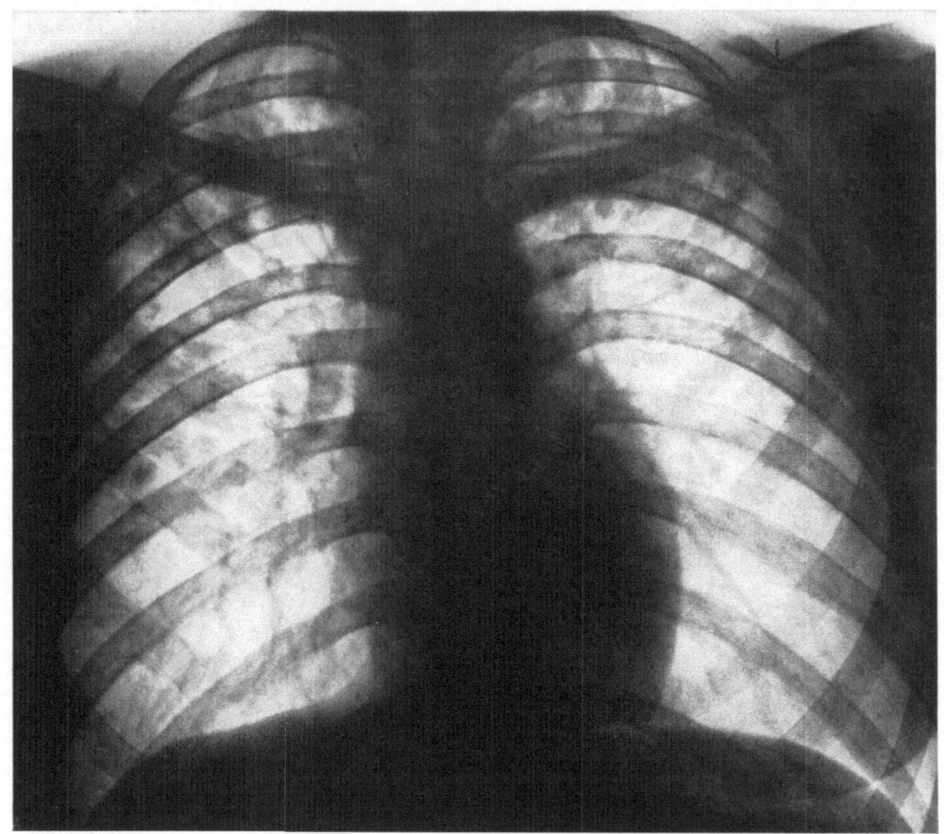

Abb. 42 a

Abb. 42. Progressiver Spätprimärinfekt mit kraniokaudal fortschreitender großherdiger Frühstreuung. — Ho. B., 16jähriges Mädchen. Vor einem Jahr Mantoux negativ. Darauf BCG-Impfung. Vor zwei Wochen mit Fieber und Husten erkrankt. Senkung 112/126. Sputum positiv. — a) und b) 28. Dezember 1961: Die kranialen zwei Drittel beider Lungenfelder von großfleckigen weichen Herdschatten dicht durchsetzt, die in den apikalen und infraklavikularen Partien vielfach zu größeren Arealen konfluieren. Rechts apikal eine kleinkirschgroße kavernöse Aufhellung. — Kombinierte Chemotherapie. — c) und d) 15. Mai 1962: Rückbildung der exsudativen Aussaat. Das Tomo zeigt rechts subklavikular eine glattwandige buchtige Höhle, die wahrscheinlich einer sich reinigenden Kaverne entspricht. Beidseitiges bullöses Spitzenemphysem mit harten zackig konturierten Schatten indurierender Herde, von denen strangförmige Schattenzüge hiluswärts ziehen. Sputum negativ. Prozeß sicher noch nicht stabilisiert. Überweisung in Heilstättenbehandlung zur Fortsetzung der Chemotherapie

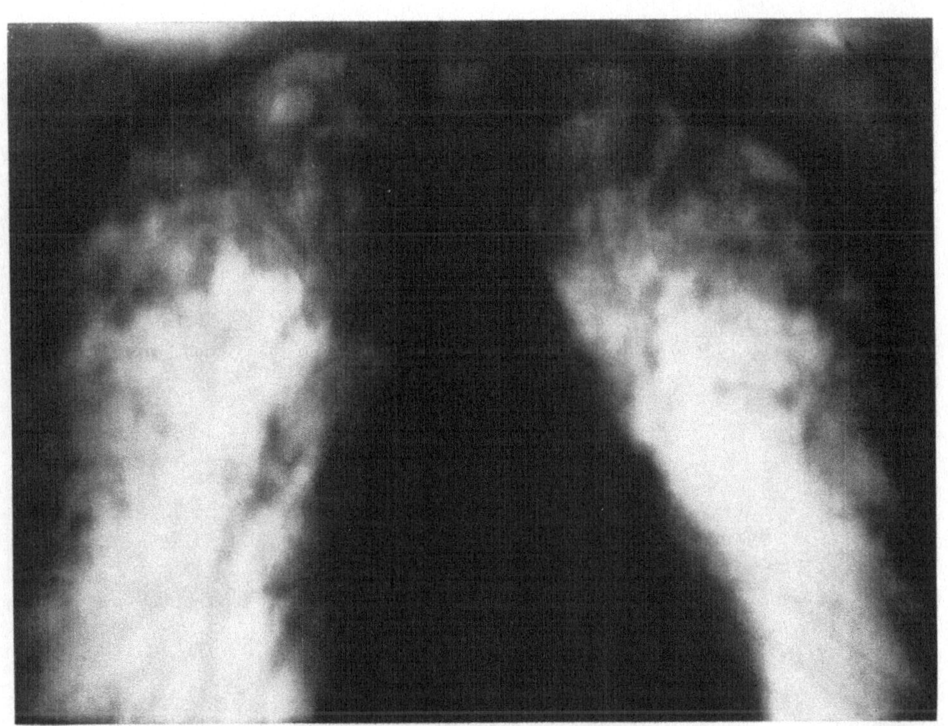

Abb. 42 b

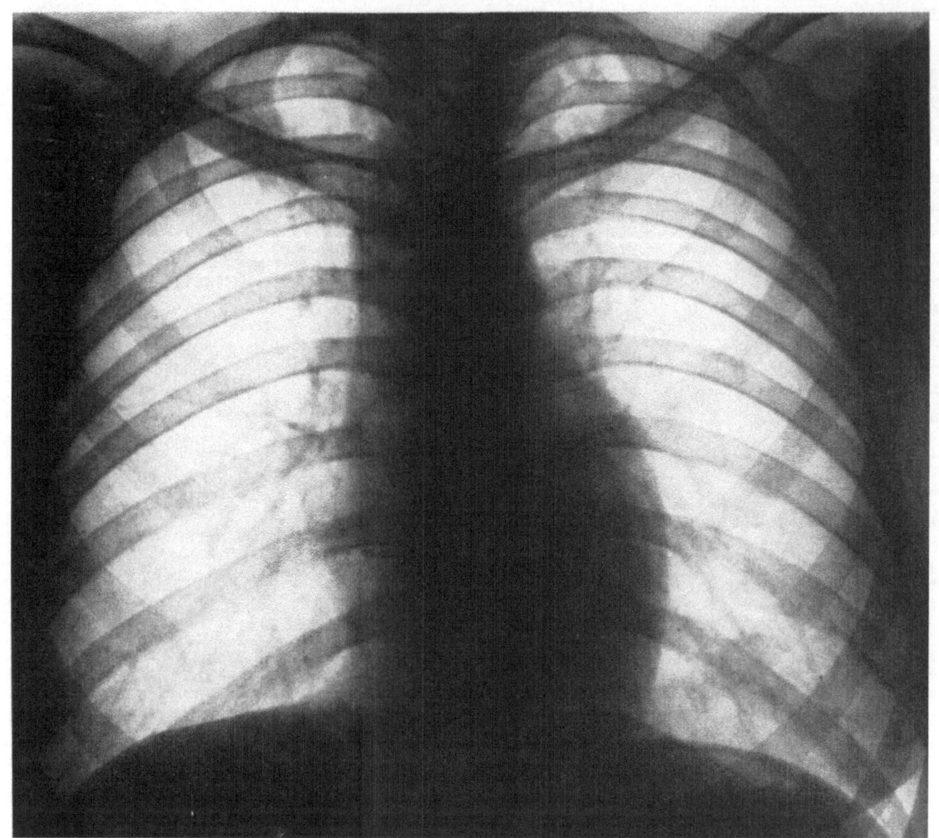

Abb. 42 c

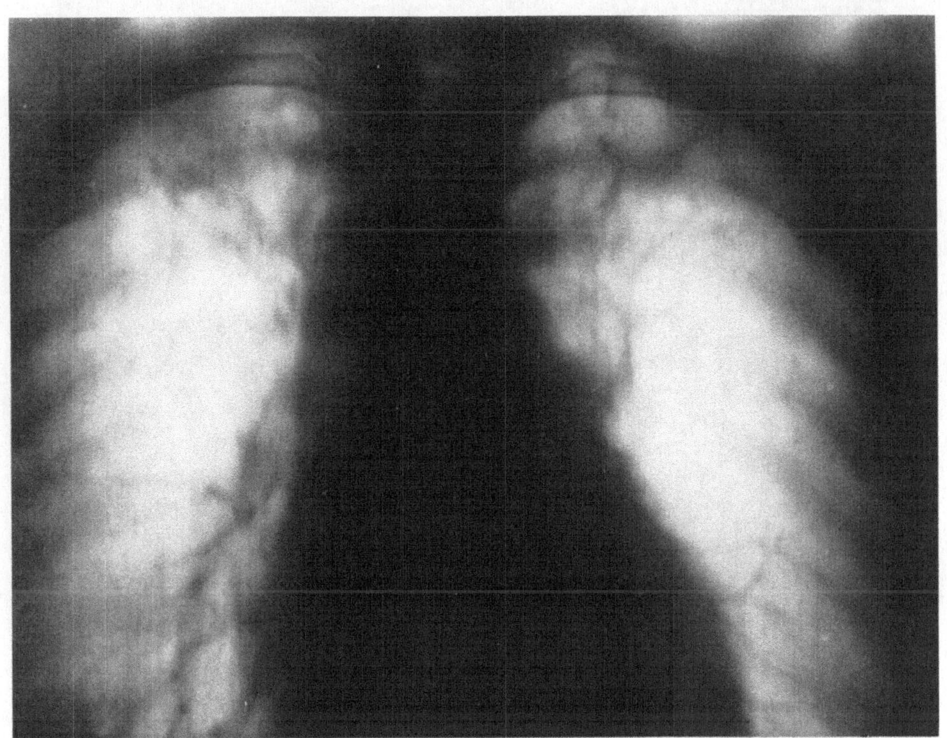

Abb. 42 d

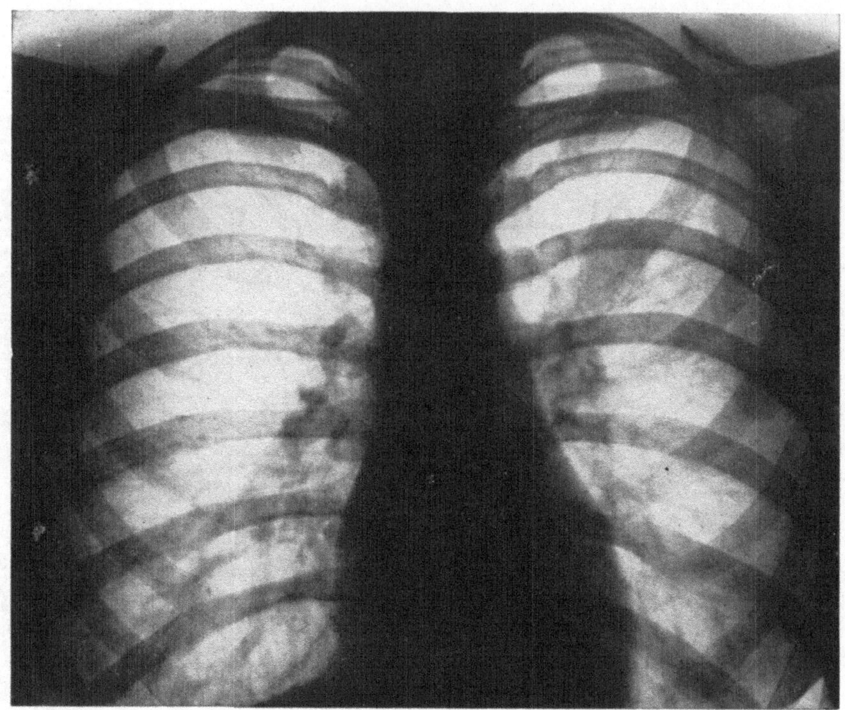

Abb. 43 a

**Abb. 43.** Segmentäres parahiläres Infiltrat mit lymphadenobronchogenen Streuherden in die Segmentperipherie bei Drüsenbronchusfistel nach Primärinfekt. — 19jähriges tuberkulinpositives Mädchen mit Erythema nodosum. Sputum positiv. — a) Vom oberen Pol des vergrößerten klobigen linken Hilus erstreckt sich eine Verschattung in die hilusnahen Teile des S 3. — b) Nach einem Monat ist das parahiläre Infiltrat größer geworden und in den peripheren Anteilen des Segments sind zahlreiche kleine lymphadenobronchogene Streuherde aufgetreten, die für eine Drüsenbronchusfistel fast beweisend sind

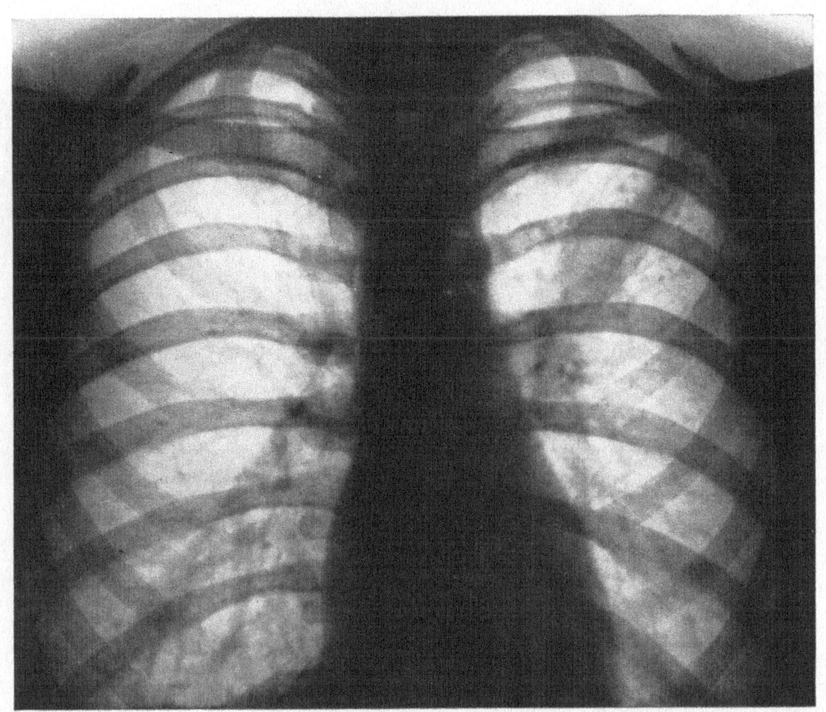

Abb. 43 b

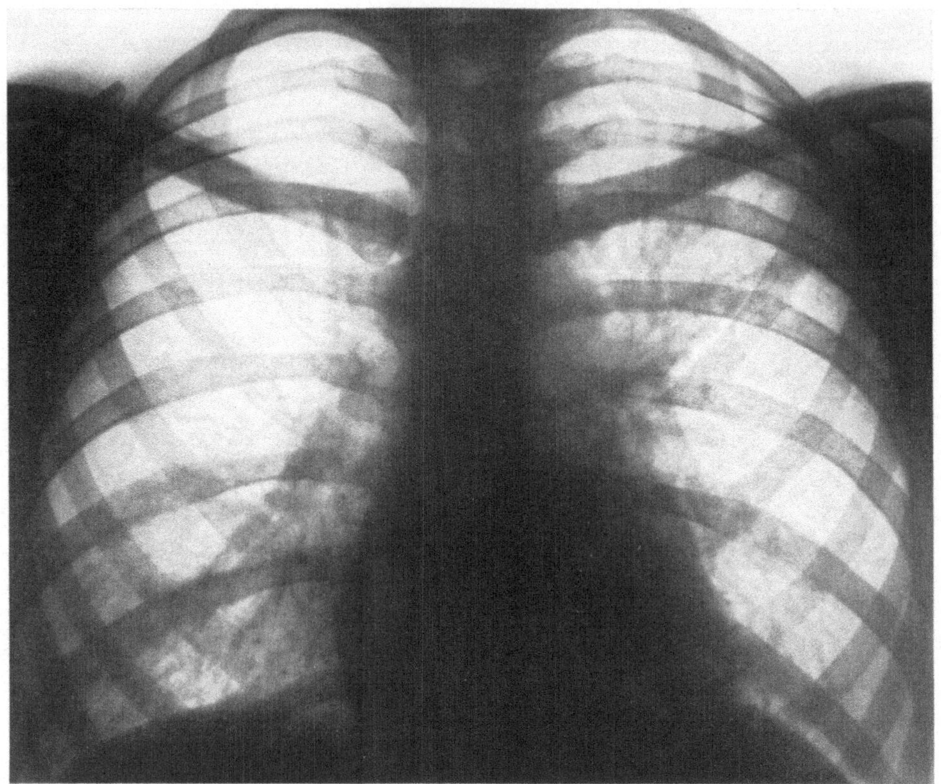

Abb. 44 a

Abb. 44. Progressiver Spätprimärinfekt mit lymphadenobronchogenen Streuungen in den linken Ober- und rechten Unterlappen. — Be. E., 18jähriges Mädchen. BCG-Impfung vor zwei Jahren (!). Infektion durch die offen tuberkulöse Mutter. Erkrankte akut mit hohem Fieber. Mantoux 1 : 10.000 positiv. Sputum positiv. — a) 29. Januar 1958: Beide Hilusschatten mäßig vergrößert. Vom vergrößerten rechten Hilus erstreckt sich eine inhomogene strängig-fleckige Verschattung in den Unterlappen, der den Primärkomplex beherbergt. Vom weniger stark vergrößerten linken Hilus ziehen weiche Schattenstränge mit eingestreuten

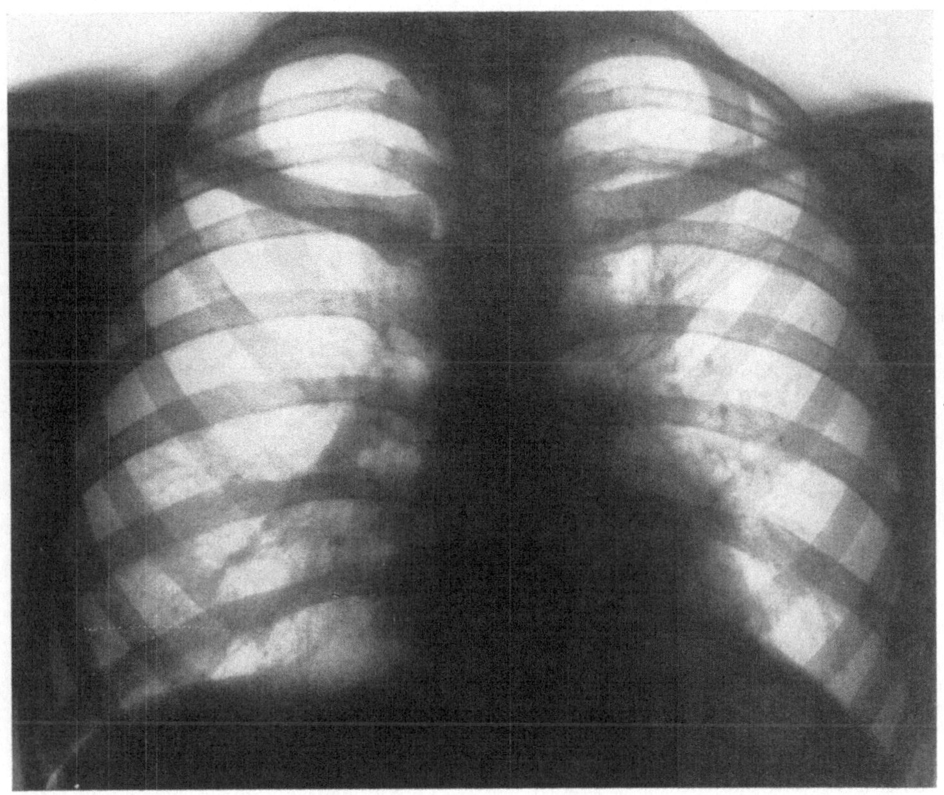

Abb. 44 b

Herdschatten in das S 3. Die bronchopneumonische Ausbreitung im rechten Unterlappen, dem Sitz des Primärkomplexes, und die segmentäre kleinherdige Herde im linken Oberlappen sprechen für lymphadenobronchogene Streuungen des progressiven Primärkomplexes. — Kombinierte Chemotherapie. — b) 14. Februar 1958: Rapide Rückbildung der beiderseitigen lymphadenobronchogenen Streuungen mit Hinterlassung harter strangförmiger Verdichtungen

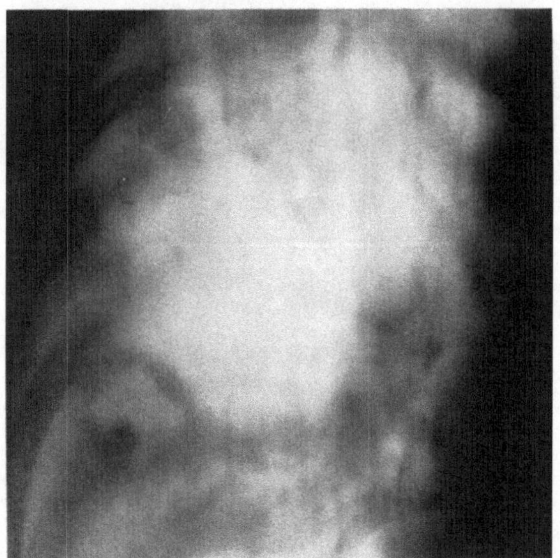

Abb. 45 a

Abb. 45. Exazerbierender Primärherd des rechten Unterlappens mit Primärherdkaverne und weichen, zum Teil zerfallenden bronchogenen Streuherden in beiden Lungen. — An. V., 16jähriges Mädchen, durch tuberkulöse Hausangestellte infiziert. Vor 7 Monaten Moro und Schirmbild negativ. Seit 4 Wochen zunehmend febril. Senkung 30/60. Sputum positiv. — a) Tomo überkirschgroße buchtige Primärherdkaverne mit schmalem wolkigem Saum und Kalksequester. Kleine weiche Herdschatten in der Umgebung der Kaverne und rechts infraklavikular-lateral. — b) 4 Monate nach Beginn der Chemotherapie hat sich die Kaverne etwas verkleinert und ergibt einen soliden Schatten, der — wie der weitere Verlauf lehrte — nicht durch Kavernenschluß, sondern durch Sekretretention bedingt war. — c) In den kranialen Teilen beider Lungen sind verstreute weiche, unscharf begrenzte bronchogene Herdschatten aufgetreten, von denen einer kavernösen Zerfall (Pfeil) erkennen läßt. — Da die Kaverne im rechten Unterlappen trotz Weiterführung der Chemotherapie keine Rückbildung zeigt, wurde sie durch Keilresektion eliminiert. — d) 4 Jahre nach der Kavernenresektion weitgehende Rückbildung der offenbar bronchogenen Streuherde und Schwund der kleinen Kaverne unterhalb des rechten Schlüsselbeins. Einige harte Herdschatten links infraklavikular zeigen zentrale Verkalkungen, die auf stattgehabte Verkäsung hinweisen

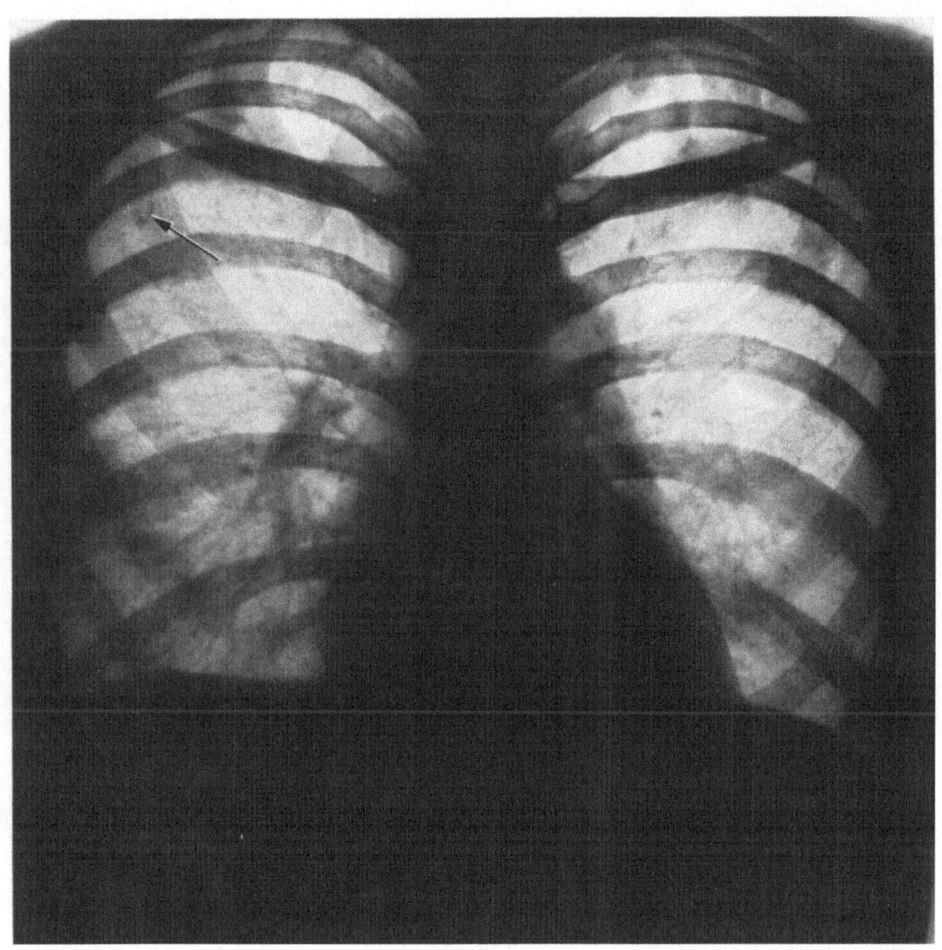

Abb. 45 b

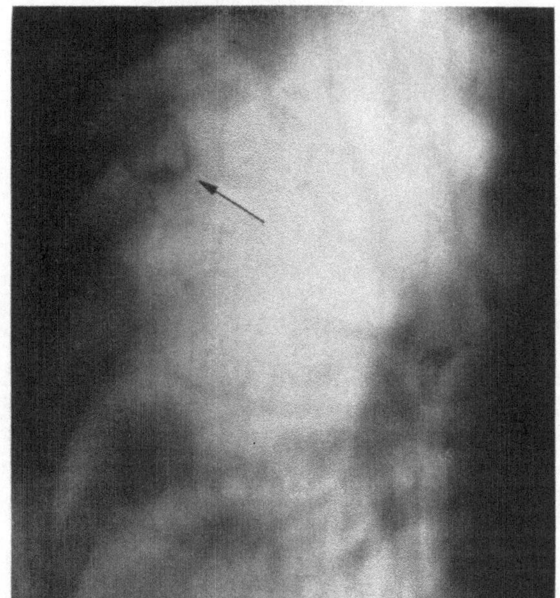

Abb. 45 c

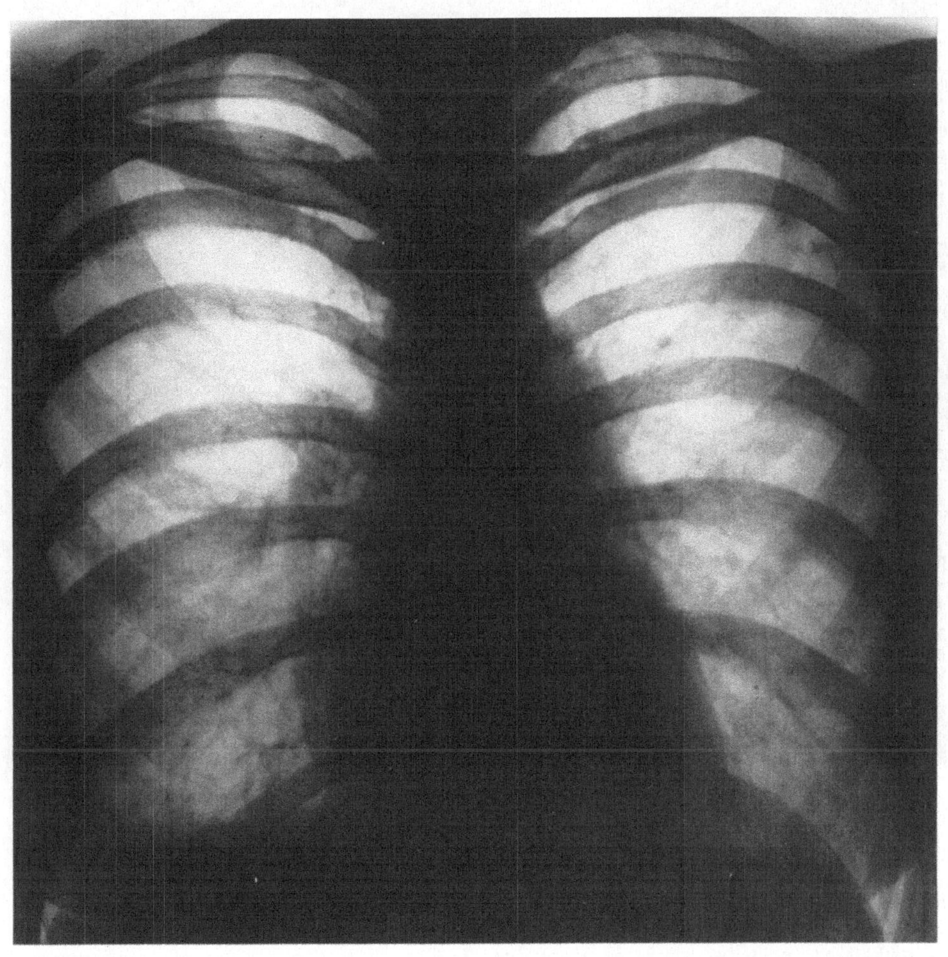

Abb. 45 d

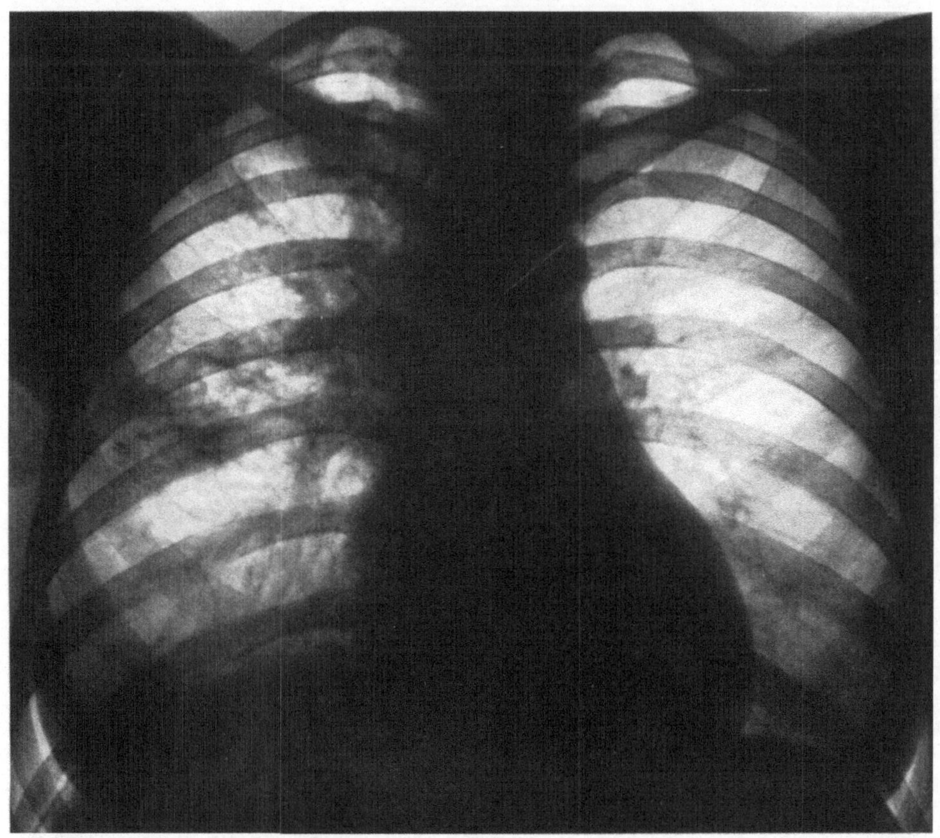

Abb. 46 a

Abb. 46. Progressiver oder exazerbierender Spätprimärinfekt mit infraklavikularer Primärherdkaverne, schwerer regionärer Lymphadenitis, Drüsenkaverne und lymphadenobronchogener Aussaat. — 29jährige Frau, deren Schwester vor 4 Jahren an Lungentuberkulose
erkrankt war. Sie selbst klagt seit Ende ihrer 1. Gravidität vor 2 Monaten über Dyspnoe,
Schmerzen in der rechten Brust und über wenig trockenen Husten. Gewichtsverlust 4 kg.
Sputum stark positiv. — a) Dünnwandiger Kavernenringschatten rechts infraklavikular.
Mächtig vergrößerter, buckelig begrenzter rechter Hilusschatten mit grobfleckigen perihilären Herdschatten und einem axillaren subsegmentförmigen Herd im rechten Unterlappen. —
b) Tomo 9: Innerhalb des klobigen Hilus erkennt man eine haselnußgroße Drüsenkaverne. —
c) Tomo 12: Die kranialwärts ziehenden Äste des Oberlappenbronchus zeigen verdickte
Wandung und unregelmäßige Begrenzung als Zeichen einer Bronchitis, vielleicht auch Peribronchitis tuberculosa

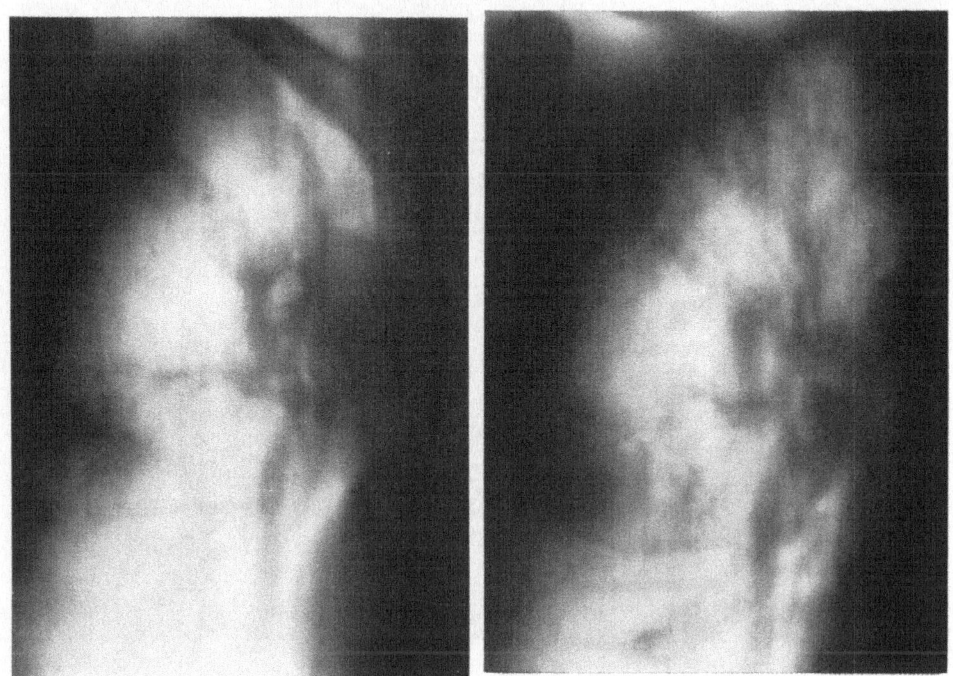

Abb. 46 b            Abb. 46 c

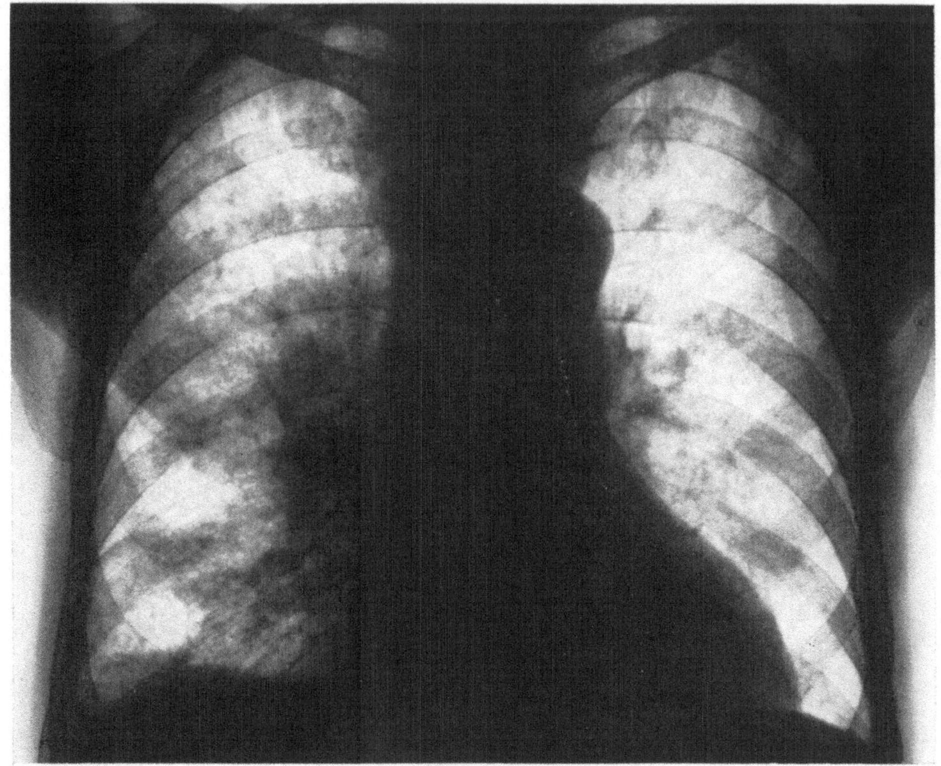

Abb. 47 a

Abb. 47. Drüsenbronchusfistel mit Drüsenkaverne und ausgedehnter lymphadenobronchogener Streuung. — Mü. E., 81jähriger kachektischer, hustender Mann. Sputum positiv. — a) Der rechte Hilusschatten ist stark vergrößert und verdichtet. Von ihm ziehen strangförmige Schattenzüge in die rechte Lunge, die von zahllosen, ungleichmäßig verteilten Herdschatten durchsetzt ist und basal auch weiche wolkige Verdichtungen enthält. In der linken Lunge sind weniger zahlreiche und kleinere Streuherde. — b) Tomo der Hilusregion in leichter Rechtsdrehung läßt die bohnengroße Drüsenkaverne (Pfeil) mit mäßiger Einengung des Zwischenbronchus erkennen. Damit ist die lymphadenobronchogene Genese der Lungenherde gesichert. — Kombinierte Chemotherapie. — c) Nach 5 Monaten komplette Rückbildung der lymphadenobronchogenen Streuherde. Nur rechts apikal scheint eine kleine Kaverne vorhanden zu sein. — d) Tomo des rechten Obergeschosses läßt die dünnwandige Kaverne (Pfeil) mit drainierendem Bronchus erkennen

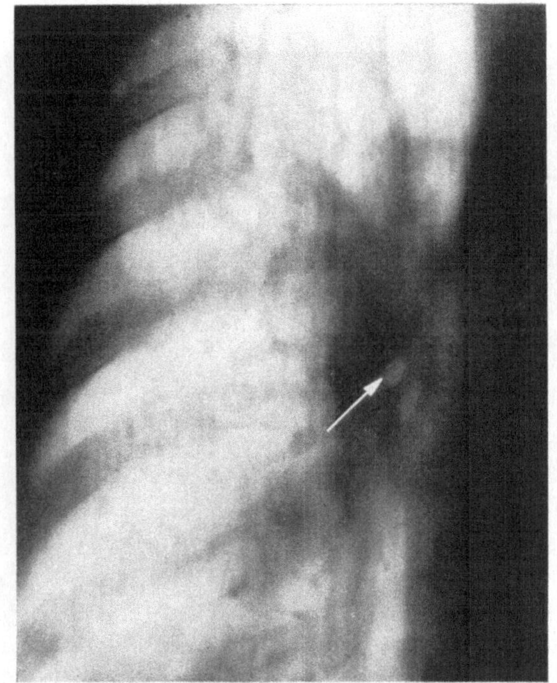

Abb. 47 b

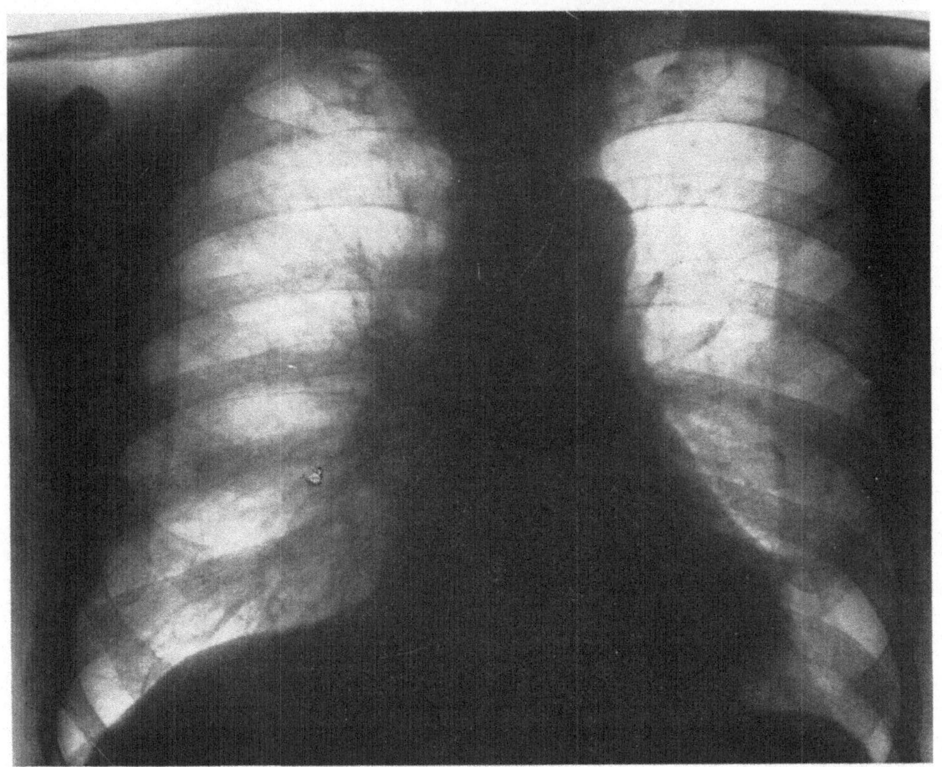

Abb. 47 c

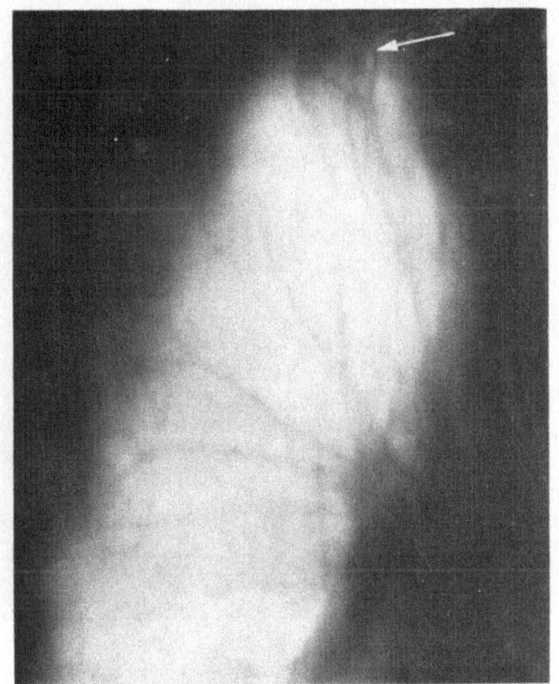

Abb. 47 d

*Abb. 48 a*

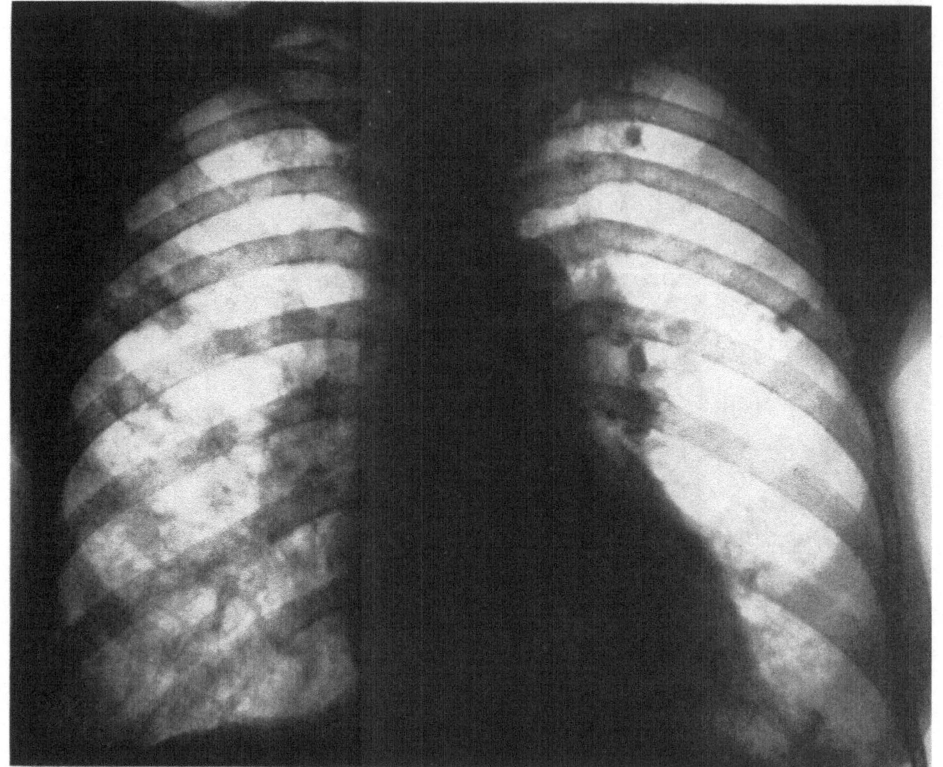

Abb. 48 a

Abb. 48. Lymphadenobronchogene Streuung mit kavernösem Zerfall bei Einbruch eines partiell verkalkten Hiluslymphknotens in einen Bronchus. — Di. A., 52jährige Alkoholikerin mit langjähriger pulmonaler Anamnese, Nephrektomie vor 27 Jahren und exsudativer Pleuritis vor 8 Jahren. Sputum positiv. — a) Große Drüsenverkalkungen in beiden hart strukturierten Hili. In der linken Lunge nur einige Kalkherde. In der rechten Lunge ein walnußgroßer Kavernenringschatten mit wolkigem Saum in S 3 sowie verstreute weiche blasse bronchogene Streuherde. — b) Tomo 12: Vergrößerte Hiluslymphknoten im rechten Hilus mit Impression des Stammbronchus und spießförmiger Verkalkung, die gegen den B 3 gerichtet und vermutlich in diesen eingebrochen ist

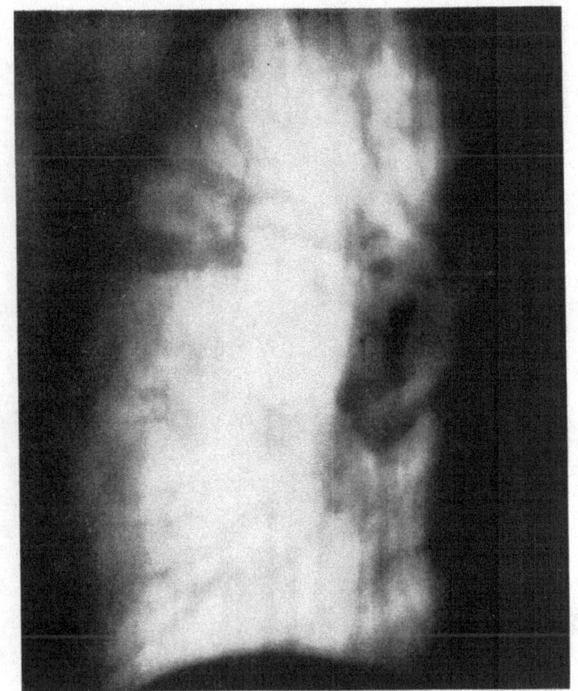

Abb. 48 b

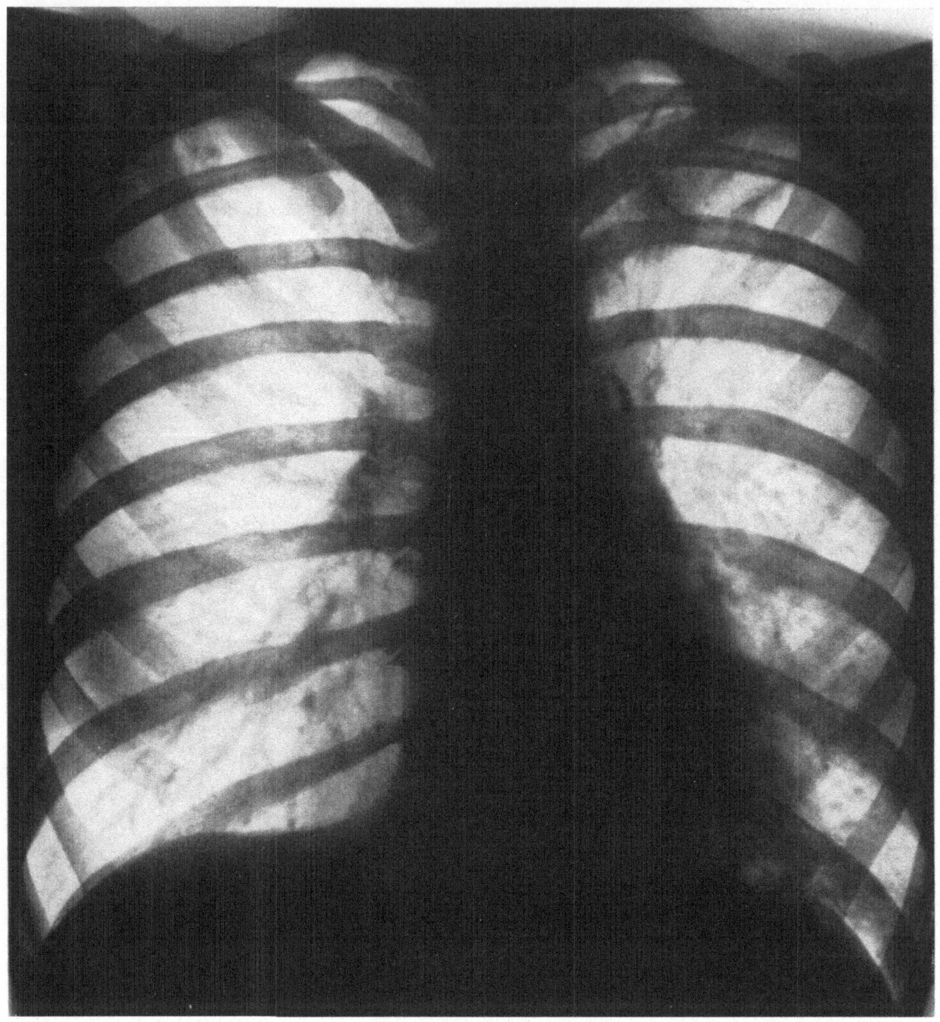

Abb. 49

Abb. 49. Spätkaverne in präexistentem Indurationsfeld. Tr. E., 20jährige Frau mit positivem Sputum. — Spätkaverne durch Exazerbation in einem mäßig schrumpfenden Indurationsfeld des linken Oberlappens. Bronchogene Streuherde in der linken Lungenbasis. Kalkdichter Drüsenschatten im hochgezogenen linken Hilus. Konturunregelmäßigkeiten und Streckung des linken Mittelschattenrandes durch pleuromediastinale Adhäsionen. Zwei kleine harte Herdschatten rechts infraklavikular-lateral. — Kombinierte Chemotherapie. — Wegen Therapieresistenz der Kaverne später zur Resektion des linken Oberlappens überwiesen

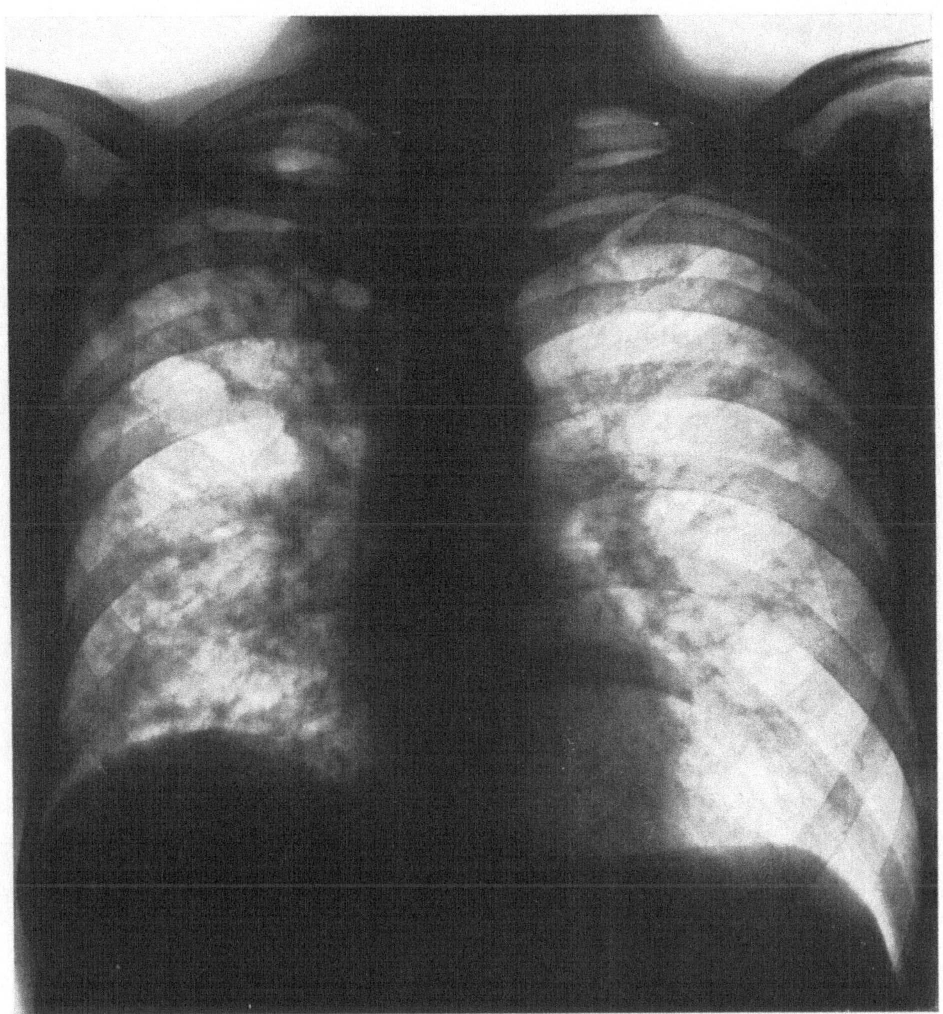

Abb. 50 a

Abb. 50. Kavernöser Prozeß des rechten Oberlappens mit Stenose am Abgang des Lappenbronchus (Simonscher Prozeß) und bilateralen Streuungen. — Pi. A., 49jähriger verwahrloster, kachektischer Mann, der erst zum Arzt ging, als er beim Husten bewußtlos zusam-
menbrach. Hohes Fieber. Sputum positiv. — a) 3. Januar 1961: Inhomogene wolkig-fleckige
Verschattung und leichte Schrumpfung des rechten Oberlappens mit großer subklavikularer
Kaverne, schwer deformiertem Ableitungsbronchus und Stenose am Abgang des Oberlappenbronchus (b). Weiche bronchogene Streuherdschatten in beiden Lungen mit dünnwandiger
Kaverne rechts-basal (c). — Kombinierte Chemotherapie. — d) 20. Dezember 1963: Nach
zwei Jahren hochgradige Schrumpfung und apikale Retraktion des rechten Oberlappens mit
aprikosengroßer, anscheinend gereinigter Kaverne (Sputum negativ). Vollständige Rückbildung der bronchogenen Streufolgen. Zeichen eines beträchtlichen Emphysems (Narbenemphysem)

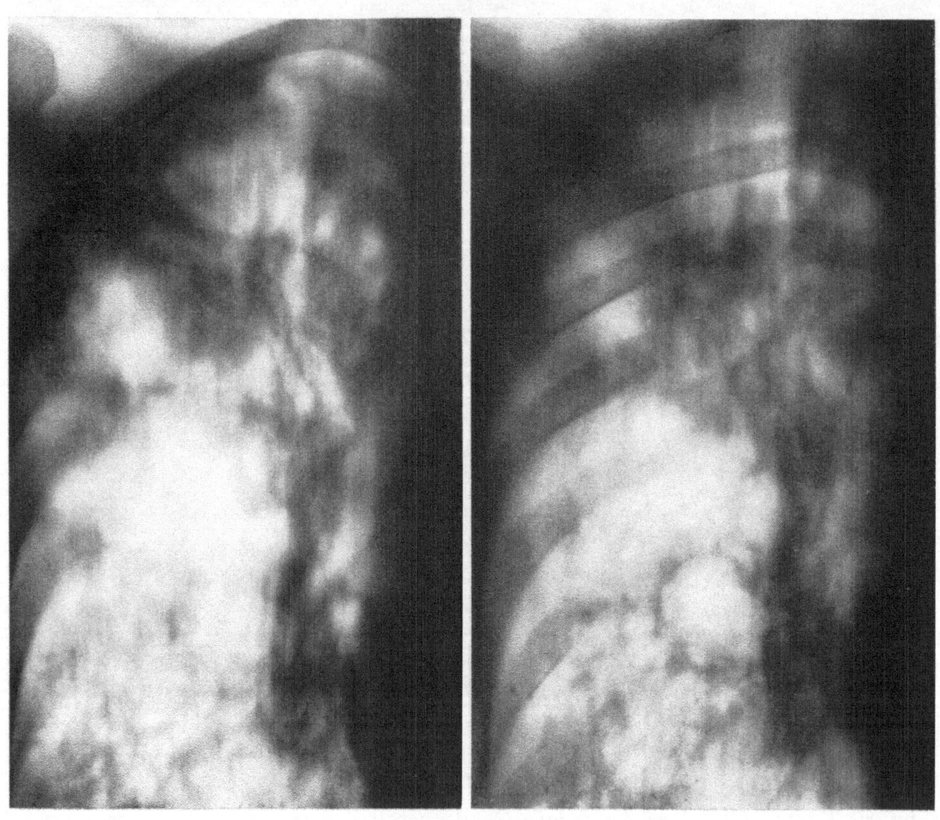

Abb. 50 b             Abb. 50 c

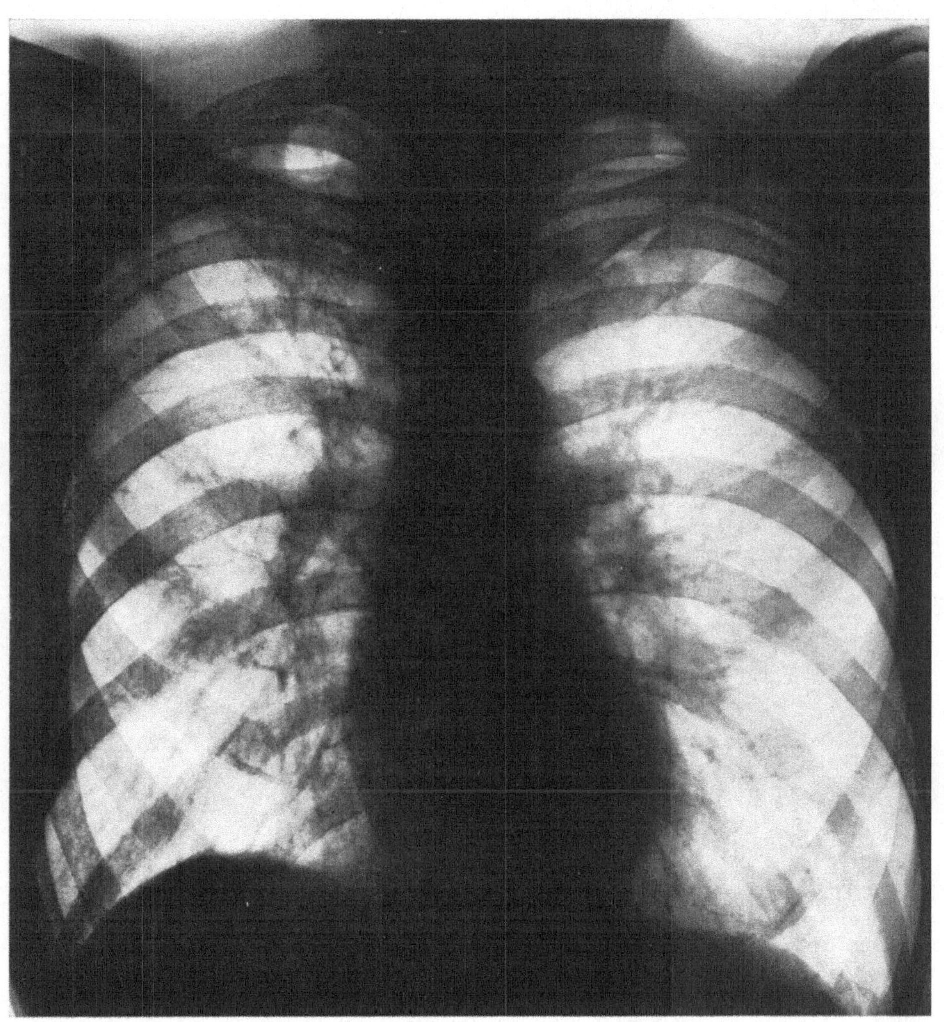

Abb. 50 d

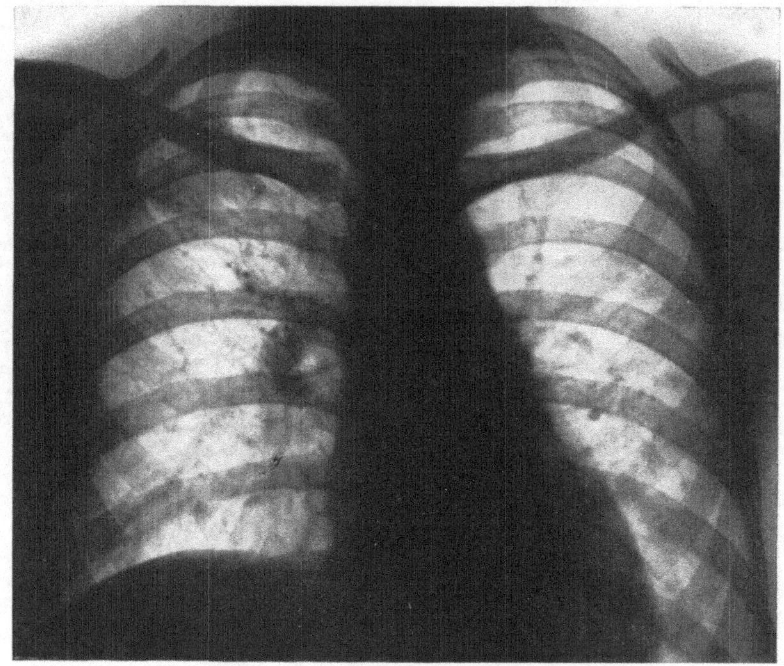

Abb. 51 a

Abb. 51. Entwicklung eines Tuberkuloms aus einem Spätinfiltrat. — Etwa 40jährige geistliche Krankenschwester (Fall aus vorchemotherapeutischer Zeit). — a) In S 3 des mäßig geschrumpften, von harten herd- und strangförmigen Verdichtungen durchsetzten rechten Oberlappens ist der wolkige marginale Schatten eines Spätinfiltrats aufgetreten. Der rechte Hilusschatten ist durch Induration hart strukturiert. Rechtsseitiger Zwerchfellhochstand durch Zwerchfellinsuffizienz nach vorgängiger Phrenicusoperation. — b) 3 Jahre nach Sanatoriumsbehandlung ohne Chemotherapie ist anstelle des Infiltrats ein scharf konturierter Rundherdschatten (Tuberkulom) vorhanden. Sputum negativ

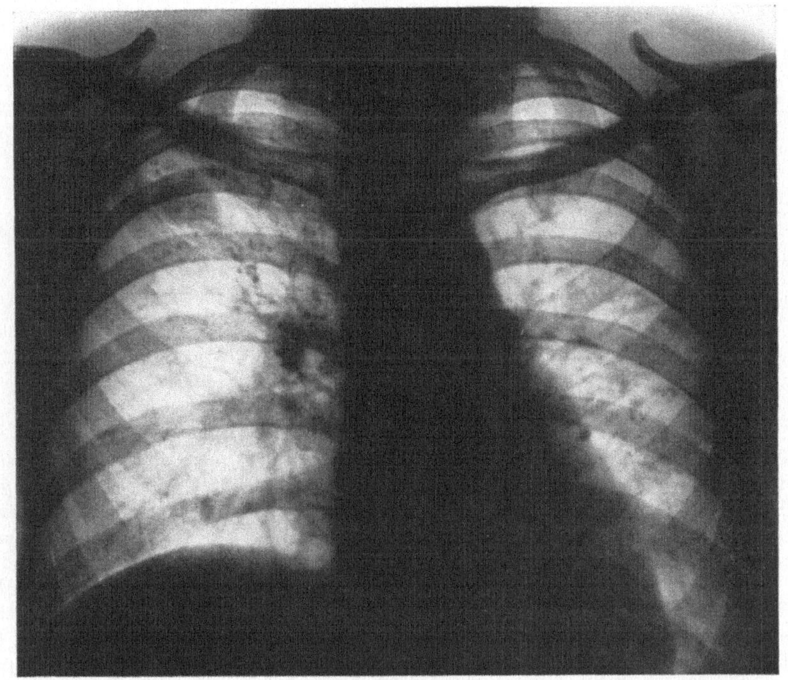

Abb. 51 b

Abb. 52. Lymphadenobronchogener kavernöser Prozeß mit ulzeröser und stenosierender Bronchustuberkulose und bronchogener Streuung. — Me. W., 45jähriger Mann mit positiver WaR. Seit einem Jahr Atemnot, Husten, gelegentliche Hämoptysen und Gewichtsverlust. Senkung erhöht. Sputum positiv. — a) 14. September 1962: Vom oberen Pol des beträchtlich vergrößerten und verwaschen strukturierten linken Hilusschatten zieht ein daumenbreites Schattenband zu einem aprikosengroßen, unscharf begrenzten Schattenareal, das eine kavernöse Aufhellung enthält. Die Lingula des linken Oberlappens ist offenbar durch bronchogene Streuung inhomogen fleckig-wolkig verschattet. — b) 8. Oktober 1962: In dem unscharf begrenzten Schattenareal am linken oberen Hiluspol ist die kavernöse Aufhellung offenbar infolge von Sekretstauung in der Kaverne nicht nachweisbar. — c) 23. Oktober 1962: Bronchographie ergibt eine hochgradige unregelmäßig begrenzte Stenose des linken Oberlappenbronchus (schwarzer Pfeil) mit vollständigem Schattenausfall der Segmentbronchien 1, 2 und 3 und spärlicher Kontrastfüllung der Segmentbronchien 4 und 5. Plateauförmiger Defekt am Unterlappenbronchus (weißer Pfeil). Bronchoskopie: Hochgradige Stenose des linken Oberlappenbronchus. Narbige Einziehung am Unterlappenbronchus. Zytologisch: *Tumorverdacht.* — Linksseitige Pneumonektomie: Hochgradige tuberkulöse Stenose des linken Oberlappenbronchus mit teils infiltrativer, teils atelektatischer Verdichtung des Lappens, der eine sekretgefüllte Kaverne enthält. Narbige Stenose des Unterlappenbronchus

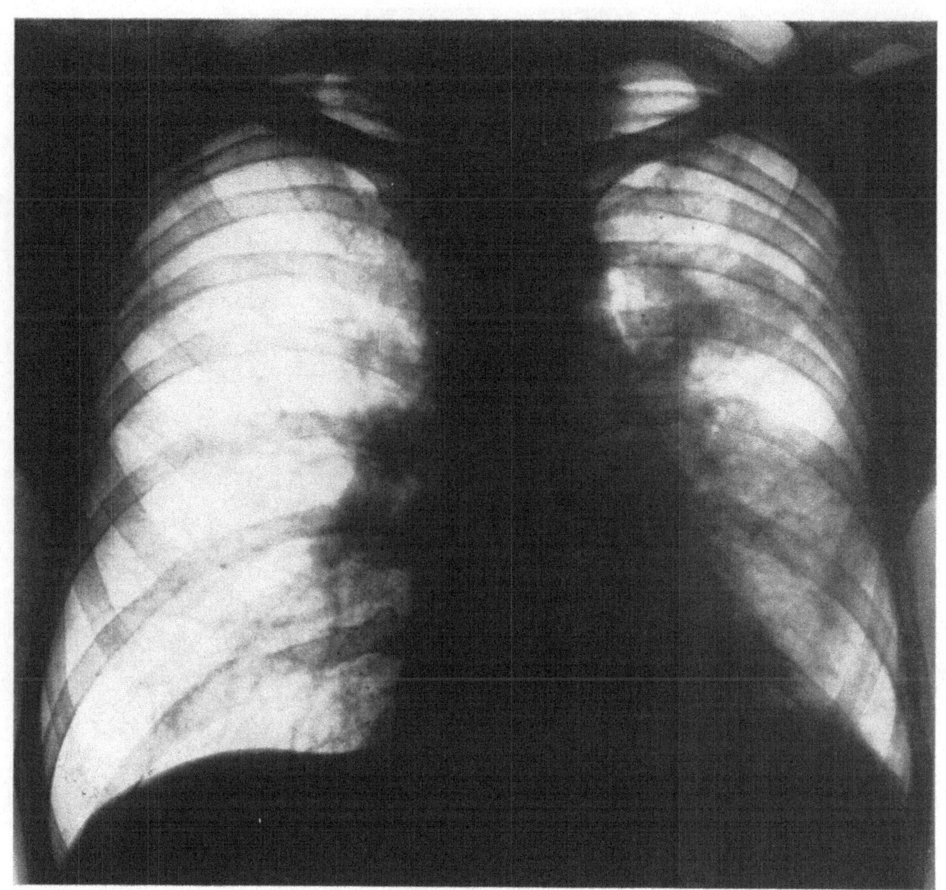

Abb. 52 a

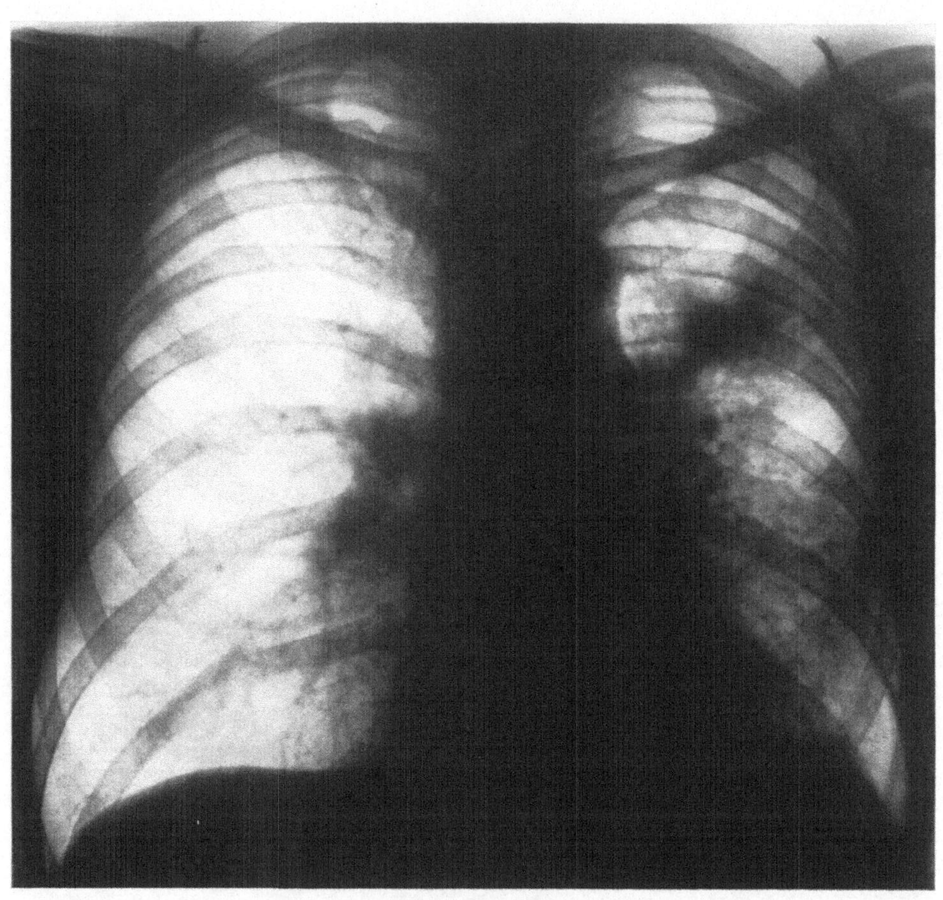

Abb. 52 b

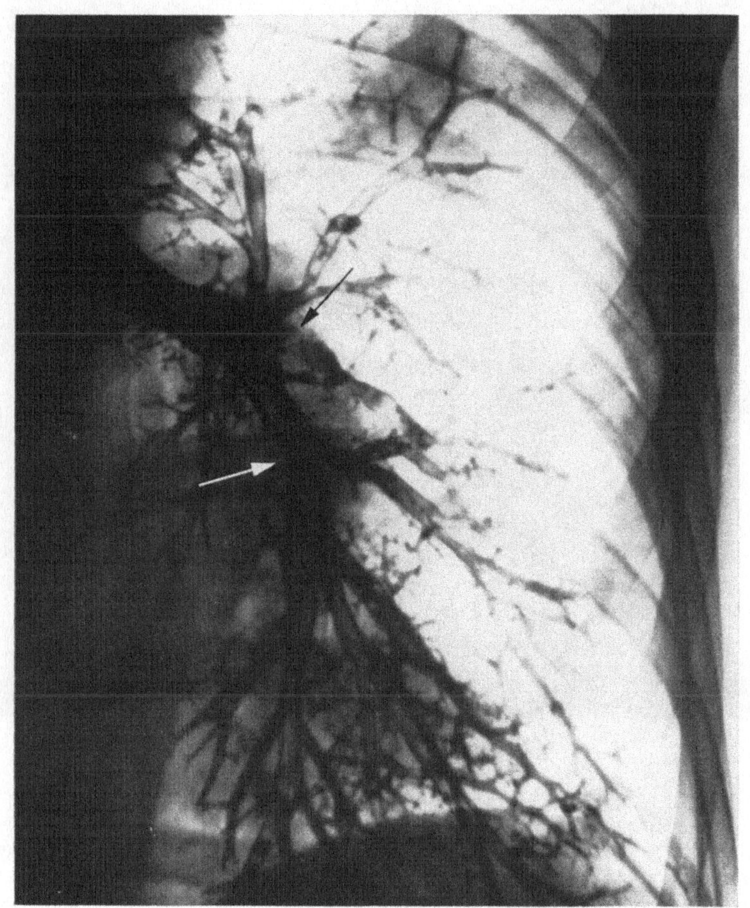

Abb. 52 c

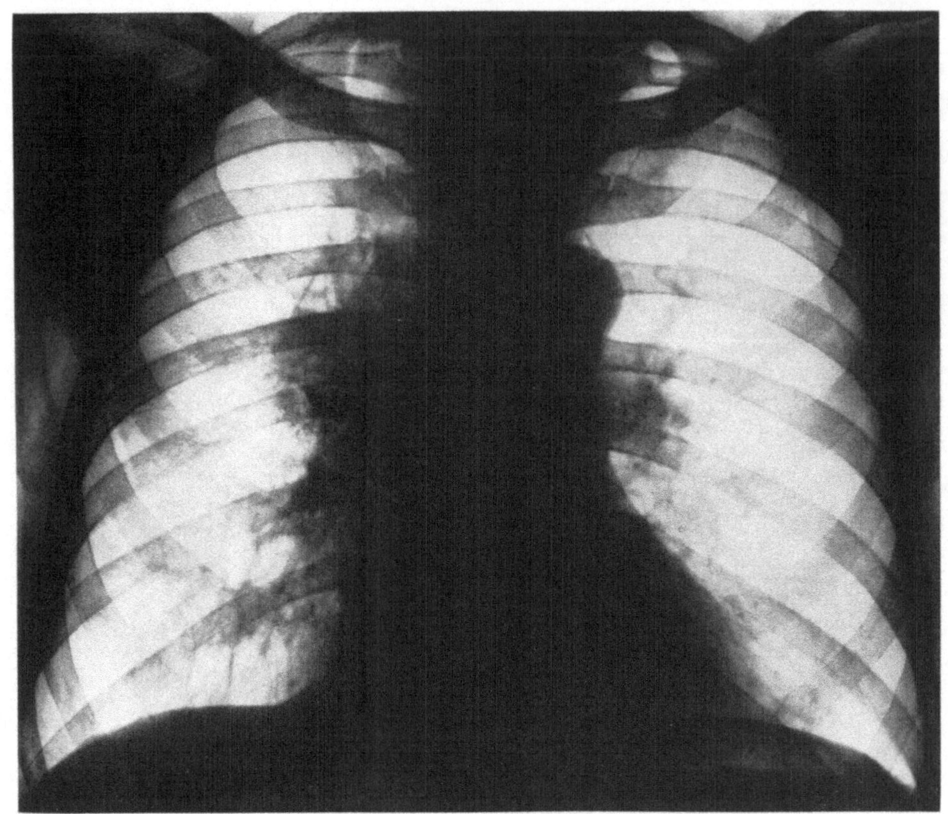

Abb. 53 a

Abb. 53. Zirrhotische Schrumpfung des rechten S 6 bei offenbar narbiger Stenose und Deformation des Segmentbronchus und ausgedehnten Drüsenverkalkungen im rechten Hilus und rechten oberen Mediastinum. — Pl. H., 68jähriger Mann mit abazillärem Auswurf. Dickdarmtumor. — a) Verschattung und Schrumpfung des rechten S 6 mit Verdichtung und harter Strukturierung des rechten Hilusschattens sowie ausgedehnten Drüsenverkalkungen im Hilus und rechten oberen Mediastinum. — b) Bronchographie: Stenosierung des Abgangs des Segmentbronchus 6. Die Segmentäste schwer deformiert und unregelmäßig erweitert; ihre peripheren Verzweigungen nicht kontrastgefüllt, wohl teils verödet, teils sekretgefüllt. — Bronchoskopie: Starke narbige Deformation des Unterlappenbronchus mit wechselnden Erweiterungen und Verengerungen. Keine frische Drüsenperforation nachweisbar. Verschwellung des Mittellappenostiums

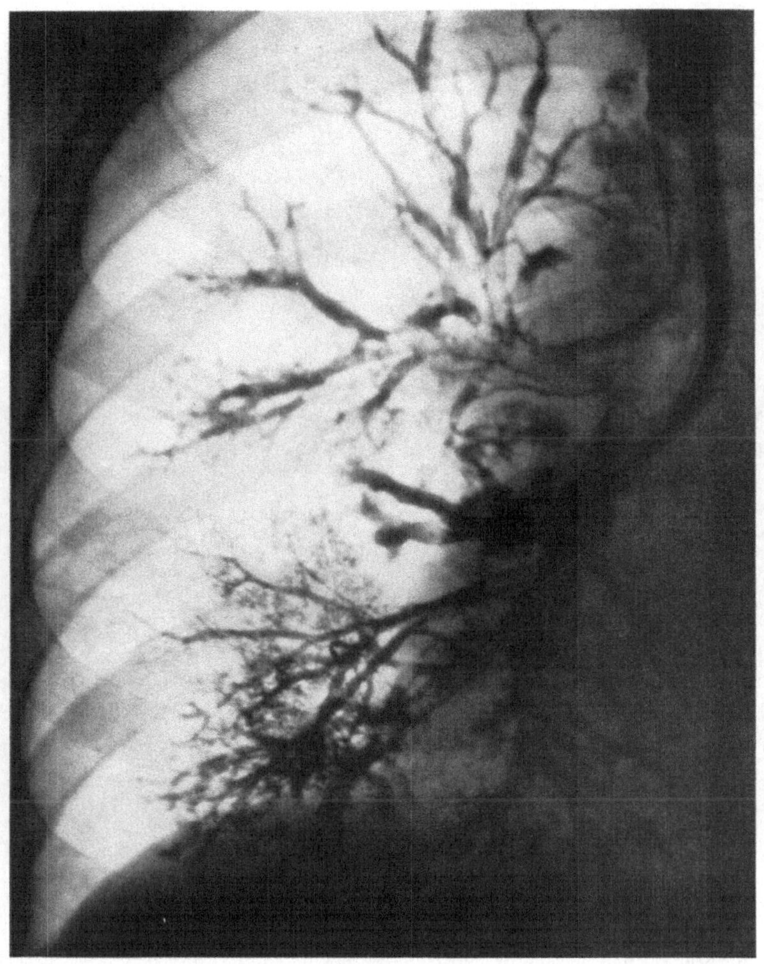

Abb. 53 b

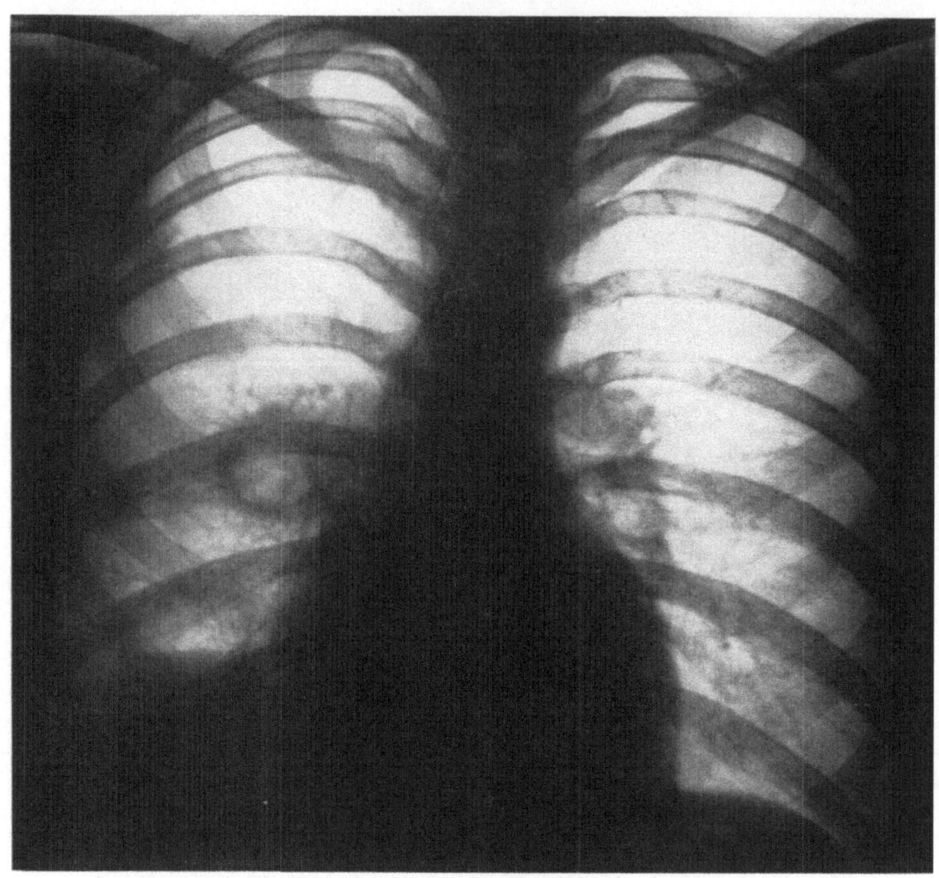

Abb. 54 a

Abb. 54. Einbruch einer Bronchusstumpftuberkulose in das parahiläre Lungenparenchym. —
Ro. H., 30jährige Frau, bei der von 4 Jahren auswärts eine Mittellappenresektion wegen
tuberkulöser Lymphknoten vorgenommen worden war. Neuerlich Husten mit positivem
Auswurf. — a) und b) Rechts parahiläre dattelgroße Kaverne, die von einem wolkigen
Saum umgeben ist. Zugehörigkeit der Kaverne röntgenologisch nicht erkennbar. Postoperative Fixation des rechten Diaphragmas. — Bronchoskopie: Eiter aus dem Stumpf
des Mittellappenbronchus. Pneumonektomie: Die Operation ergab eine mit dem Stumpf
des Mittellappenbronchus kommunizierende Höhle, die teils dem Ober-, teils dem Unterlappen angehörte, sowie eine Tuberkulose des Stammbronchus. — Es handelte sich um den
Einbruch einer Tuberkulose des operativen Bronchusstumpfs in die Lunge

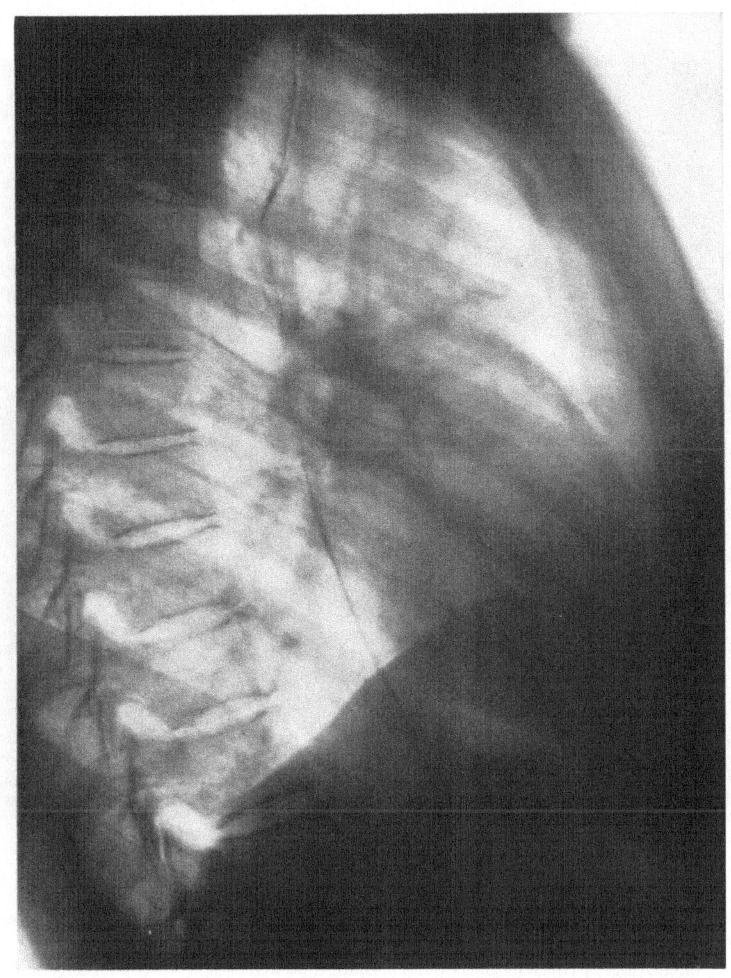

Abb. 54 b

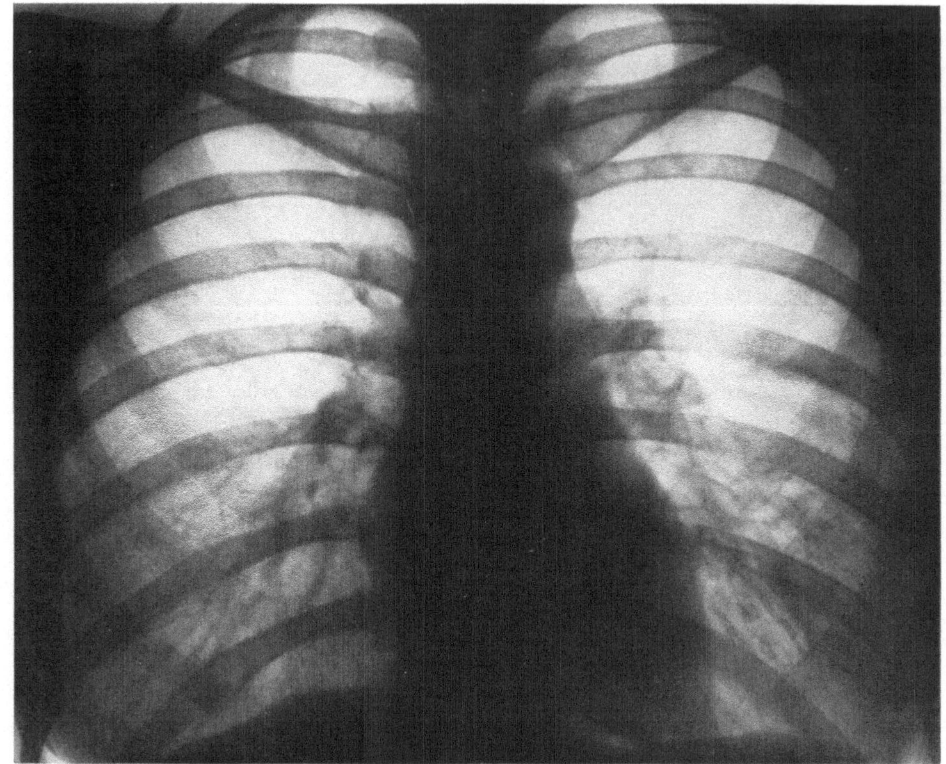

Abb. 55 Aa

Abb. 55 A. Subsegmentäre Streuherde bei knötchenförmiger Bronchialschleimhauttuberkulose. — Ka. A., 21jährige Frau, die mit 16 und 17 Jahren wegen einer Hilusdrüsentuberkulose chemotherapeutisch behandelt worden war. Vor 3 Monaten (am Ende ihrer
ersten Schwangerschaft) begann sie zu husten. Der Auswurf war positiv. — a) Aufnahmen 1 Monat post partum. Der linke Hilusschatten ist hart strukturiert, läßt jedoch weder
vergrößerte Lymphknoten noch tomographisch nachweisbare Veränderungen der großen
Bronchien der Hilusregion erkennen. — b) Die basalen Teile der linken Lunge sind von
weichen Fleckschatten und einigen subsegmentförmigen bronchogenen Herden durchsetzt.
Bronchoskopie: Knötchenförmige Bronchialschleimhauttuberkulose des linken Hauptbronchus
oberhalb seiner Teilungsstelle

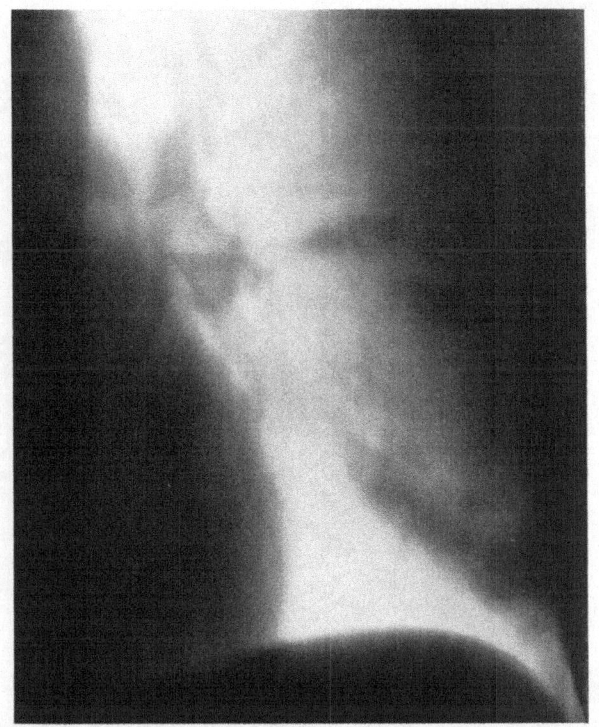

Abb. 55 Ab

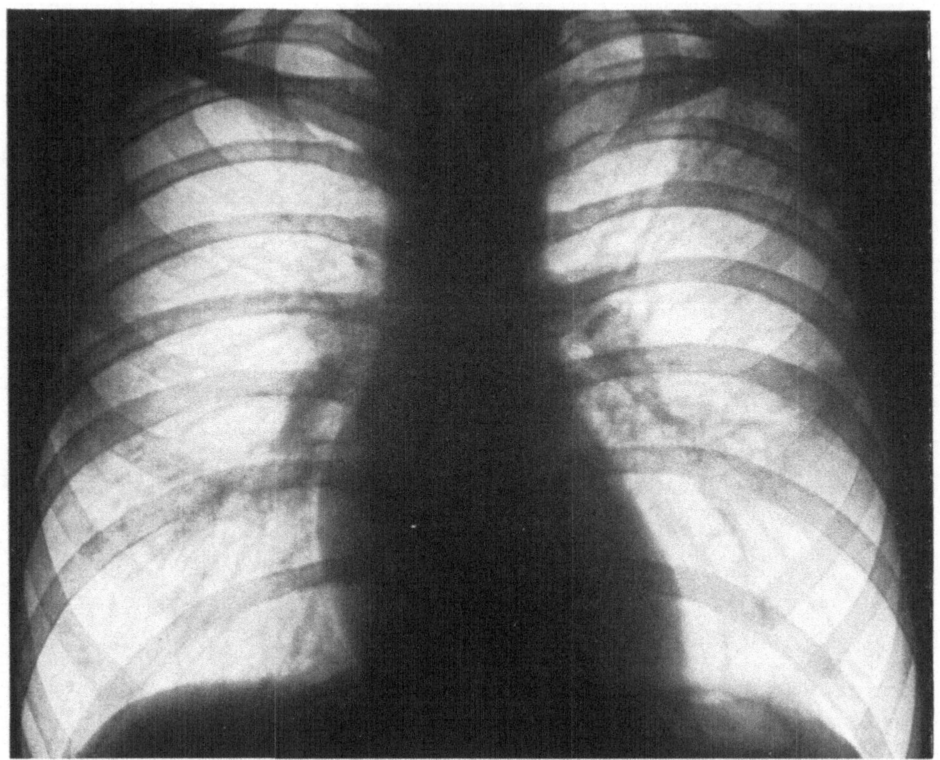

Abb. 55 Ba

Abb. 55 B. Bronchustuberkulose mit segmentären und subsegmentären kleinherdigen Streuungen. — Schm. P., 27jähriger Mann, der von seiner offen tuberkulösen Schwester und gleichfalls kranken Verlobten exponiert war. Vor 2 Monaten „Erkältung"; seither Müdigkeit, Appetitlosigkeit und Nachtschweiß sowie Husten. Senkung stark erhöht. Sputum positiv. — a) und b) 13. März 1962: Vom oberen Pol des linken Hilus sieht man wandverdickte und unregelmäßig begrenzte Bronchien in die kranialen Teile des apikodorsalen Segments ziehen (b). Dieses ist kleinfleckig-wolkig verschattet. Im rechten S 4 sind subsegmentäre Areale kleiner zum Teil konfluierender Herdschatten und streifiger Verdichtungen. — c) 16. April 1962: Wesentliche Rückbildung der Streuherde. Links infraklavikular noch ein streifiges Verdichtungsareal

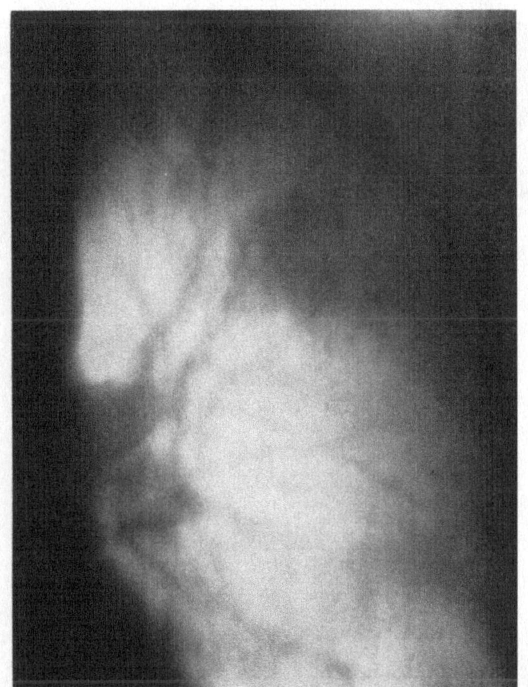

Abb. 55 Bb

*Abb. 55 Bc*

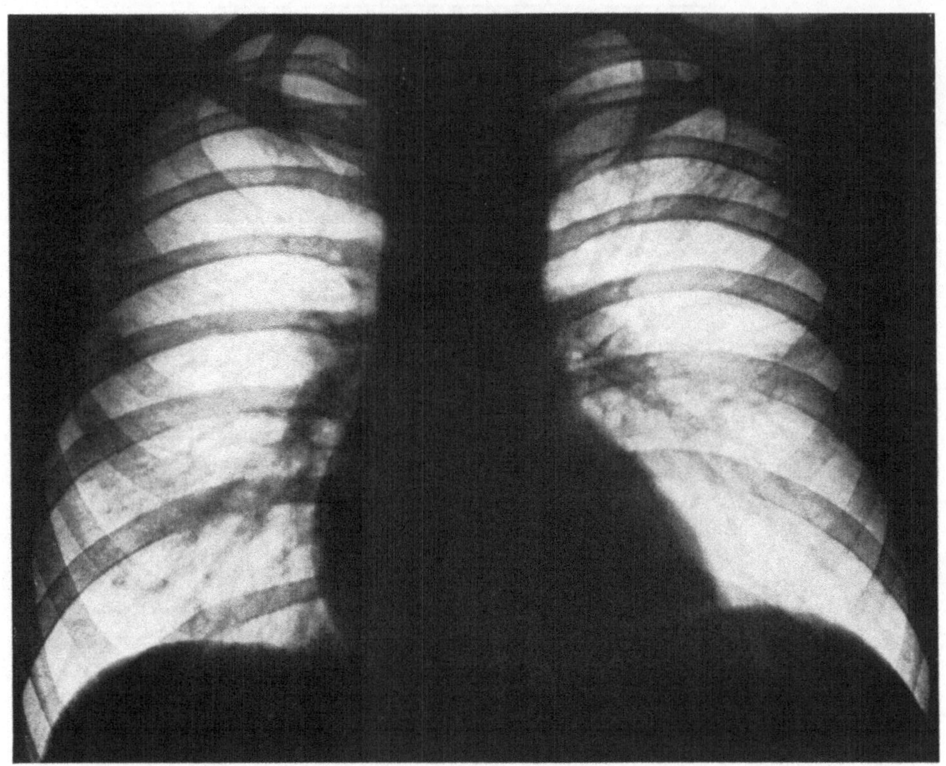

Abb. 55 Bc

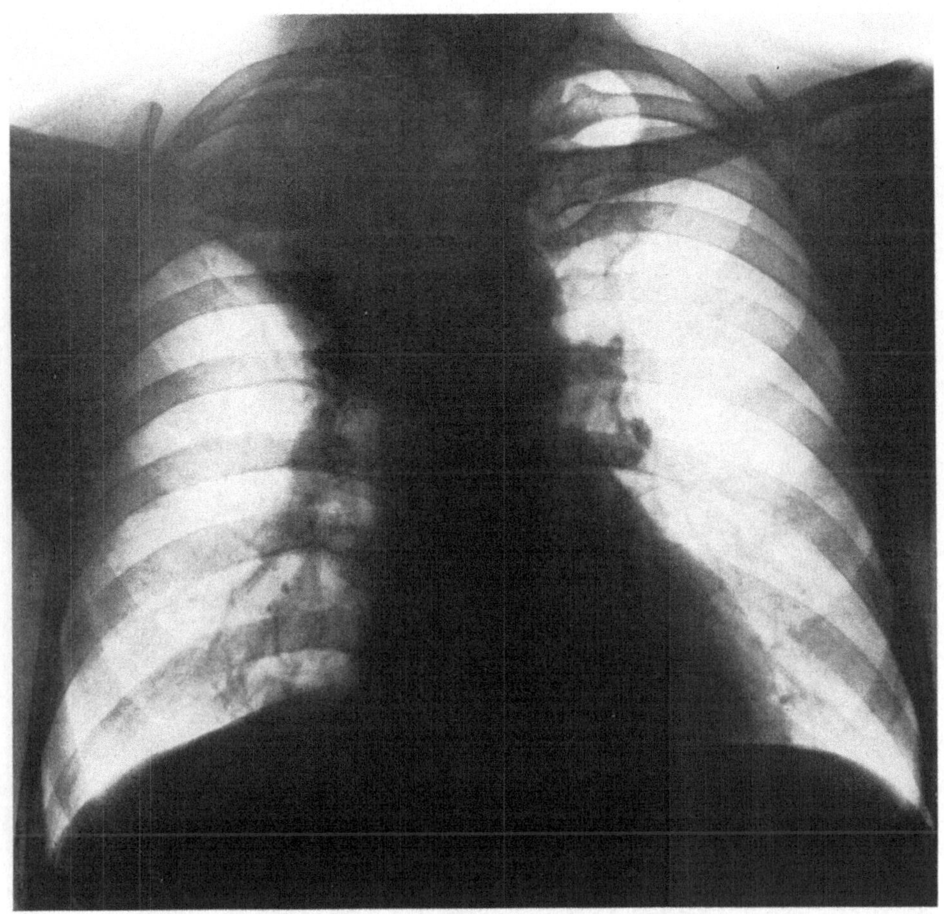

Abb. 56 a

Abb. 56. Rezidivierende Lappenatelektase bei Bronchusstenose durch verkalkte Hiluslymphknoten. — We. K., 46jähriger Mann mit Husten, rezidivierenden Fieberschüben. Sputum
negativ. — a) 9. Februar 1954: Passagerer Kollaps des rechten Oberlappens mit kalkdichten Drüsen am Abgang des Oberlappenbronchus. Kleinere Drüsenverkalkungen im linken Hilus. — b) 5. Oktober 1954: Entfaltung des rechten Oberlappens nach einem
neuerlichen Atelektaseschub. Oberlappen nur wenig verkleinert und von streifigen Verdichtungen durchsetzt, die einer Fibrose nach wiederholten Sekretstauungen und Atelektasen
entsprechen. — Resektion des rechten Oberlappens mit Entfernung stenosierender, partiell
verkalkter Hiluslymphknoten, von denen einer eben perforierte

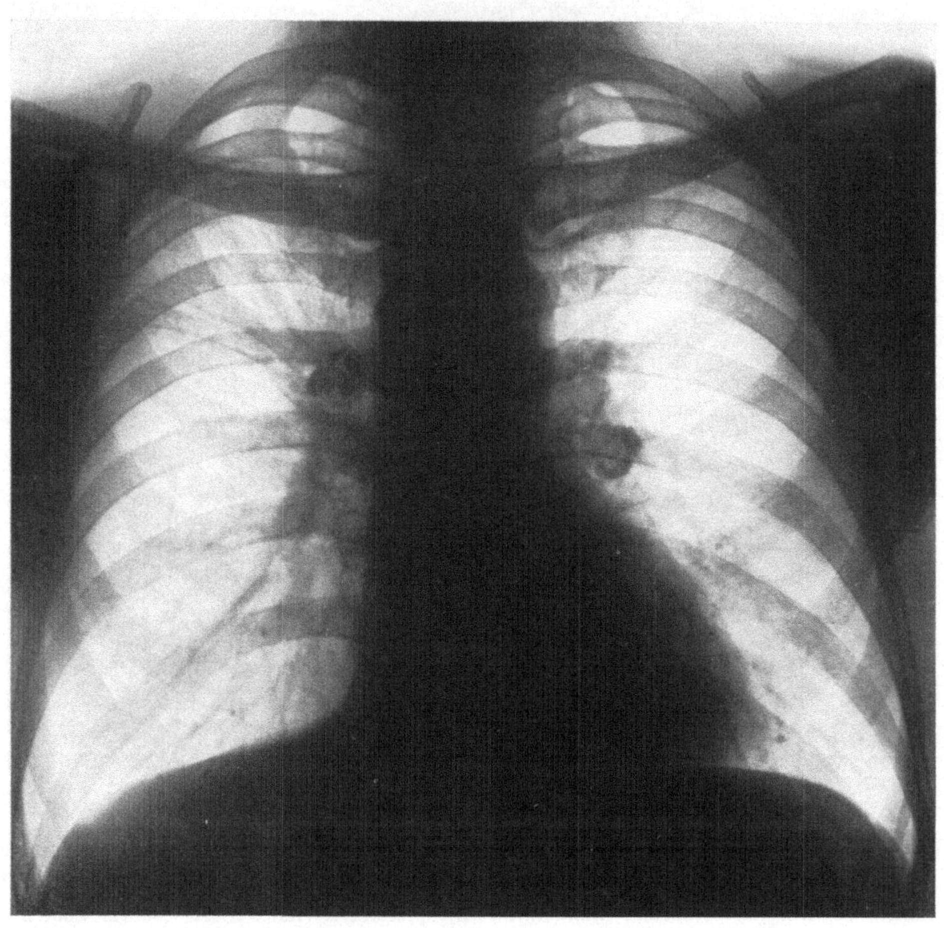

Abb. 56 b

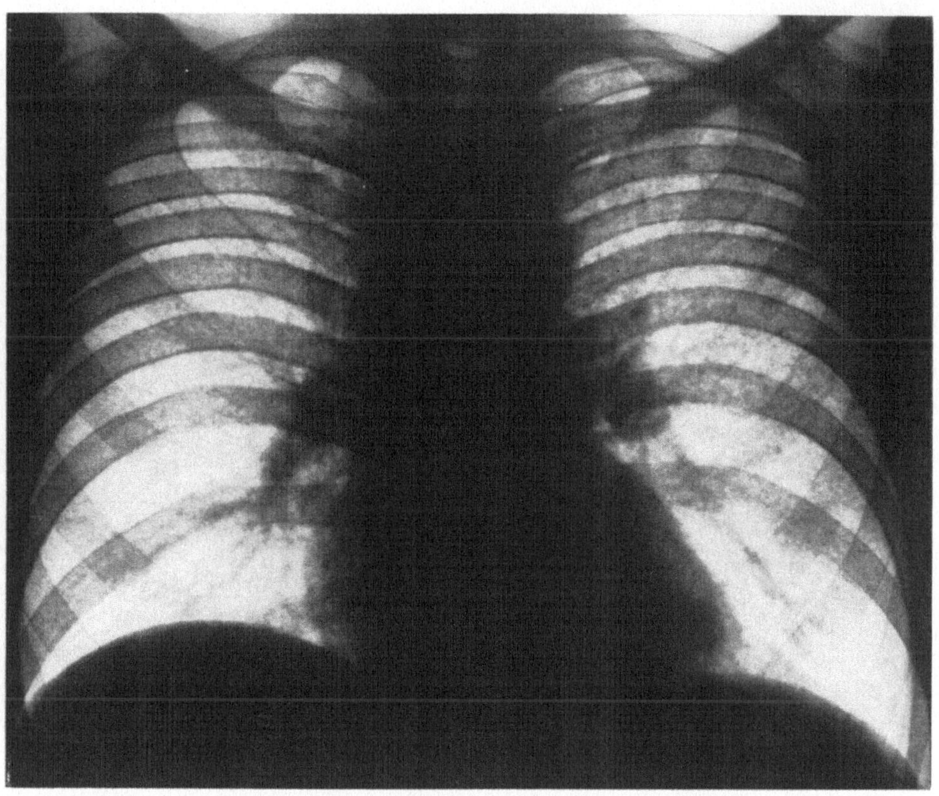

Abb. 57. Akute Miliartuberkulose bei Spondylitis tuberculosa. — Ri. H., 41jähriger Mann
mit Gibbus der mittleren Brustwirbelsäule. Akut hochfieberhaft erkrankt. — Sehr fein
getüpfelte Lungenfelder. Über kirschgroßer weichteildichter Drüsenschatten im linken Hilus.
Die Herdschatten in den basalen Teilen der Lungen stark weggeleuchtet. — Typischer
Rippenverlauf bei Gibbus der Brustwirbelsäule

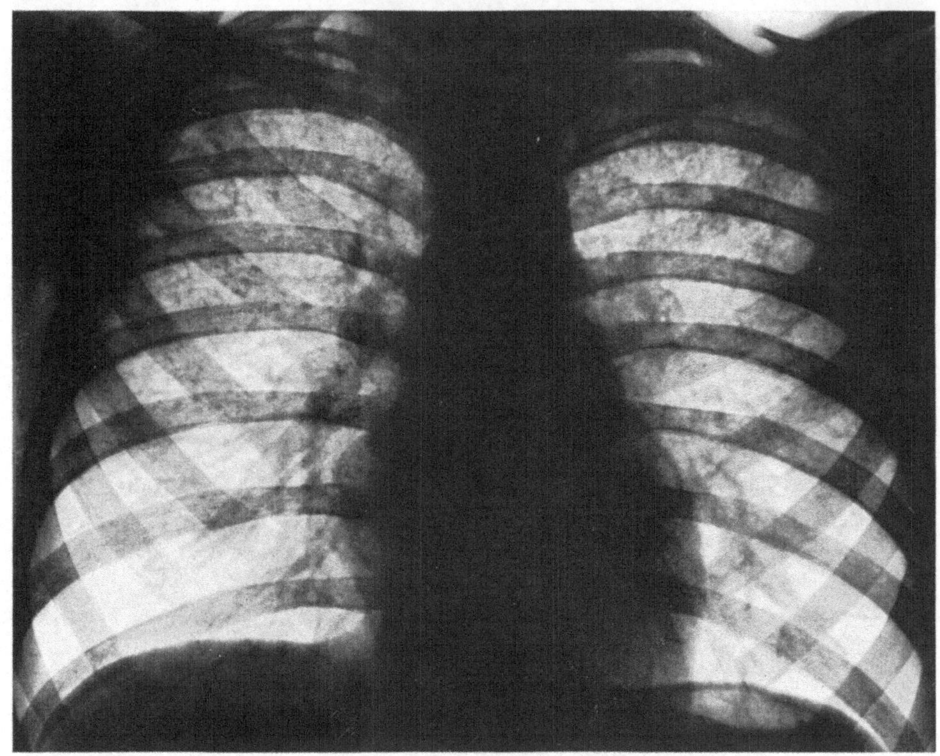

Abb. 58 a

Abb. 58. Kraniokaudal fortschreitende submiliare Lungenstreuung bei präexistenter Spondylitis tuberculosa. Ur. E., 18jähriger Mann, der seit Jahren eine Spondylitis dorsalis et lumbalis mit paravertebralen Senkungsabszessen hatte. In letzter Zeit Fieber. Sputum positiv. — a) 29. Januar 1954: Submiliare kraniokaudal abnehmbare Streuherde von relativ

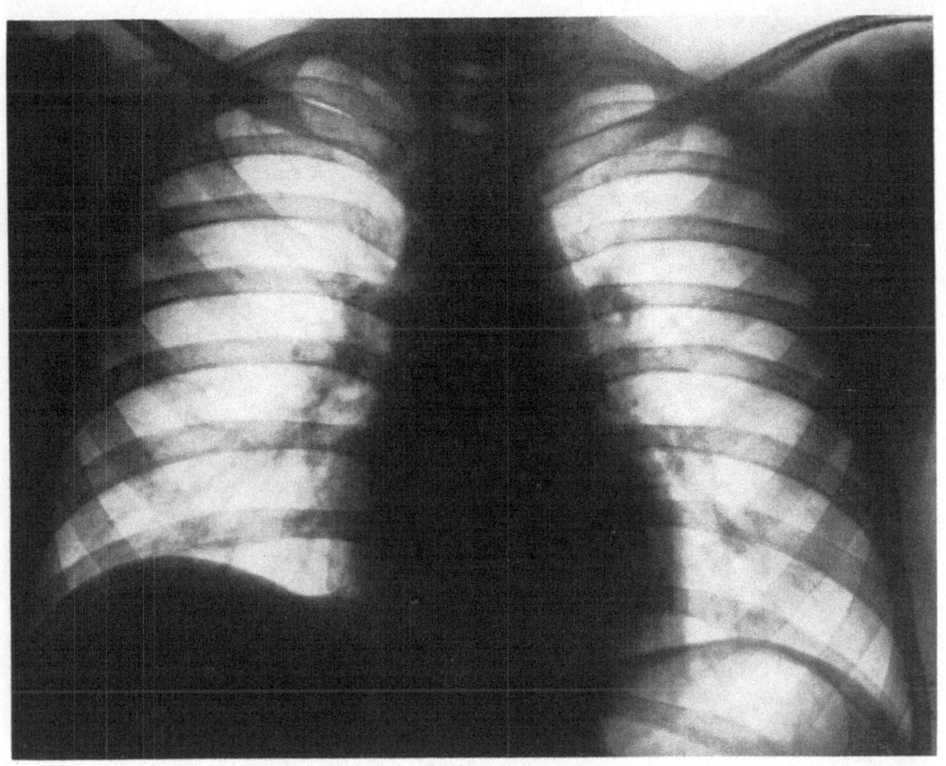

Abb. 58 b

scharfer Begrenzung. Kirschgroße dünnwandige Kaverne in Höhe des rechten 2 vorderen ICR. — Kombinierte Chemotherapie. — b) 15. Dezember 1954: Rapide Rückbildung der Herdschatten. Auch die Kaverne nicht mehr nachweisbar

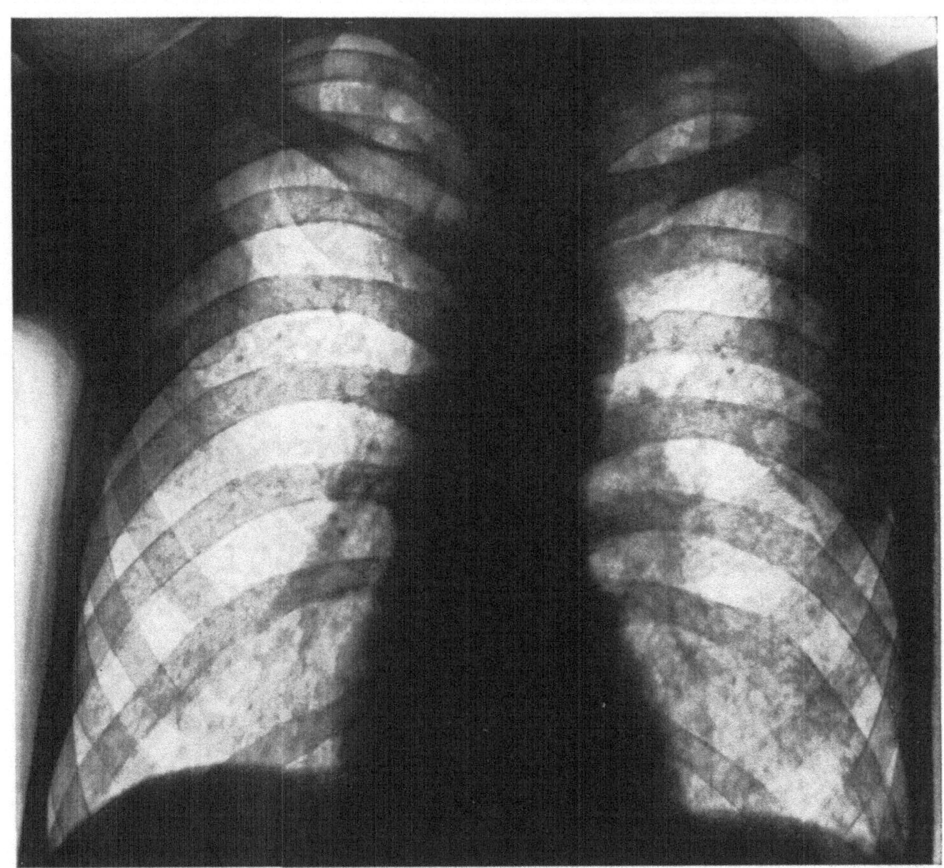

Abb. 59 a

Abb. 59. Submiliare Lungenaussaaten nach Nierentuberkulose und alten hämatogenen Lungenstreuungen. — Ko. F., 39jähriger Arzt, der nach einer vor einigen Jahren erfolgten Nephrektomie akut mit hohem Fieber erkrankte. Harn und Auswurf positiv. — a) 26. Juni 1961: Relativ grobfleckige submiliare Lungenaussaat mit exsudativ exazerbierenden präexistenten Herden in den kranialen Teilen beider Oberlappen. — Kombinierte Chemotherapie. — b) 14. November 1961: Weitgehender Schwund der rezenten submiliaren Lungenherde und der exsudativen Exazerbation der spärlichen alten Oberlappenherde, die

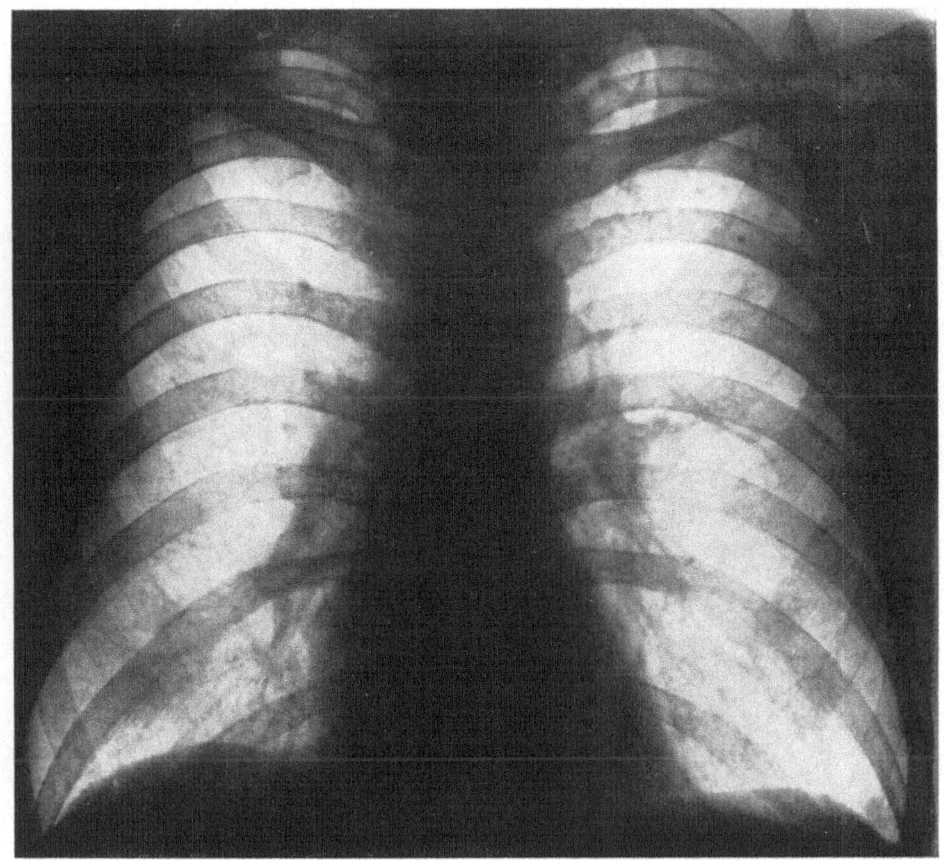

Abb. 59 b

teils weichteildicht und zackig, teils klein, rund und kalkdicht sind. — c) Die Schichtaufnahme des linken Obergeschosses vom gleichen Tage zeigt zwischen den harten Herdschatten und unterhalb einer Spitzenpleuraschwiele ein bullöses Emphysem (Doppelpfeile) und einen linsengroßen Schattenring (Pfeil), der wahrscheinlich einer sehr kleinen Kaverne entspricht. — Nach vorübergehender Erholung Tod am 14. Juli 1963 an Meningitis. Obduktion ergab, abgesehen von der Meningitis, eine Tuberkulose der Restniere und Harnblase sowie verstreute indurierte und produktive Lungenherde

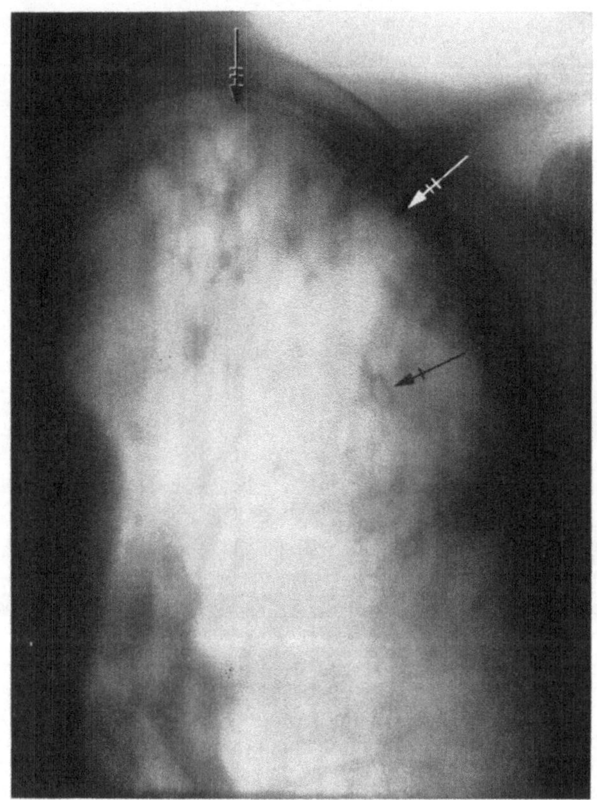

Abb. 59 c

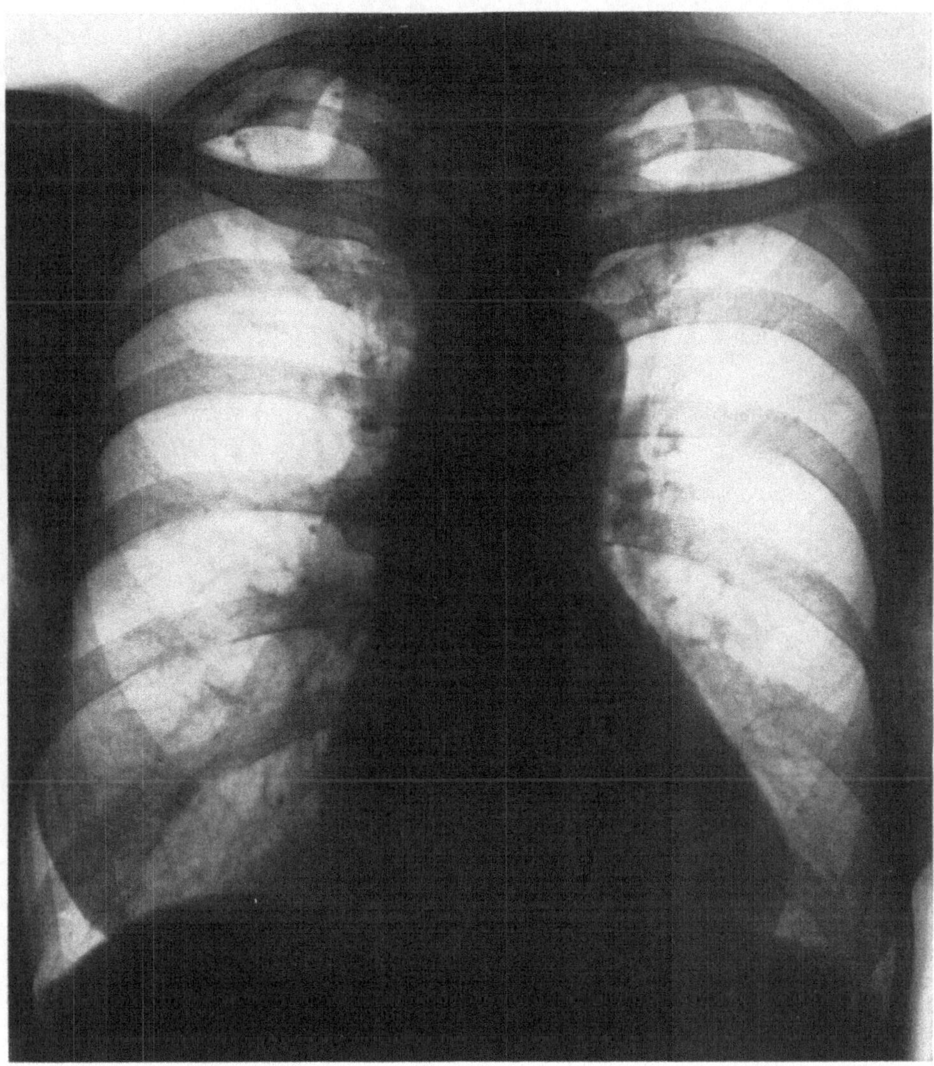

Abb. 60. Alte beidseitige hämatogene Spitzenstreuherde. — Ha. I., 58jährige Frau. Teils weichteildichte zackig begrenzte, teils kalkdichte Herdschatten in beiden Spitzenfeldern

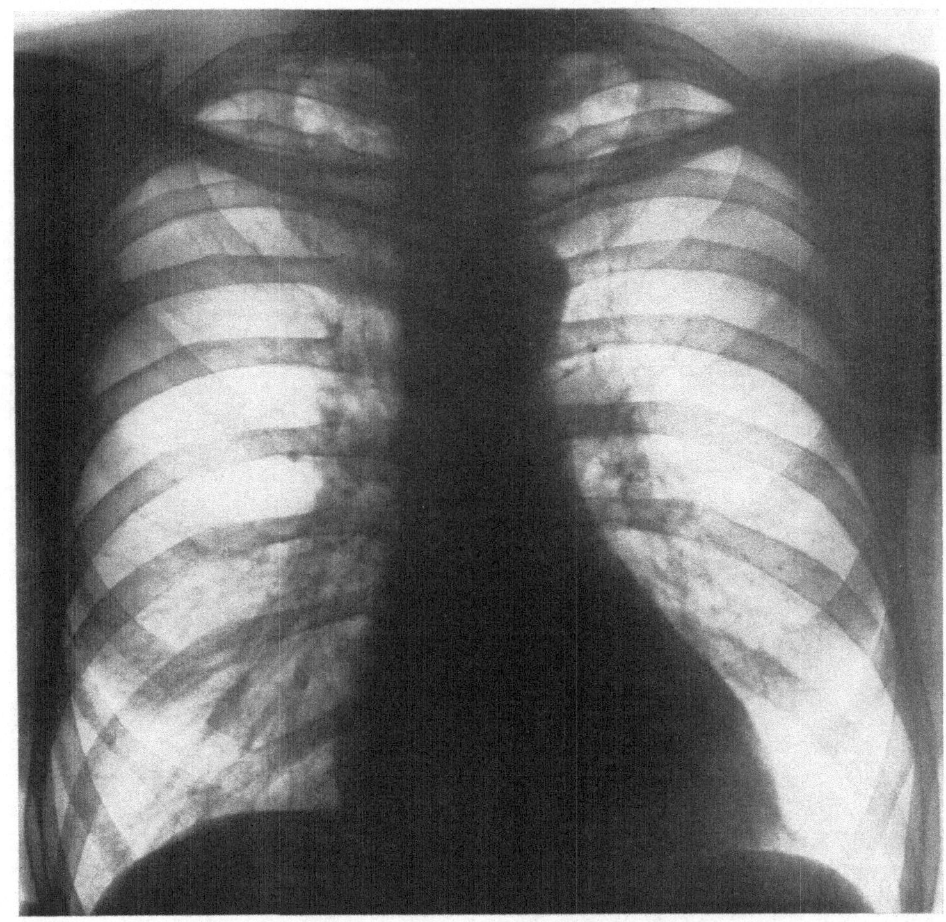

Abb. 61. Beidseitige hämatogene Spitzenfibrose mit Emphysem. — 58jähriger Emphysematiker mit zackig begrenzten Herdschatten in beiden Spitzenfeldern und arkadenförmiger Begrenzung des Begleitschattens zu beiden zweiten Rippen durch Spitzenpleuraschwiele. Kleine Verkalkung am linken Hilus

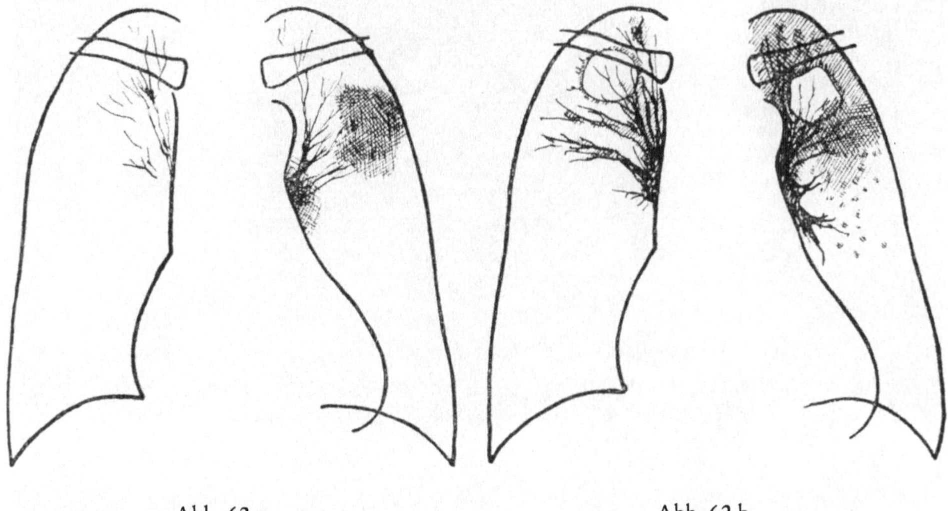

Abb. 62 a          Abb. 62 b

Abb. 62. Bilateral-symmetrische, offenbar hämatogene Oberlappenfibrose mit Entwicklung einer kavernösen Phthise aus einem zerfallenden Spätinfiltrat (Fall aus vorchemotherapeutischer Zeit). — 64jähriger kachektischer Mann mit positivem Sputum. — a) Harte strangförmige Verdichtungen in den kranialen Teilen beider Oberlappen. Kleinapfelgroßer unscharf begrenzter Schatten eines Spätinfiltrats im linken S 3. — b) Nach einem Jahr kavernöser Zerfall des Spätinfiltrats mit inhomogener wolkig-fleckiger Verschattung der kranialen Teile des Oberlappens und bronchogenen Streuherdschatten in der Lingula. Große dünnwandige Kavernenringschatten (Tochterkaverne) im rechten Oberlappen mit weichen Herden und Strängen

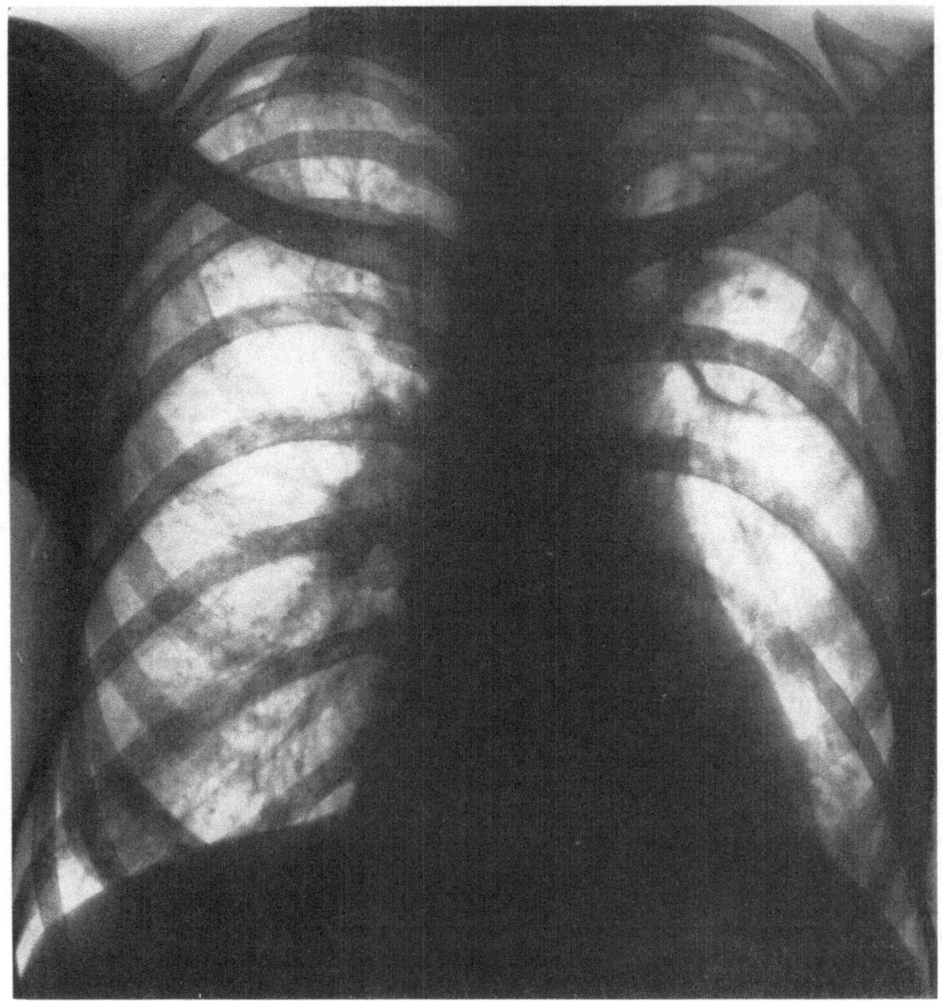

Abb. 63 a

Abb. 63. Kavernöse Lungenfibrose (Tuberculosis ulcerofibrosa). — Schu. B., 49jährige Frau
mit langjähriger Lungenanamnese. Sputum positiv. — a) 26. Juli 1957: Intensive inhomogene Verschattung des linken Spitzenfeldes und der lateral angrenzenden infraklavikularen
Partien. Innerhalb der Verschattung zwei kleine kavernöse Aufhellungen. Darunter eine
hühnereigroße, ziemlich dünnwandige Kaverne, die dem Unterlappen angehört. Der linke
Hilus durch Oberlappenschrumpfung hochgezogen. Links basal weiche Herdschatten, offenbar bronchogener Genese. Der rechte Oberlappen ist von harten strängigen Schattenzügen
durchsetzt. Im übrigen enthält die rechte Lunge verstreute harte Herdschatten. — Der
Befund spricht für eine kavernöse Phthise des linken Ober- und Unterlappens mit zirrhotischer Schrumpfung des linken Oberlappens, für eine Fibrose des rechten Oberlappens,

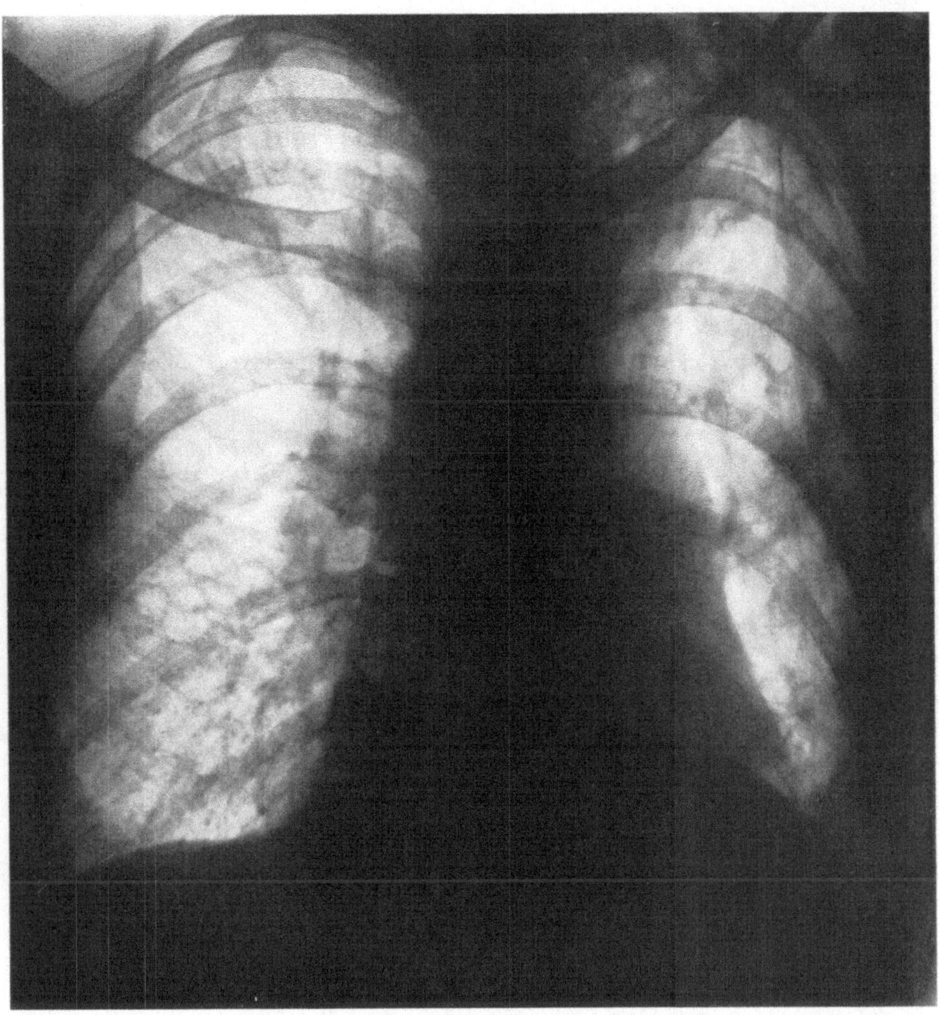

Abb. 63 b

für fibrös-produktive Streuherde in der rechten Lunge und bronchogene Streuherde in der linken Lungenbasis. — Kombinierte Chemotherapie. — Nach 2 Jahren die Kavernen nicht mehr nachweisbar. Sputum negativ. — b) 9 Jahre nach der Behandlung — 16. April 1966 — Hochgradige Schrumpfung des linken Oberlappens. Kavernen nicht mehr abgrenzbar. Strängige Verdichtungen rechts apikal. Beide Lungen im übrigen abnorm hell und mit Ausnahme der rechten Lungenbasis sehr strukturarm. — Patientin ist hochgradig dyspnoisch und zyanotisch. Sputum negativ. Tod am versagenden Cor pulmonale. — Autopsie ergibt eine schiefrige Induration des linken Oberlappens, ohne Kavernen, eine Fibrose des rechten Oberlappens, ein hochgradiges, zum Teil bullöses Emphysem und beidseitige pleurale Adhäsionen

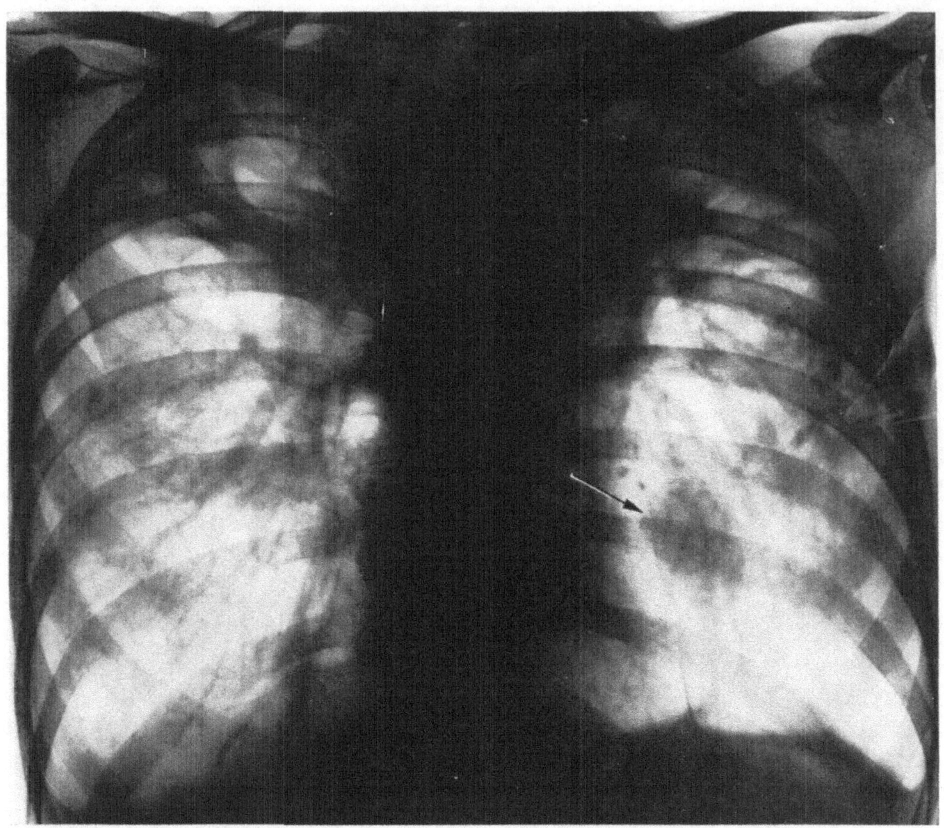

Abb. 64. Kavernöse Phthise beider Lungen mit zirrhotischer Schrumpfung beider Oberlappen. — K. C., 34jährige Frau mit langjähriger pulmonaler Anamnese. Kachexie und
positiver Auswurf. — Beide Oberlappen sind hochgradig geschrumpft, massiv verschattet
und enthalten aprikosengroße Kavernen. Beide Unterlappen enthalten in den kranialen Teilen große, dünnwandige Kavernen. Links basal ist ein walnußgroßer scharf konturierter
Rundschatten, der einer sekretgefüllten dünnwandigen Kaverne entsprach (Pfeil). Die
basalen Teile beider Unterlappen sind hochgradig emphysematös aufgehellt und strukturarm. Beide Diaphragmen sind abgeflacht und durch Adhäsionen an der Thoraxwand fixiert.

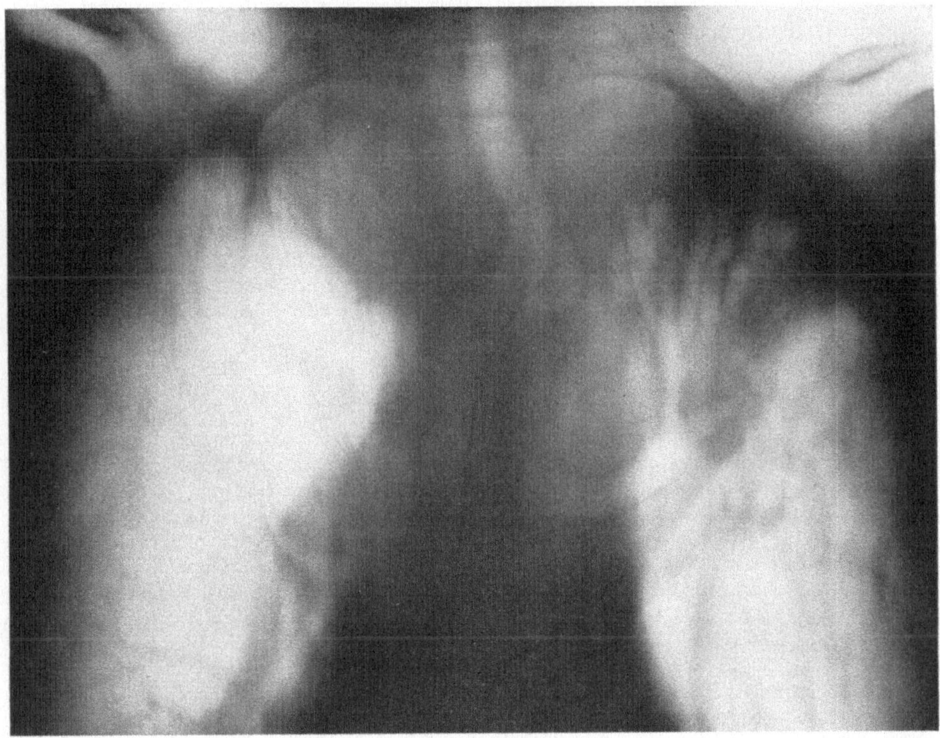

Abb. 65. Posttuberkulöse Bronchiektasien bei beidseitigem Oberlappenprozeß. — Be. P., 71jährige Frau mit langjähriger pulmonaler Anamnese. Sputum derzeit negativ. — Massive Verschattung und Schrumpfung des linken Oberlappens und der apikodorsalen Teile des rechten Oberlappens mit kolbigen Bronchiektasien, links vielleicht teilweise auch (gereinigten) Strangkavernen. Die Trachea ist im oberen thorakalen Abschnitt durch schwielige Mediastinitis stumpfwinkelig nach links verzogen und ausgebuchtet

Abb. 66. Kavernöse Lungenfibrose mit extrapulmonalen Organtuberkulosen. — Scha. A., 38jähriger verwahrloster und kachektischer Alkoholiker, wird mit den Zeichen eines rechtsseitigen Spontanpneumothorax eingewiesen. Es besteht kein anamnestischer Anhaltspunkt für eine Pneumokoniose. — Vor 11 Jahren Spanplastik einer spezifischen Spondylitis. Vor 13 Jahren Pleuritis. Derzeit Husten, Atemnot und Zeichen einer Urogenitaltuberkulose. Sputum positiv. — a) Übersicht 10. Mai 1962: Rechtsseitiger Pneumothorax mit flächenhaften und strangförmigen Adhäsionen. In den kranialen Teilen beider Lungen größere dichte Schattenareale. In der Höhe des linken Schlüsselbeins ein pflaumengroßer Kavernenringschatten; infraklavikular sind einige große, auffallend dünnwandige Ringschatten. Beide Lungen im ganzen abnorm strukturreich und von streifigen Verdichtungen und sternförmig ausgezackten Fleckschatten durchsetzt. Alle Strukturen sind unscharf konturiert, so daß man den Eindruck einer starken Durchfeuchtung der Lunge hat, die möglicherweise mit einer renalen Insuffizienz bei Nierentuberkulose zusammenhängt. Auffallend sind insbesondere die grobfleckigen weichen blassen Verdichtungen in der rechten Lunge, von denen es sehr zweifelhaft ist, daß sie bronchogener Natur seien. — b) Tomo 6. Juni 1962: Pneumothorax wesentlich kleiner. Die streifigen und fleckförmigen Strukturen beider Lungen haben sich rapid zurückgebildet, was die Annahme der Resorption eines teils interstiellen, teils parenchymatösen Lungenödems bestärkt. Nur die großen Indurationsfelder in beiden Oberlappen sind noch von weichen wolkigen Verschattungen umgeben. Links sind anstelle der subklavikularen Kaverne und der infraklavikular-lateral gelegenen dünnwandigen Höhle je ein homogener Rundschatten, die für Sekretretention sprechen. In den mittleren Partien der rechten Lunge treten die zarten Ringschatten eines bullösen Emphysems hervor. — Kombinierte Chemotherapie. — c) Übersicht 5. September 1962: Beide Lungen, besonders die linke, sind wesentlich strukturärmer und abnorm hell geworden. Es tritt nunmehr das hochgradige Emphysem hervor, in dem rechts das Wabenwerk zahlloser bullöser Emphysemblasen erkennbar wird. Die großen Indurationsfelder in beiden Oberlappen haben sich verkleinert und haben harte Struktur angenommen. Links apikal ist die stark verkleinerte Kaverne abgrenzbar. Rechts in der Höhe der dritten vorderen Rippe ist ein kirschgroßer Rundschatten (Sekretretention oder neuer solider Rundherd?) — Es ist zweifellos, daß es sich in diesem Falle um eine exulzerierte tuberkulöse Lungenfibrose handelt. Inwieweit die verstreuten passageren weichen wolkigen Strukturen in den Lungen auf einer spezifisch allergischen Reaktion und auf bronchogener Propagation, inwieweit auf einer abnormen Durchfeuchtung der Lunge durch ein (renales?) interstitielles und parenchymatöses Lungenödem zu beziehen sind, läßt sich nicht mit Sicherheit entscheiden, zumal präexistente Lungennarben einer Fibrose Zentren für die Ansammlung von Transsudatmassen abgeben. Die sehr rasche Rückbildung der weichen Verschattungen noch vor Einsetzen der spezifischen Chemotherapie spricht für diese Annahme

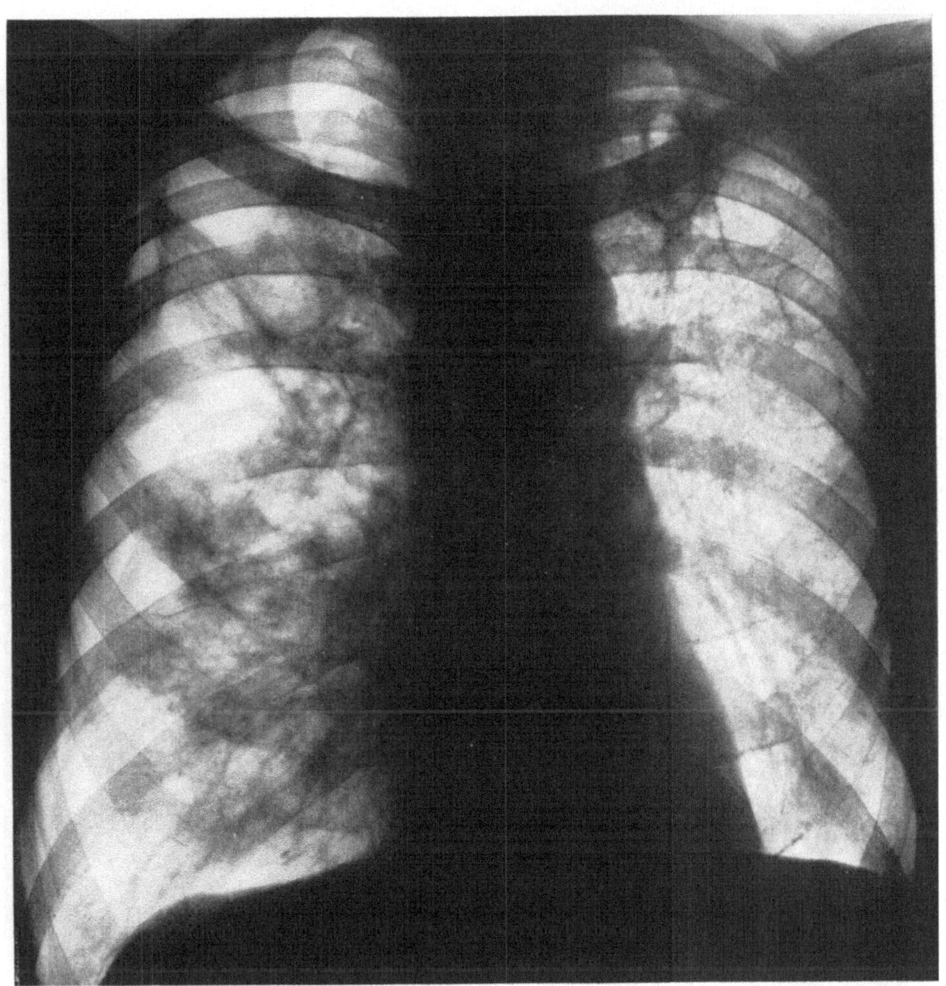

Abb. 66 a

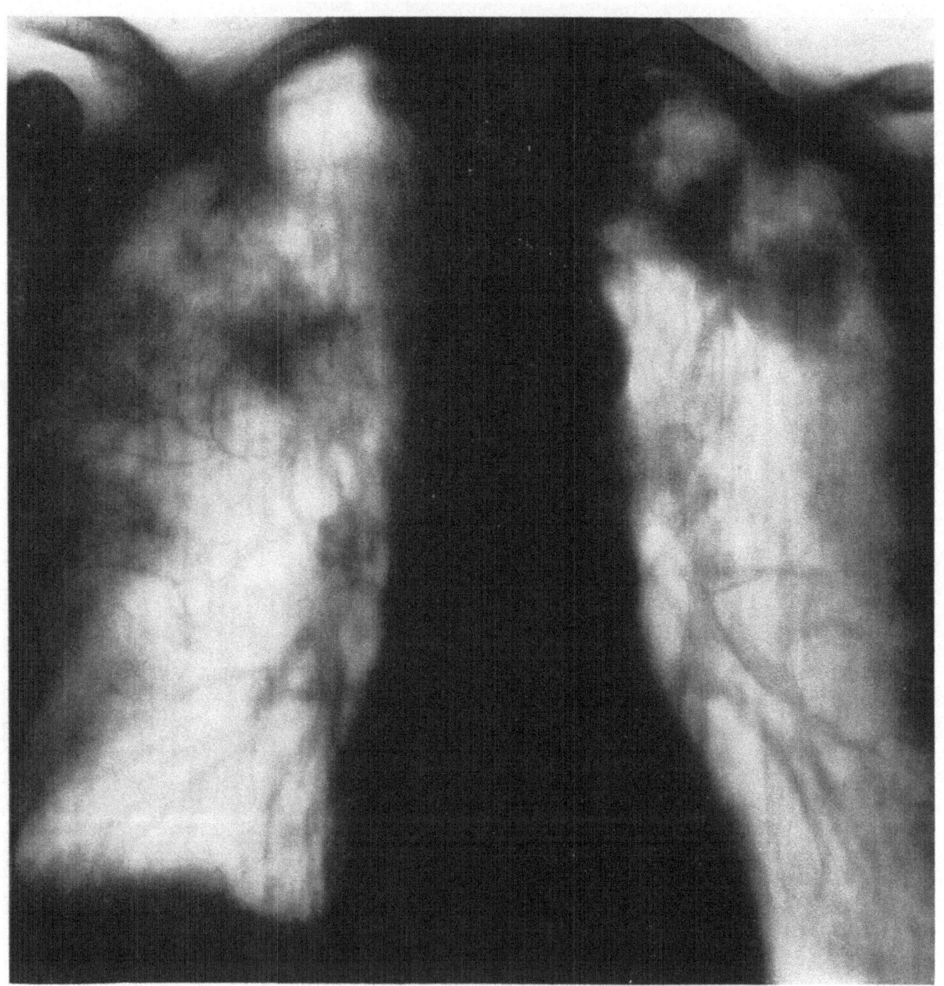

Abb. 66 b

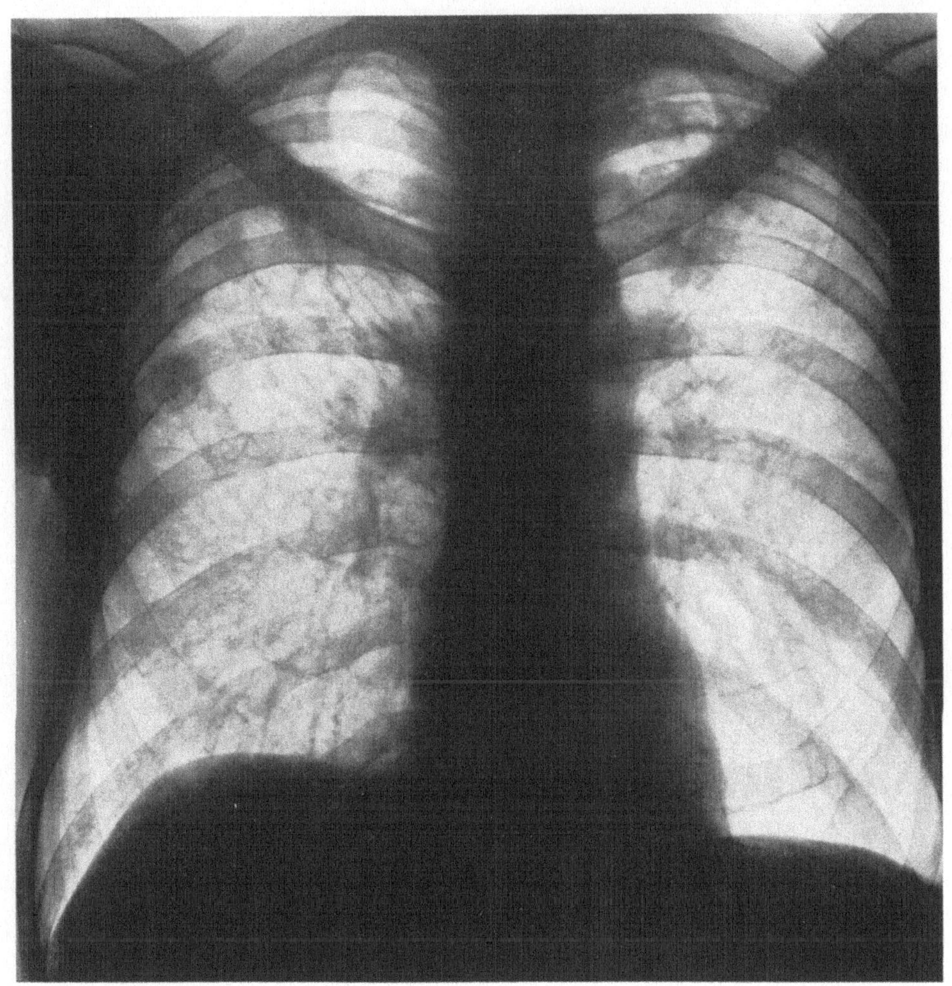

Abb. 66 c

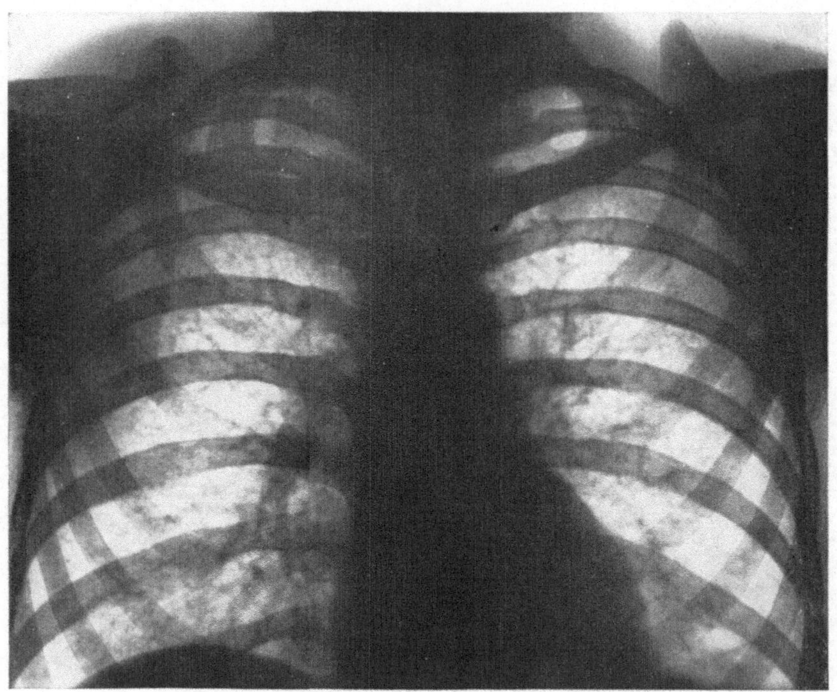

Abb. 67 a

Abb. 67. Exazerbation einer tuberkulösen Lungenfibrose mit multiplen perifokalen Spät-infiltraten und linksseitigem pleuralem Erguß. — a) Beide Lungenfelder sind von harten strängigen und herdförmigen Verdichtungen durchsetzt. Im linken Phrenikokostalwinkel war ein kleiner pleuraler Ergußschatten vorhanden, der im Bilde nicht sichtbar ist. — b) 6 Wochen später sind um zahlreiche präexistente Herde weiche wolkige Schattenareale als Zeichen der Exazerbation aufgetreten. Der linksseitige Hydrothorax ist angestiegen. Sputum nunmehr positiv

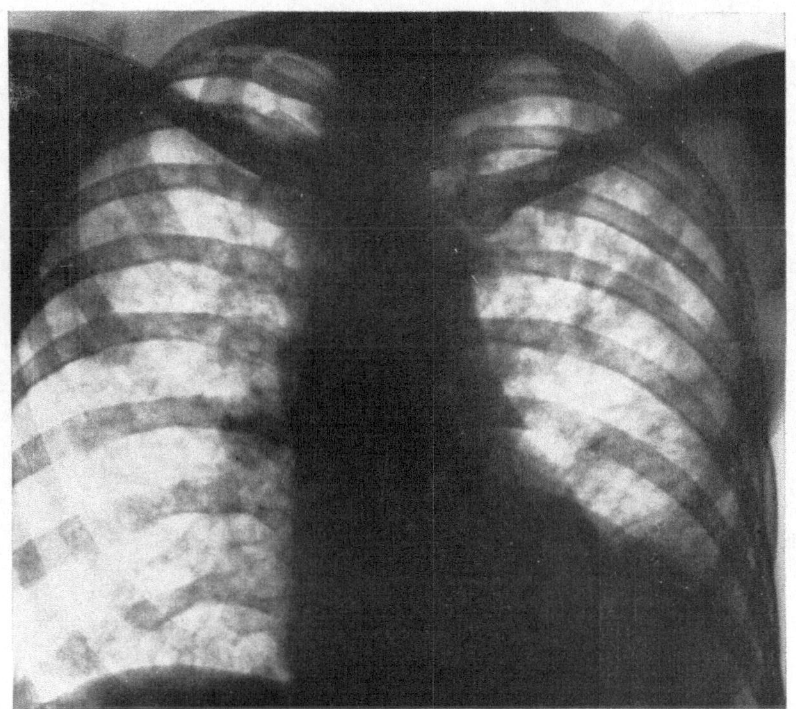

Abb. 67 b

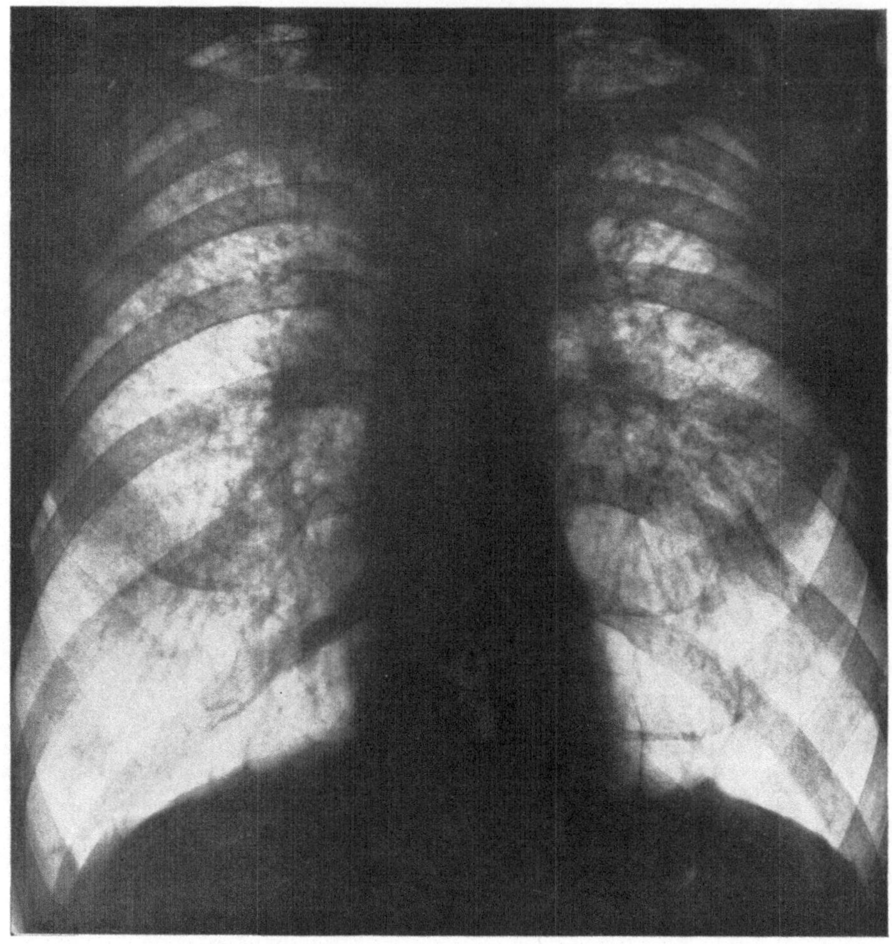



Abb. 68. Tuberkulöse retikuläre Fibrose. — Alter kachektischer Emphysematiker mit schwerer Dyspnoe und Zyanose. — Von den vergrößerten, hart strukturierten, apikalwärts verzogenen Hilusschatten ziehen derbe Schattenstränge in alle Teile beider Lungen, besonders in deren kraniale Abschnitte. Beide Lungenfelder sind in kaudalwärts abnehmender Dichte von verschieden großen harten Herdschatten durchsetzt. Abnorme Grundhelligkeit beider Lungen. Extremer Tiefstand, Abflachung und eingeschränkte respiratorische Exkursionen beider Diaphragmen. Die Autopsie bestätigt die tuberkulöse retikuläre Fibrose mit hochgradigem Emphysem

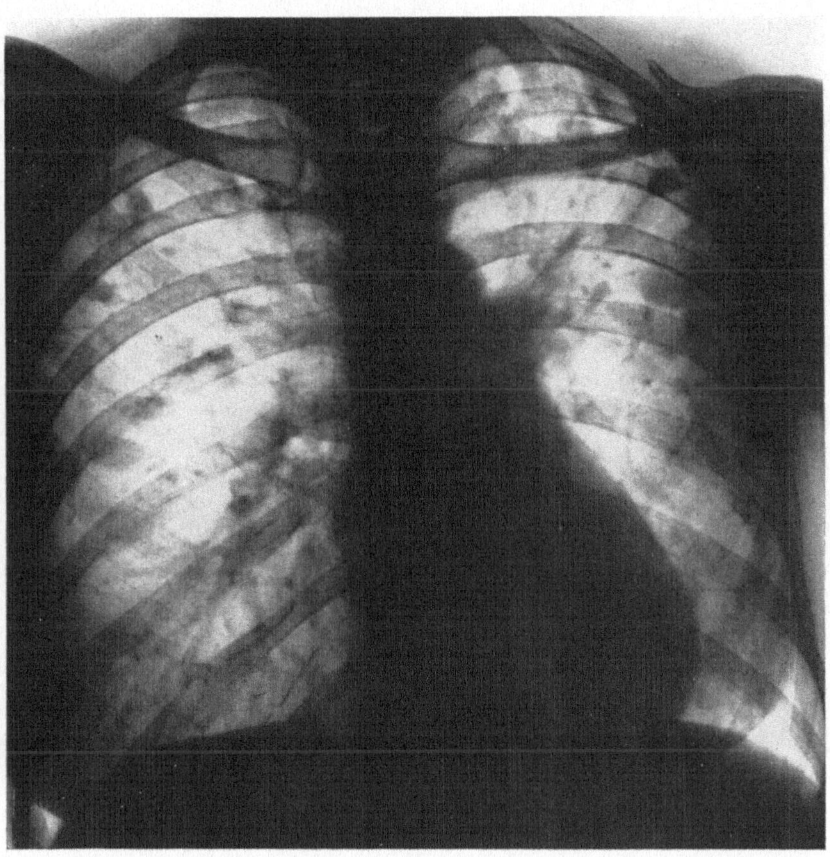

Abb. 69. Grobknotige Lungenaussaat. — Frau in mittleren Jahren mit langer Lungenanamnese (Fall aus vorchemotherapeutischer Zeit). — In beiden Lungen unregelmäßig verstreute erbsen- bis über haselnußgroße Herdschatten verschiedener Schattendichte und
Begrenzung. Einige Herdschatten weichteildicht, rundlich oder oval, andere mit zackigen
Ausläufern gegen den Hilus versehen, andere unregelmäßig begrenzt, einzelne partiell kalkdicht. Zeichen von Emphysem

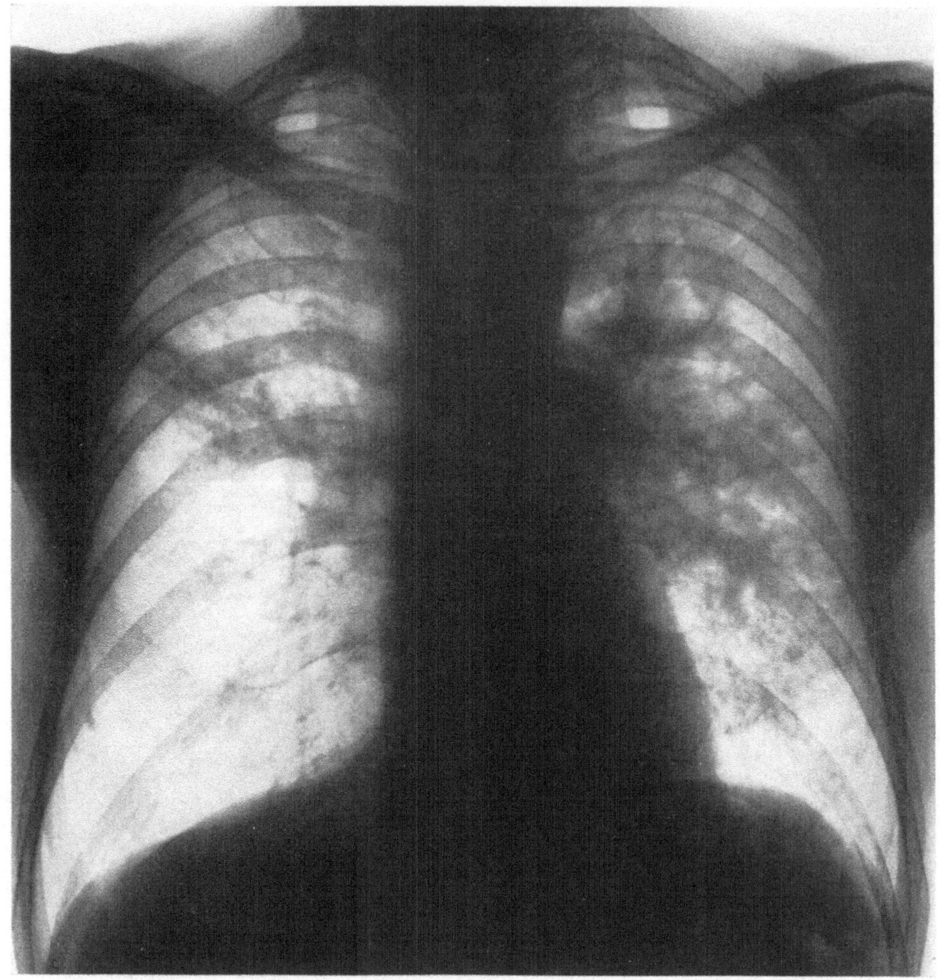

Abb. 70 a

Abb. 70. Exazerbierender Hilusprozeß mit perihilärer verkäsender und kavernös zerfallender Pneumonie sowie bronchogener Streuung in den Oberlappen der Gegenseite. Weitgehende Rückbildung der pneumonischen Anschoppung mit teilweiser Verkleinerung und Reinigung, teilweisem Schwund der Kavernen und mit Hinterlassung von Schwielenfeldern und eines Narbenemphysems. — 51jähriger, angeblich nie krank gewesener Mann mit Fieber und positivem Auswurf. — a) 2. Mai 1961: Große linksseitige perihiläre Verschattung, die sich peripherwärts in weiche Herdschatten auflöst und an ihrem oberen Pol eine große, dünnwandige Kaverne erkennen läßt (b). Innerhalb der Verschattung sind tomographisch stark verengerte Bronchien (c) und kleine Kavernen (d) nachweisbar. In der rechten Oberlappenbasis ist ein buckelig begrenztes Schattenareal (wahrscheinlich Konglomerattuberkel) mit einer länglichen kavernösen Aufhellung (e). — f) 25. April 1962: Nach kombinierter Chemotherapie Sputum nur noch schwach positiv. Die linksseitige Oberlappenkaverne sehr dünnwandig und röhrenförmig geschrumpft. Die perihiläre Anschoppung hat sich mit Induration des Hilus und mit Hinterlassung harter Stränge und eines strukturarmen Narbenemphysems zurückgebildet. In der rechten Oberlappenbasis ist die schlitzförmig geschrumpfte Kaverne nachweisbar. Die produktiven Herde haben sich weitgehend zurückgebildet

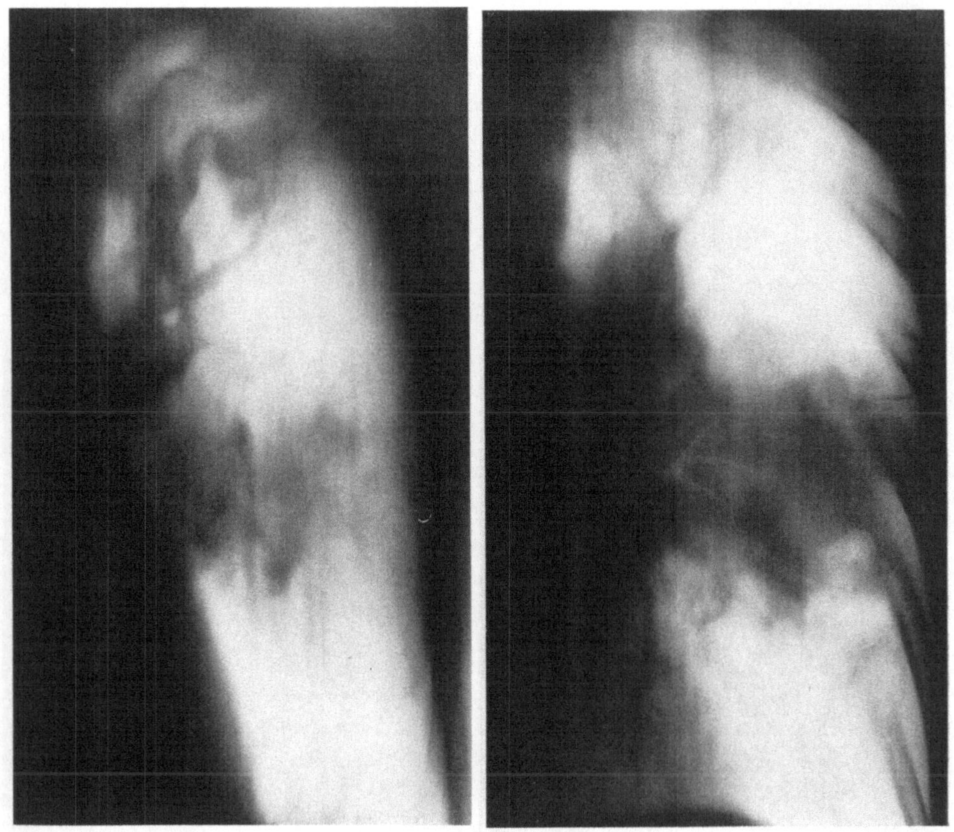

Abb. 70 b                          Abb. 70 c

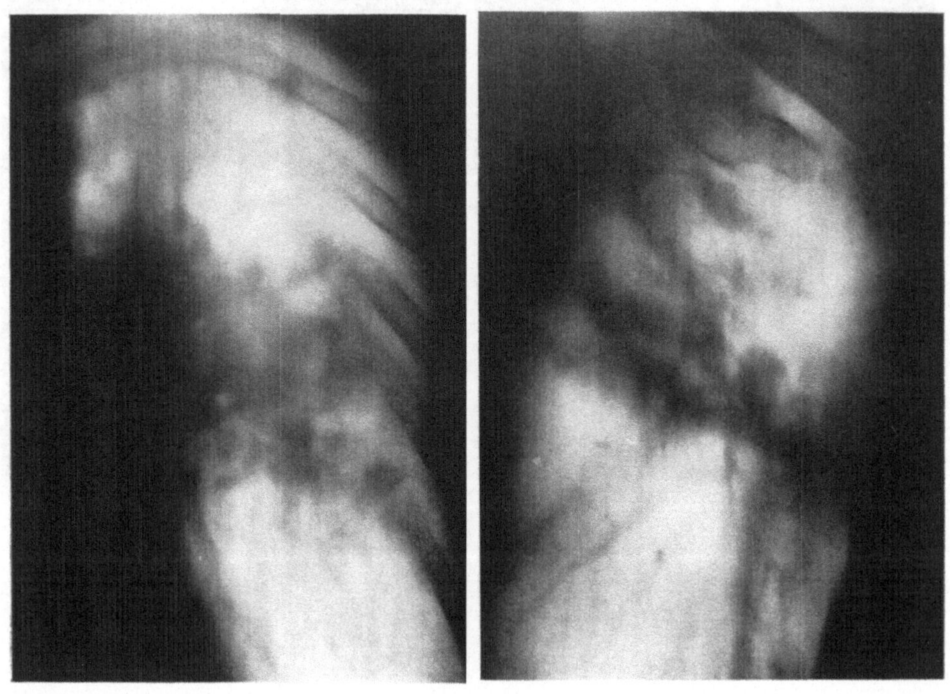

Abb. 70 d         Abb. 70 e

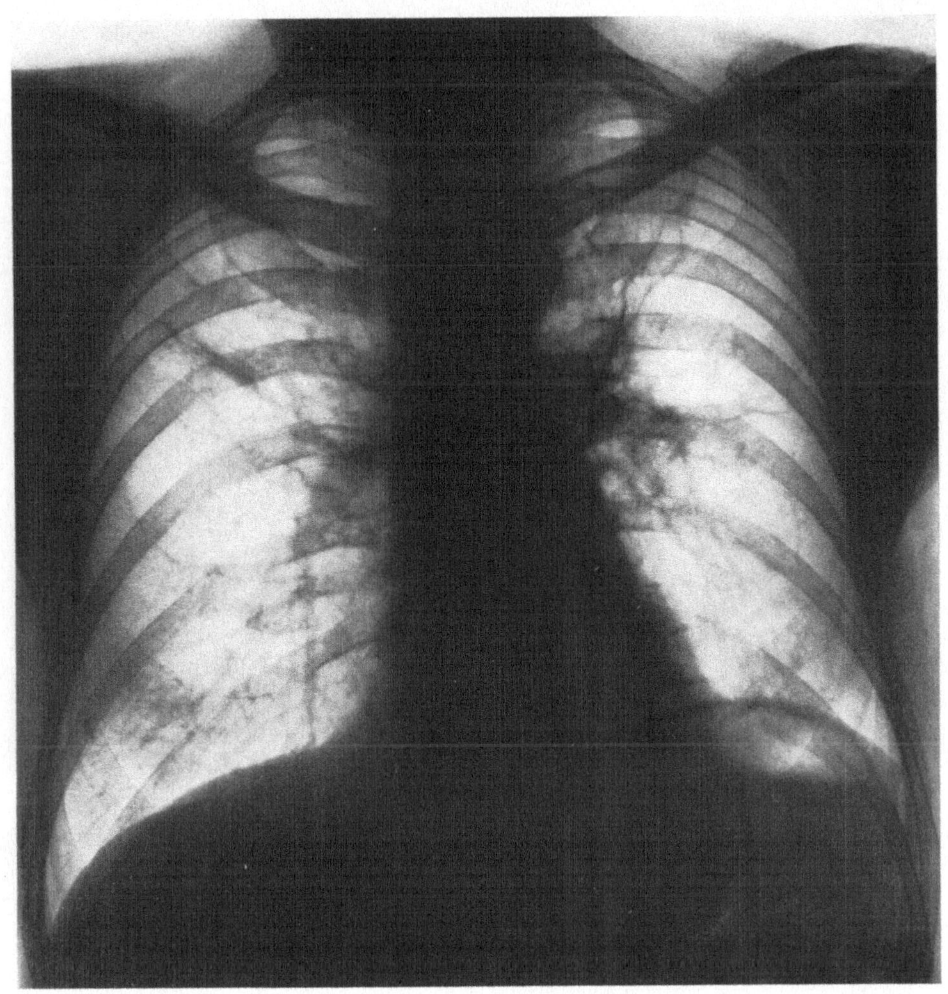

Abb. 70 f

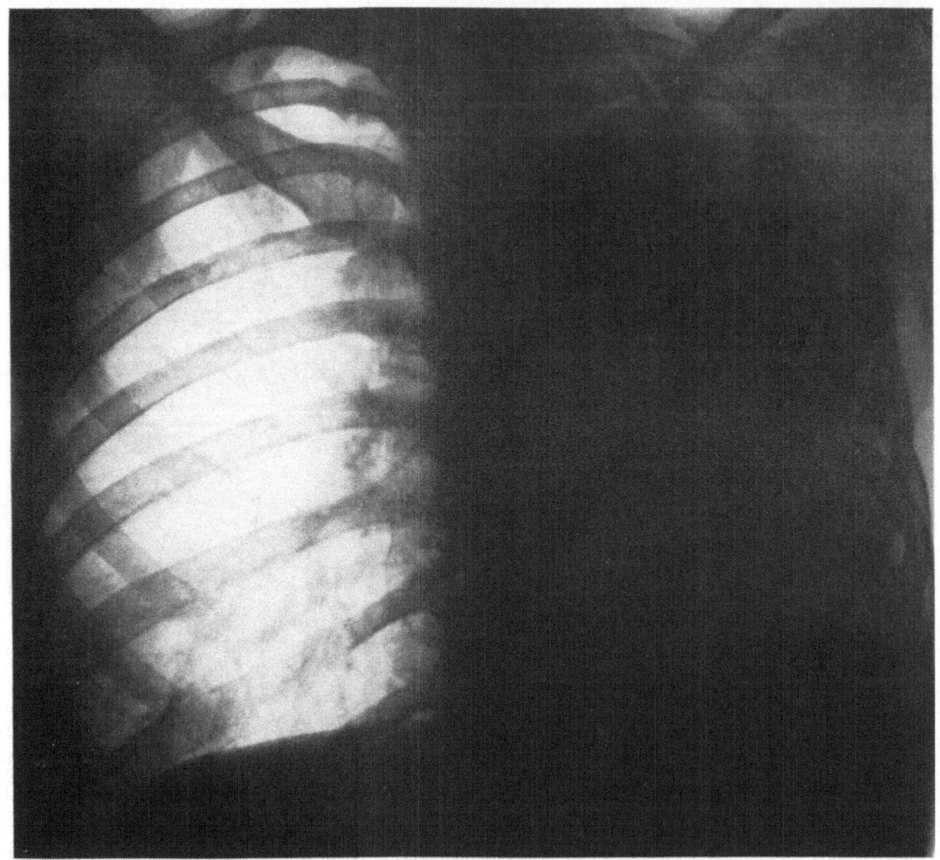

Abb. 71 a

Abb. 71. Flüchtiger atelektatischer Lungenkollaps durch Schleimhautschwellung und Hypersekretion einer Reizbronchitis. — Gü. R., 22jährige Frau, bei der vor eineinhalb Jahren eine Resektion des apikodorsalen Segments des linken Oberlappens wegen chemotherapieresistenter Kaverne vorgenommen worden war. Seit 2 Tagen Rückenschmerzen, Husten mit spärlich positivem Auswurf und Fieber bis 38,5⁰. — a) 13. November 1955: Atelektatischer Kollaps und massive Verschattung der linken Lunge. — Bronchoskopie: im linken Hauptbronchus reichlich teils eitriges, teils seröses Sekret, das bei jeder Exspiration gegen die Carina spritzt und bei der Inspiration aspiriert wird. Lappen und Segmentbronchien sind stark gerötet und durch Schleimhautschwellung bis auf Stricknadeldicke verengert. — b) 21. November 1955 Tomo: Linke Lunge vollständig entfaltet. In dem die Pleurakuppel einnehmenden Teil des Oberlappenrests sind weiche konfluierende Herdschatten und eine kleine kavernenverdächtige Aufhellung. Von diesen ziehen unregelmäßig begrenzte Bronchien hiluswärts. In der linken Lungenbasis sind blasse wolkige Verschattungen. — c) 29. Dezember 1955: Die Basis des linken Unterlappens ist von einer wolkigen Verschattung eingenommen, die für eine Aspirationsaussaat spricht

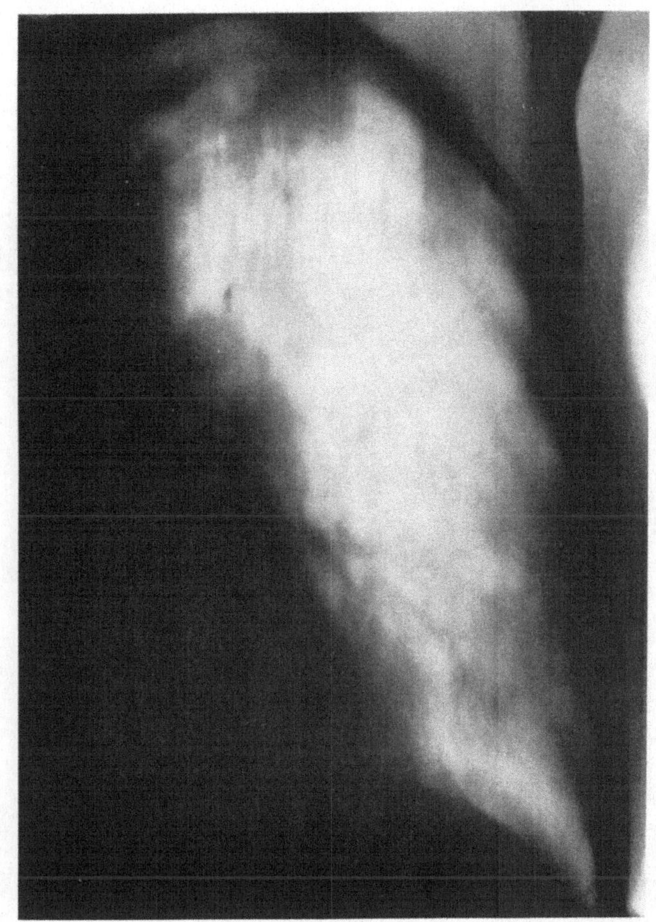

Abb. 71 b

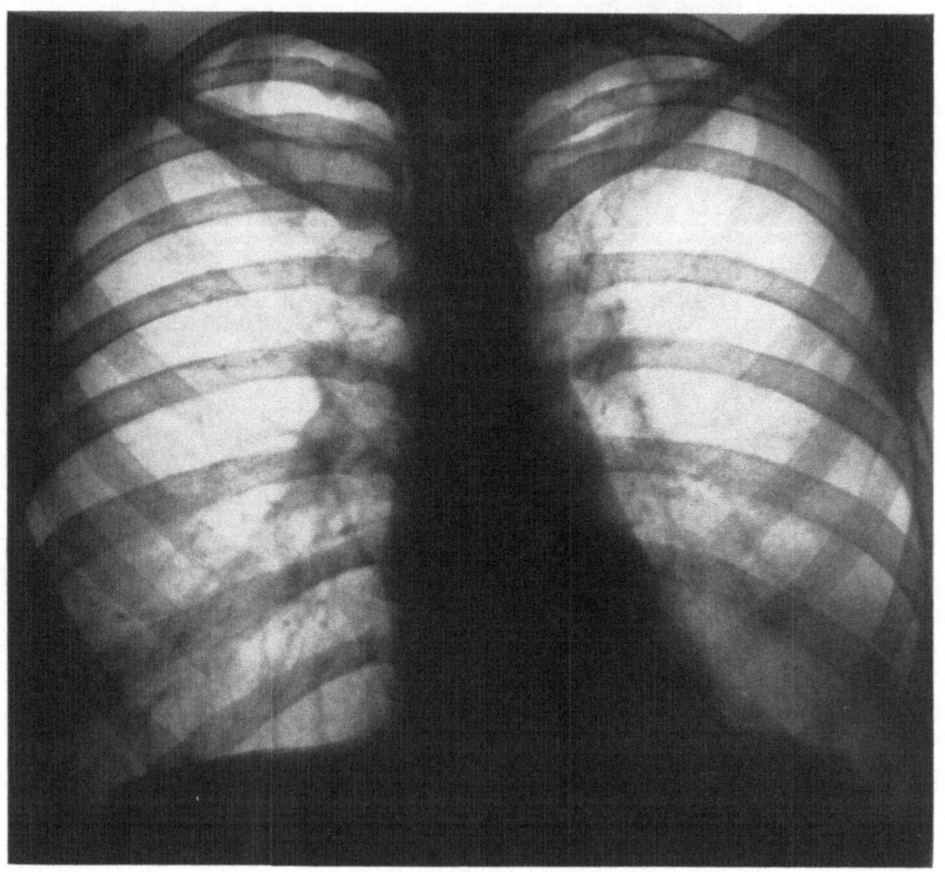

Abb. 71 c

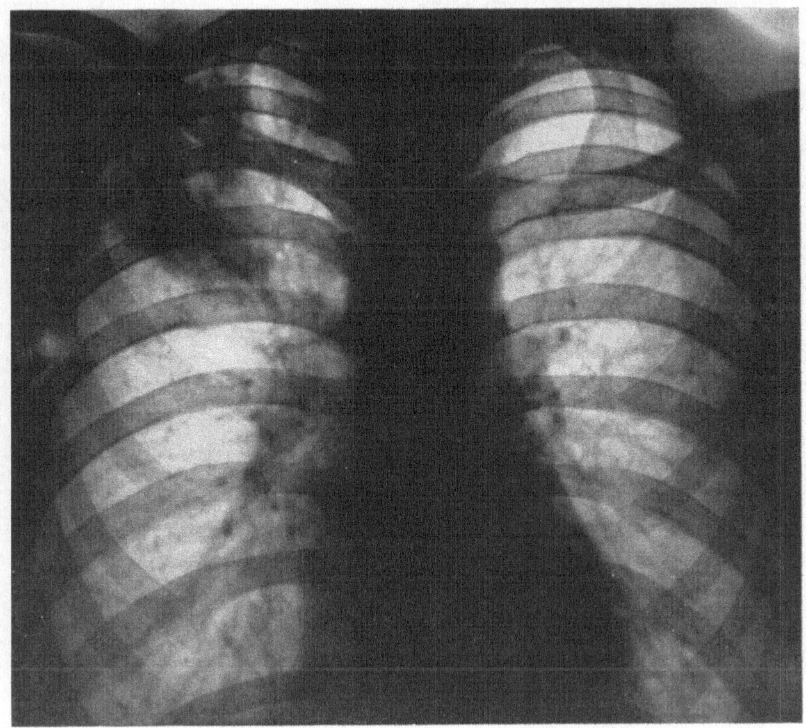

Abb. 72. Segmentär begrenztes Frühinfiltrat mit kavernösem Zerfall. Initiale Hämoptoe. — Das rechte S 2 ist intensiv inhomogen verschattet und enthält eine subklavikulare Kaverne. Sonst in beiden Lungen keine pathologischen Strukturen

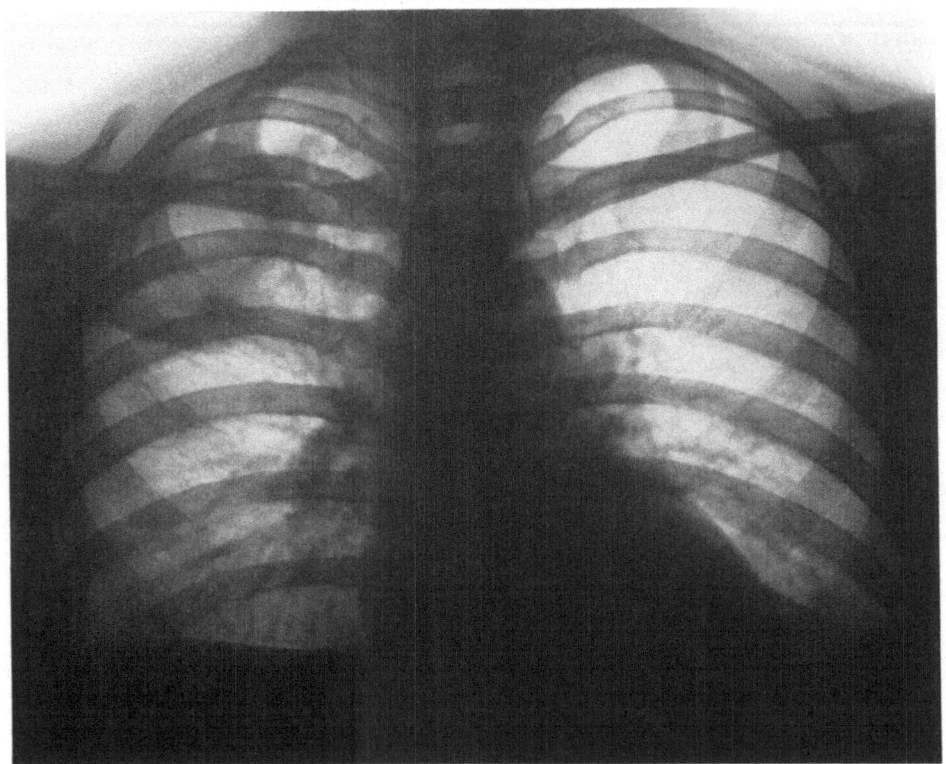

Abb. 73 a

Abb. 73. Kavernöses Spätinfiltrat. Chemotherapeutische Rückbildung in eine Spaltkaverne. — Schm. M., 26jährige Gravida mens. VII. Vor 2 Monaten wegen Husten und Müdigkeit von ihrem Arzt mit Sulfonamiden und Penicillin erfolglos behandelt. Vor 8 Tagen röntgenologisch Kaverne festgestellt. Sputum positiv. Senkung 68/116. — a) und b) 29. Dezember 1961: Kleinapfelgroßes marginales Infiltrat in den axillar-basalen Teilen des rechten Oberlappens (S 3) mit Kaverne, in die buckelige Schatten wandständiger Granulationen oder Nekrosen ragen (b). Einige harte, sicher präexistente Herdschatten im rechten Spitzenfeld. Dieser Befund spricht mit großer Wahrscheinlichkeit für ein bronchogenes Spätinfiltrat, das aus präexistenten Spitzenherden stammen dürfte. — Kombinierte Chemotherapie. 15. Februar 1962 Partus. — c) Tomo 16. Mai 1962: Kleiner Infiltratrest mit spaltförmiger Kaverne

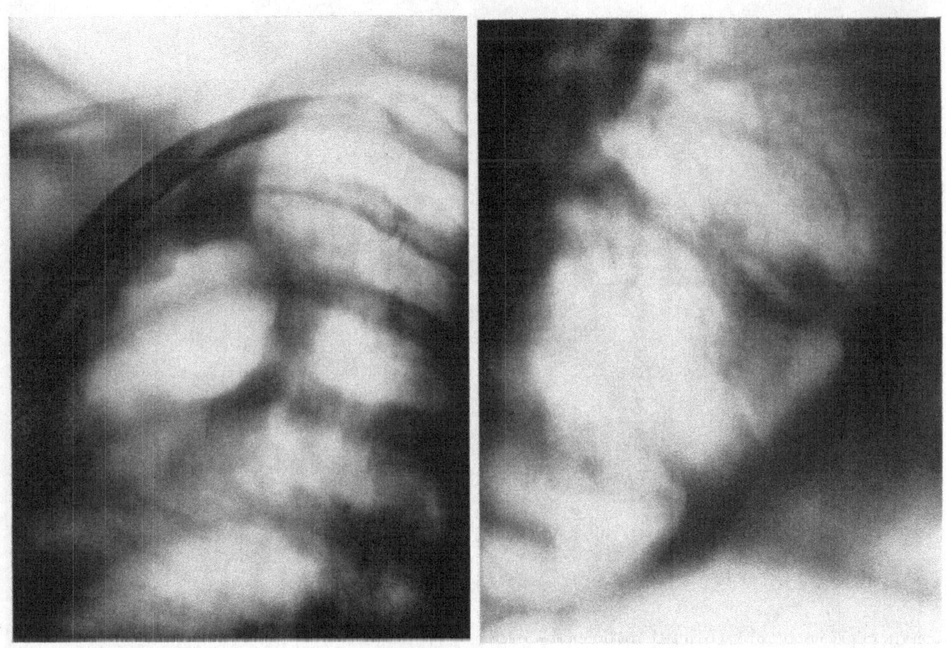

Abb. 73 b          Abb. 73 c

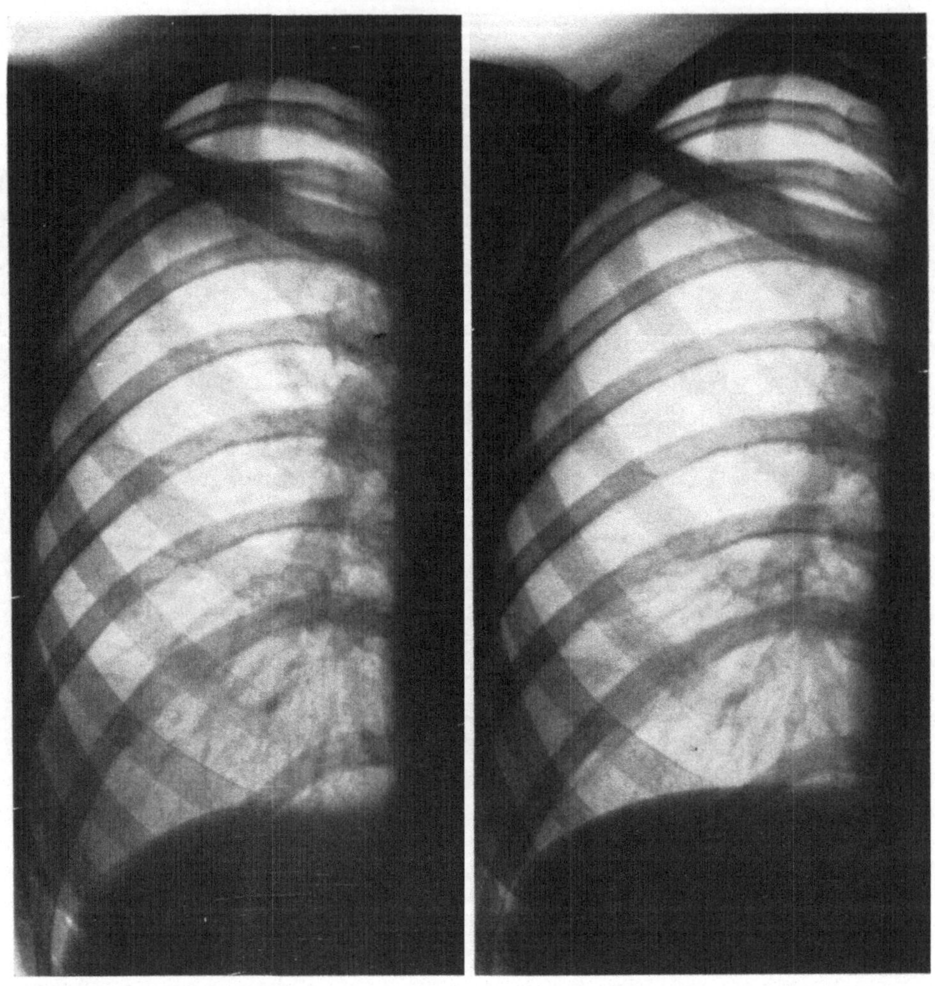



Abb. 74. Frühkaverne. — Wi. V., 23jährige Frau mit „initialer" Hämoptoe. — a) Walnußgroßer blasser, unscharf begrenzter Infiltratschatten rechts infraklavikular mit kleiner zentraler Aufhellung. — Kombinierte Chemotherapie. — b) Nach 6 Wochen wesentliche Verkleinerung, Aufhellung und streifige Struktur des Infiltratschattens. Sputum negativ

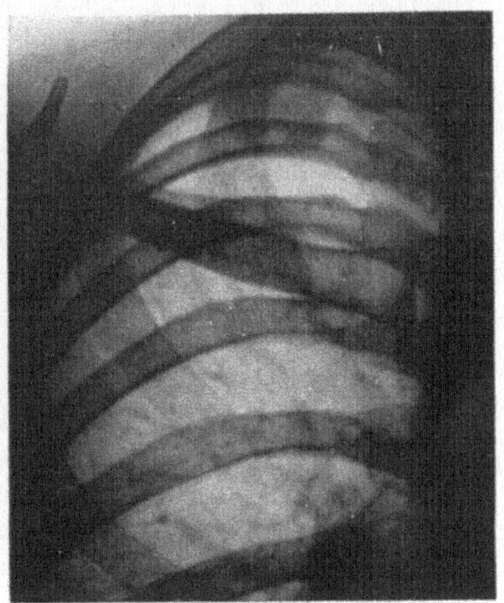

Abb. 75. Bienenschwarmförmiges apikales Frühinfiltrat

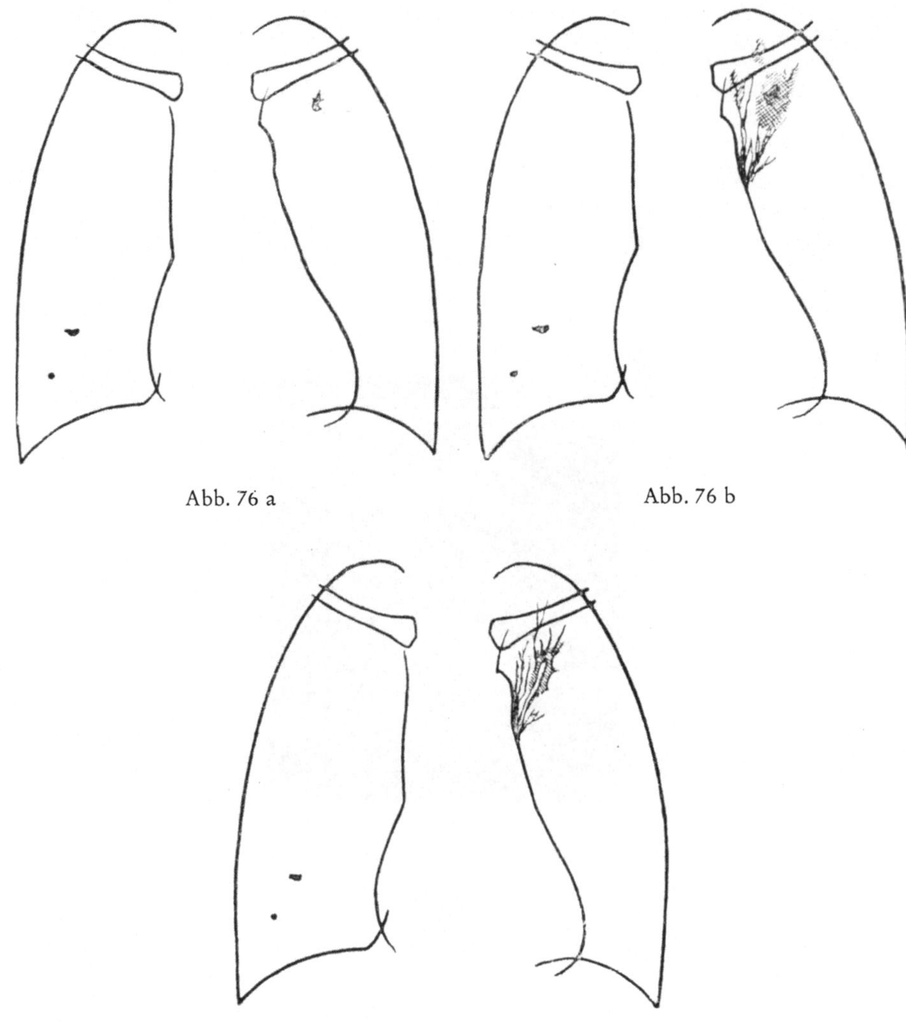

Abb. 76 a          Abb. 76 b

Abb. 76 c

Abb. 76. Spätinfiltrat um präexistenten Herd nach exogenem Reinfekt. — Junge Ärztin, die nach Dienst in einer Tuberkuloseabteilung aus voller Gesundheit mit einer initialen Hämoptoe erkrankte (Fall aus vorchemotherapeutischer Zeit). — a) 2 Jahre vor der Erkrankung: Rechts basal verkalkte Residuen eines Primärinfekts. Links infraklavikular ein kleiner weichteildichter, zackig begrenzter Herdschatten. — b) Nach Hämoptoe: Kleinpflaumengroßes wolkiges Spätinfiltrat um den linksseitigen präexistenten Herd mit einigen kleinen Herdschatten in der Umgebung und Schattensträngen zum Hilus. — c) Nach längerer Sanatoriumsbehandlung: Entwicklung einer Strangkaverne in hartem Indurationsfeld. Sputum negativ geworden

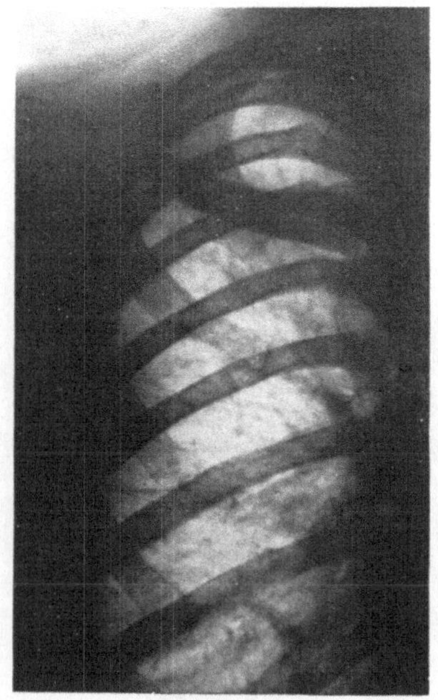

Abb. 77 a

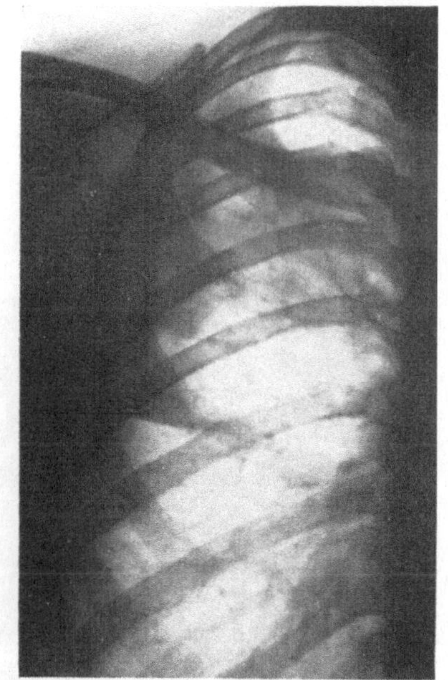

Abb. 77 b

Abb. 77. Exsudative Exazerbation eines Prozesses
bei beruflicher Exposition (Krankenschwester).
Rückbildung aus vorchemotherapeutischer Zeit. —
a) Indurierender Prozeß des rechten Oberlappens
mit harten herd- und strangförmigen Verdichtungen. — b) Nach 2 Jahren Dienst auf Tuberkuloseabteilung finden sich perifokale weiche wolkige Verschattungen in den infraklavikularen und axillaren
Teilen des rechten Oberlappens mit kavernöser Aufhellung in S 2. Hilusschatten reaktionslos. —
c) Nach 17 Monaten Sanatoriumsbehandlung:
Rückbildung der exsudativen Exazerbation mit
Schluß der Kaverne. Wiederherstellung des Aus-
gangsbefundes

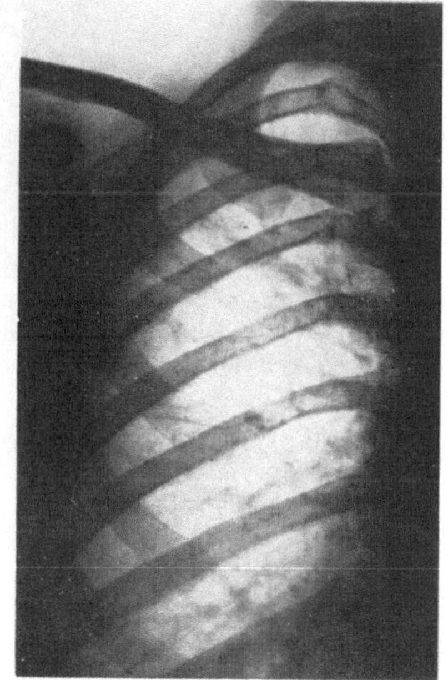

Abb. 77 c

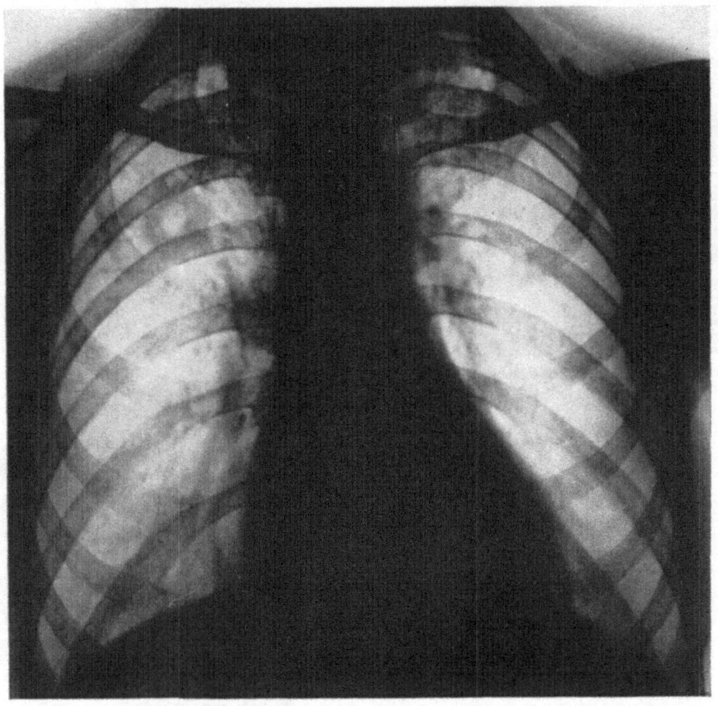

Abb. 78. Infraklavikulares kavernös zerfallendes, bronchogenes Spätinfiltrat bei bilateral-symmetrischem, fibrös-produktivem Spitzenprozeß *(Loeschcke)*

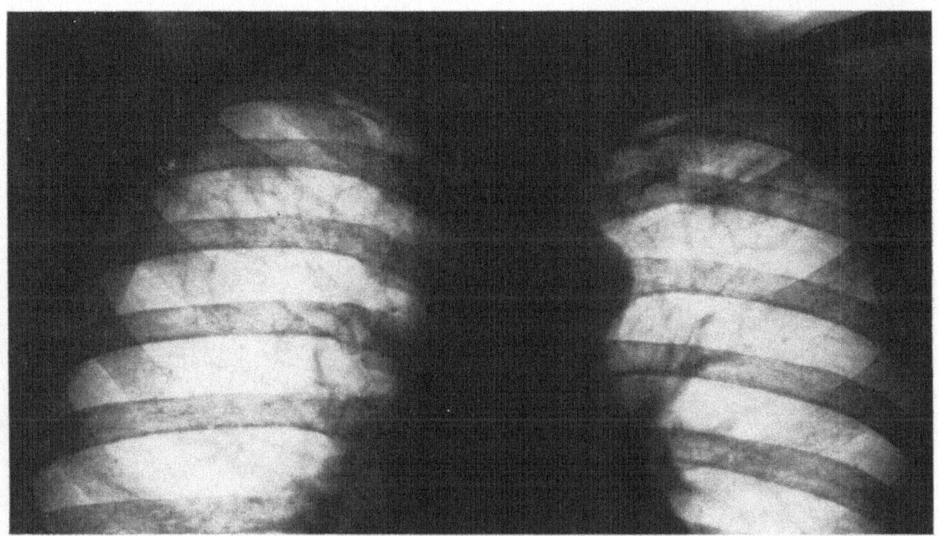

Abb. 79 a

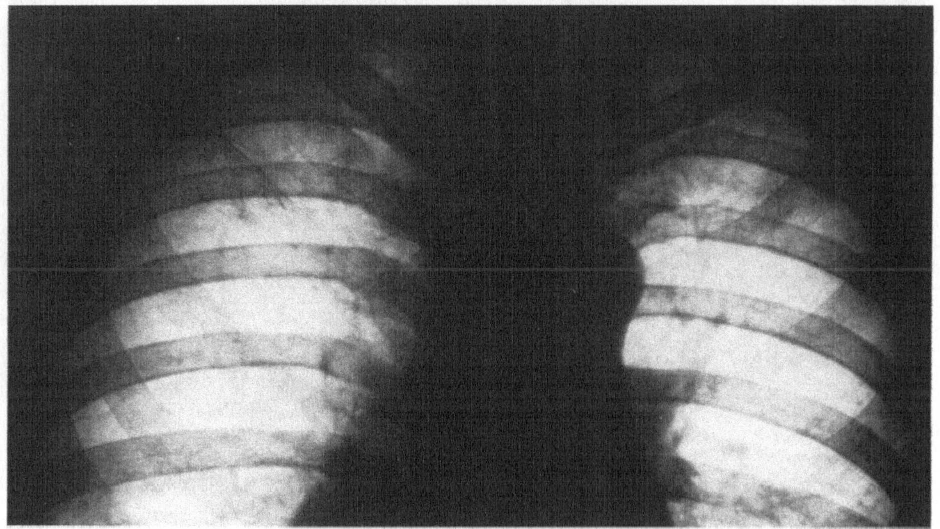

Abb. 79 b

Abb. 79. Dünnwandige Spätkaverne bei fibrös-produktiver Tuberkulose der kranialen Teile beider Oberlappen. — Al., B., 51jährige Frau. Husten mit positivem Auswurf. — a) 6. Februar 1958: Dünnwandiger Kavernenringschatten links infraklavikular. Strangförmige und harte zackig konturierte Herdschatten in den kranialen Teilen beider Oberlappen — Tuberculosis ulcerofibrosa. — Kombinierte Chemotherapie. — b) 6. Juni 1968: Haselnußkerngroßer solider Herdschatten an der Stelle der Kaverne

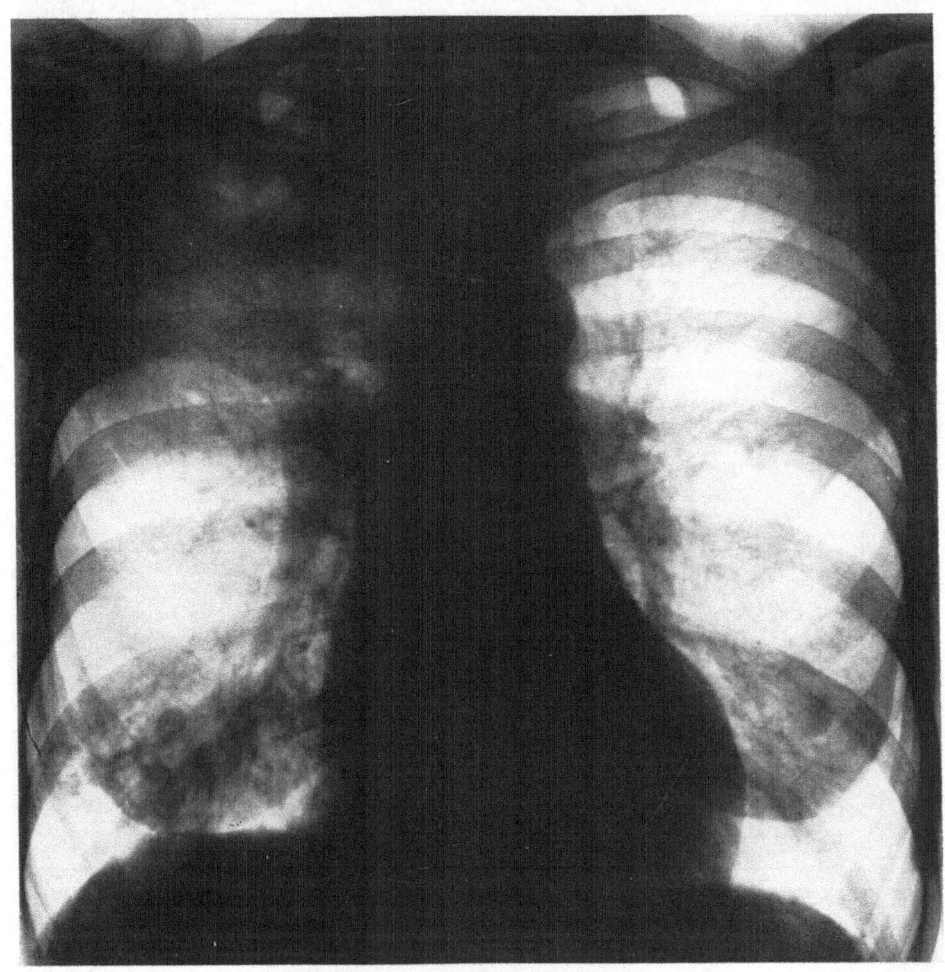

Abb. 80 a

Abb. 80. Käsige Pneumonie. — Pl. L., 59jährige Frau, familiär schwer belastet und exponiert. Angeblich bisher immer gesund. Seit einem halben Jahr müde und appetitlos. In letzter Zeit hochfebril, Sputum positiv. Phenacetinnephropathie. RR 180/85. — a) und b) Massive lobäre Verschattung des rechten Oberlappens mit einer großen und einigen kleinen kavernösen Aufhellungen. Bronchogene weiche fleckig-strängige Verschattung in der rechten Lungenbasis

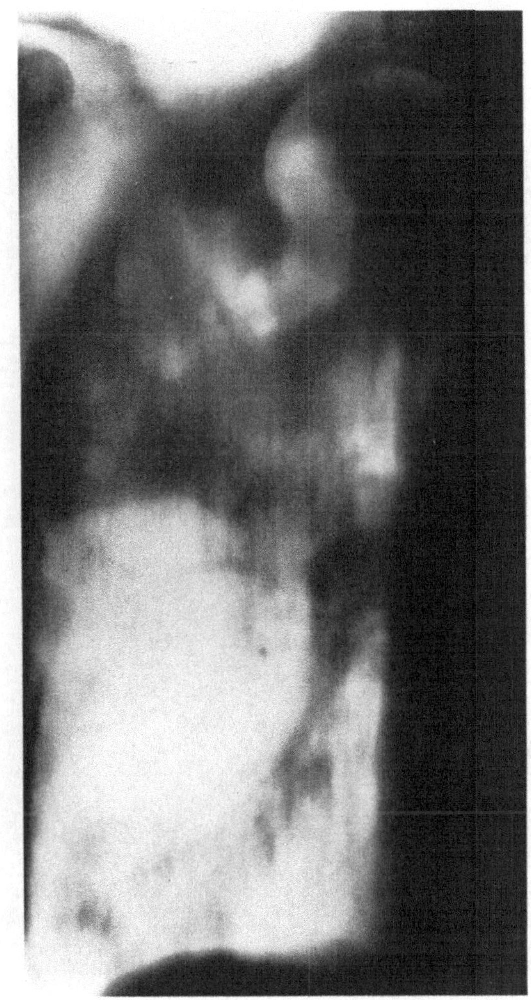

Abb. 80 b

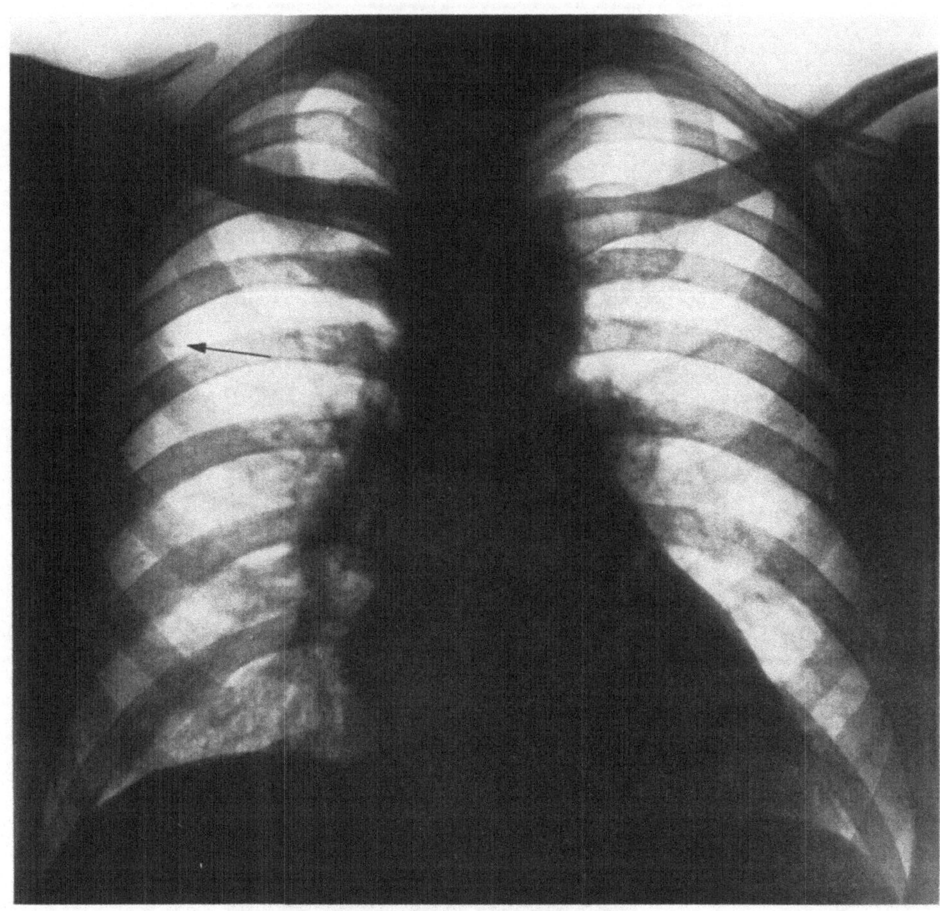

Abb. 81 a

Abb. 81. Käsige Pneumonie. — He. A., 30jähriger Mann. Seit 14 Tagen Husten. —
a) 17. März 1958: Abgesehen von einem sehr kleinen, bedeutungslos erscheinenden Schat-
tenfleck im rechten 2. vorderen ICR (Pfeil) keine Auffälligkeiten. Rechter Hilusschatten
etwas vergrößert. — b) 13. November 1958: Seit 4 Wochen vermehrter Husten mit
Auswurf, zunehmend febril, einmal Hämoptyse. Gewichtsabnahme um 25 kg im Laufe des

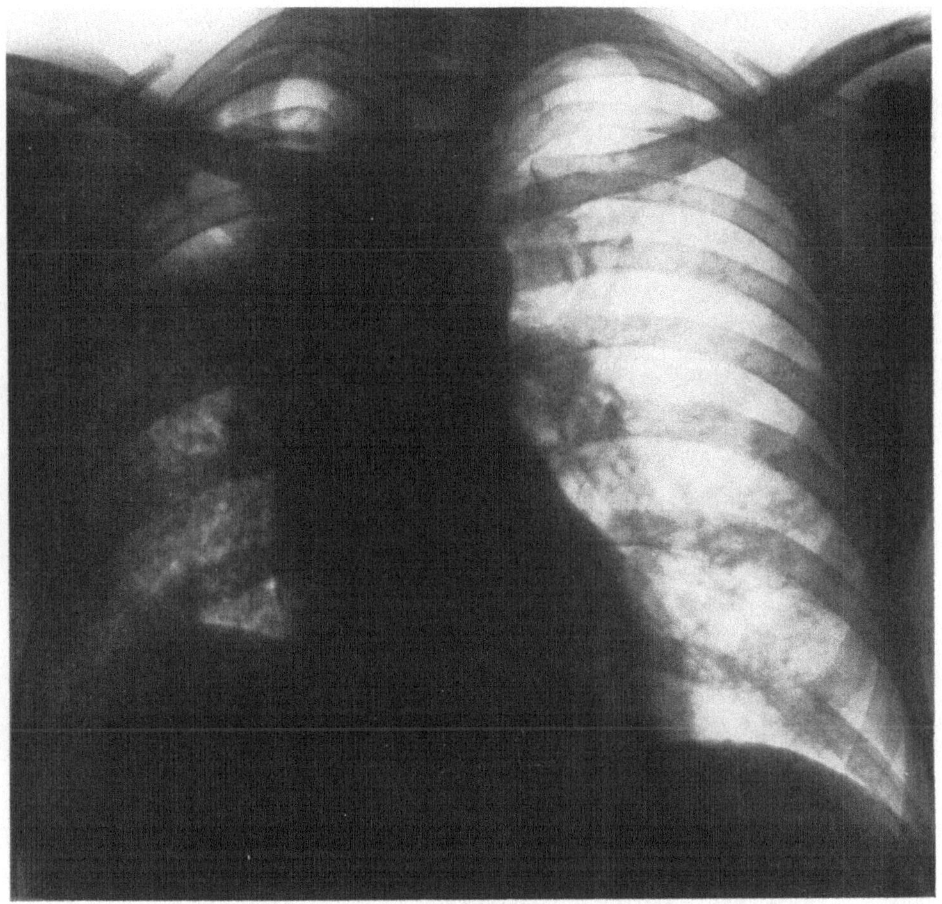

Abb. 81 b

letzten Jahres. Sputum positiv. — Massive Verschattung des rechten Oberlappens mit großer Kaverne und dichter bronchogener Streuung rechts basal. Einige Streuherde in der linken Lungenbasis. — Patient hat inzwischen zwei Erwachsene und zwei Kinder infiziert. Nach kombinierter Chemotherapie Rückbildung der bronchogenen Streuherde. Persistenz der Oberlappenkaverne. — Lobektomie

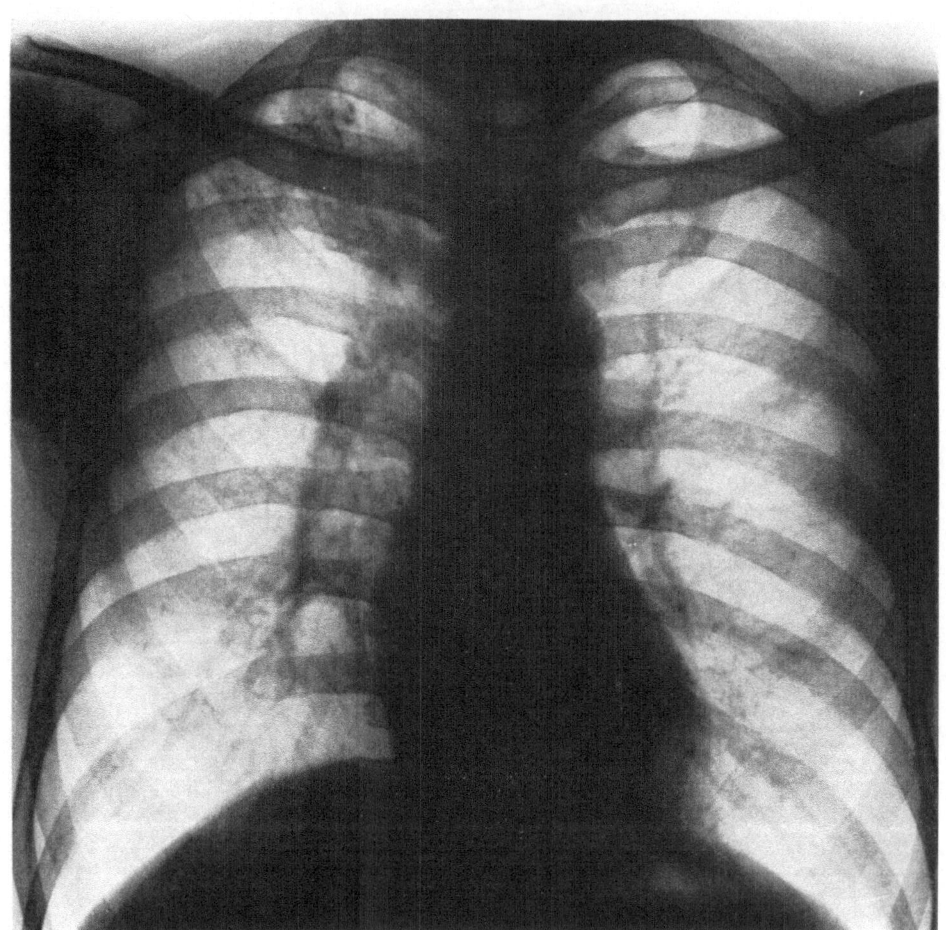

Abb. 82 a

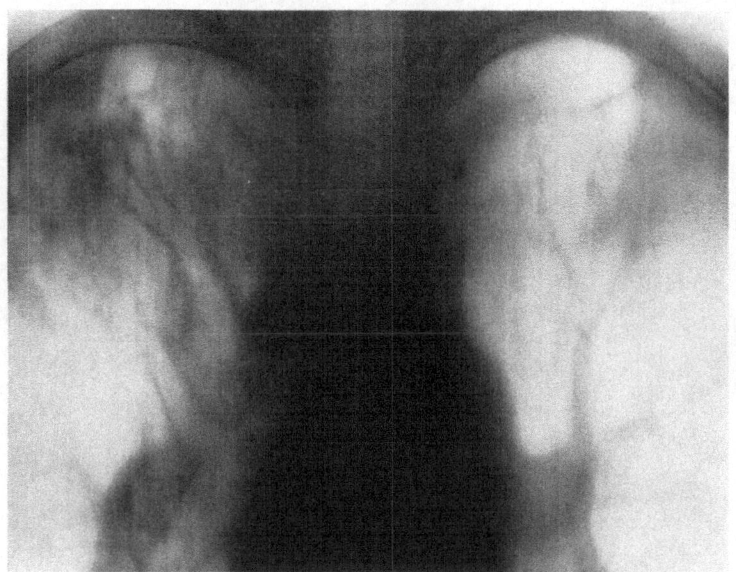

Abb. 82 b

Abb. 82. Schrumpfender kavernöser Prozeß des rechten Oberlappens und der apikalen Teile des rechten Unterlappens mit Strangkavernen und Bronchustuberkulose. — Lo. W., 31jähriger Missionar aus tuberkulös verseuchter Region Indonesiens. — Sputum positiv. — a) und b) Nach chemotherapeutisch erzieltem Rückgang einer dichten infiltrativen Verschattung in den kranialen Teilen der rechten Lunge sind in dem hochgradig geschrumpften rechten Oberlappen und in der Spitze des rechten Unterlappens Strangkavernen oder tuberkulöse Bronchiektasien mit einer schweren Deformation des Oberlappenbronchus und harten, zum Teil kalkdichten Herden nachweisbar. In beiden Spitzenfeldkuppen sind die scharf konturierten dünnwandigen Ringschatten bullöser Emphysemblasen vorhanden. Es ist kein Zweifel, daß diese Veränderungen schon vor dem letzten exsudativen Schub, der als Spätinfiltrat aufzufassen ist, vorhanden waren. Es ist wahrscheinlich, daß es sich um einen ursprünglich bilateralen hämatogen gesetzten Oberlappenprozeß handelt, der rechts durch wiederholte Exazerbationen zum Bild der schweren therapieresistenten Obergeschoßtuberkulose geführt hat. — Patient kehrte nach Ablehnung der geplanten Resektionsbehandlung in seine Heimat zurück

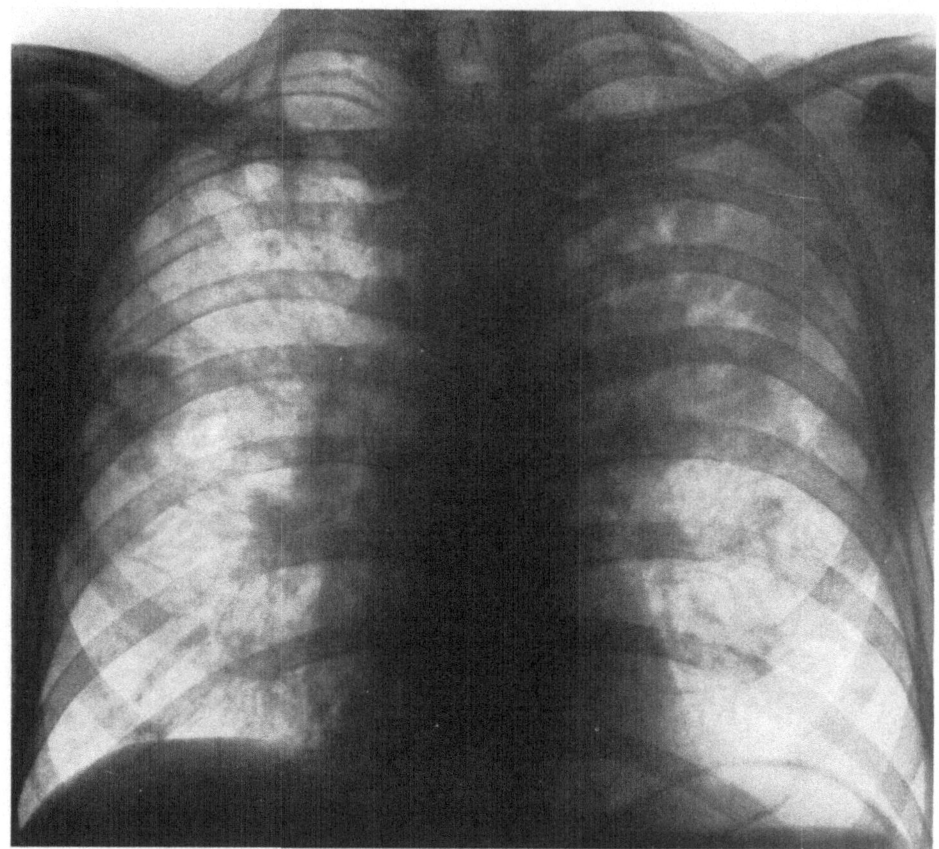

Abb. 83 a

Abb. 83. Zentrales Bronchuskarzinom bei kavernöser Lungenphthise. — Ho. A., 47jähriger Mann, der vor 10 Jahren wegen Lungentuberkulose in Heilstättenbehandlung war. Die damaligen Aufnahmen sind nicht mehr vorhanden. In den letzten Jahren Entwicklung einer beiderseitigen kavernösen Lungenphthise mit positivem Sputum. — a) und b) 15. Februar 1961: Linker Oberlappen inhomogen verschattet und mäßig geschrumpft. Innerhalb der Verschattung sind ein System multipler Kavernen sowie eine Vergrößerung und Hochziehung des Hilus nachweisbar (b). Im linken Unterlappen sind weiche Herdschatten bronchogener Streuungen. Der rechte Ober- und Mittellappen, die ebenfalls von bronchogenen Herdschatten durchsetzt sind, enthalten je einen Infiltratschatten mit kleinkirschgroßer kavernöser Aufhellung. — Kombinierte Chemotherapie. — c) 18. April 1961: Zunehmende Schrumpfung des linken Oberlappens und beginnender Rückgang der bronchogenen Streuungen. Am oberen Pol des hochgezogenen linken Hilus erscheint jetzt ein fast walnußgroßes Schattengebilde. — d) 18. Mai 1961: Sputum negativ. Allgemeinzustand des Patienten jedoch unbefriedigend. Das Schattengebilde am linken Hilus rasch pflaumengroß geworden. Der linke Oberlappen ist atelektatisch, was auf eine Bronchusstenose hinweist. Bronchoskopie: Stenose des linken Hauptbronchus an seiner Teilungsstelle durch ein verhornendes Plattenepithelkarzinom

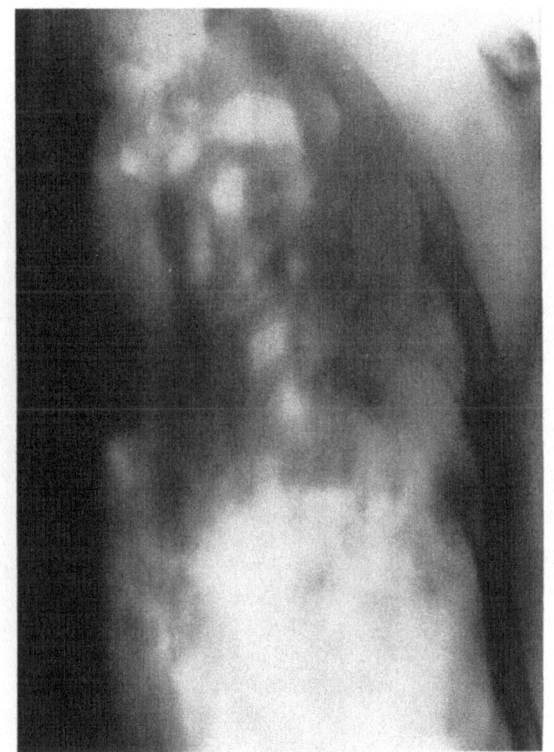

Abb. 83 b

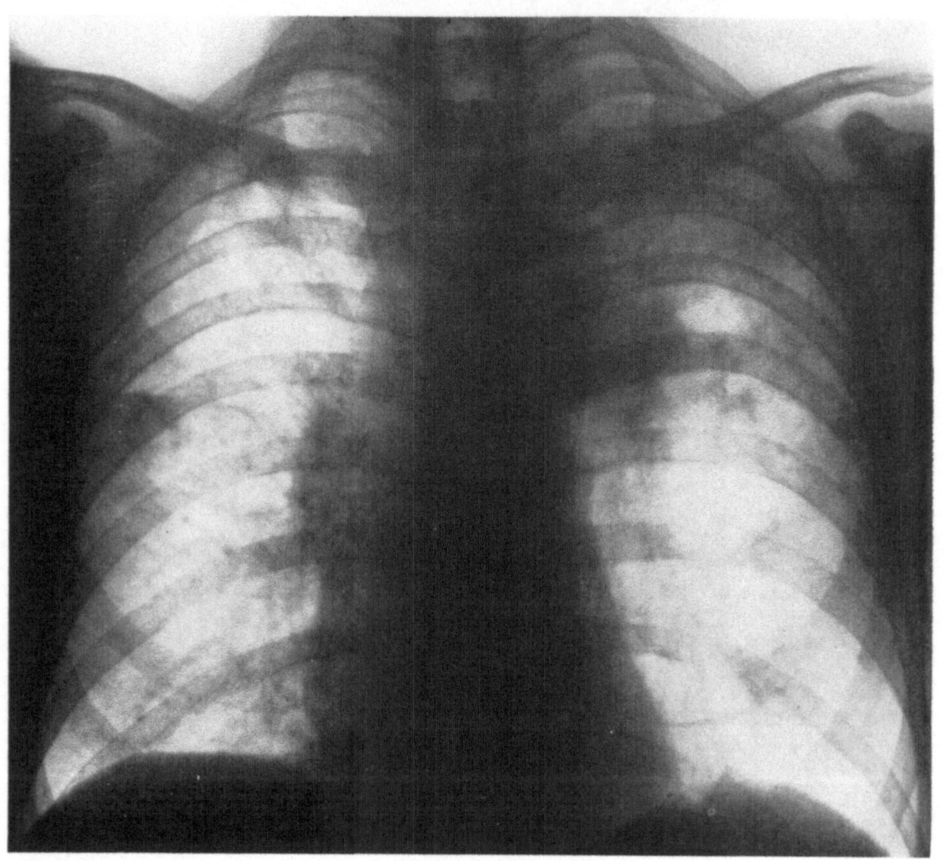

Abb. 83 c

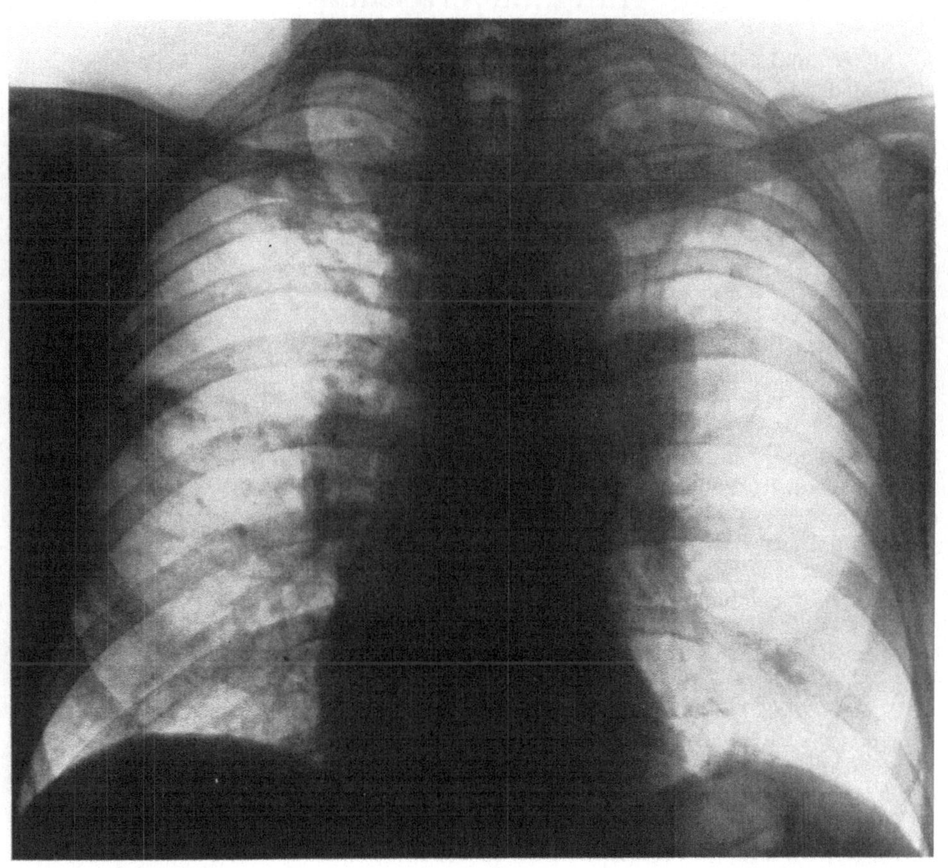

Abb. 83 d

# Literaturverzeichnis

*Abeles, H.,* und *D. Ehrlich:* Single, circumscribed, intrathoracic densites. New Engl. J. Med. **244,** 85 (1951).

*Anacker, H.:* Die röntgenologischen Merkmale des Lymphknoteneinbruchs in den Bronchus. Fschr. Röntgenstr. **87,** 588 (1957).

*Anacker, H.,* und *H. S. Stender:* Krankheiten der Lunge. In: *Haubrich, R.:* Klinische Röntgendiagnostik innerer Krankheiten, Bd. I. Berlin-Göttingen-Heidelberg: Springer. 1963.

*Assmann, H.:* Frühinfiltrat, Entstehung und Infektionswege. Erg. Tbk. Forsch. **1,** 115 (1930).

*Barth, W.,* und *W. Grosse:* Das resezierte Tuberkulom der Lunge. Ein Beitrag zur Therapie, Prognose und Immunbiologie. Tuberkulose-Arzt **15,** 369 (1961).

*Birkhäuser, H.:* Untersuchungen über Entstehung und Verlauf der Lungentuberkulose in einem regelmäßig kontrollierten Kollektiv. Fortschr. Tuberk. Forsch. **6,** 90 (1955).

— Die Spontanheilung der postprimären Lungentuberkulose. Fortschr. Tuberk. Forsch. **14,** 1 (1965).

*Blumencron, W. v.:* Über allmählichen Kalkschwund aus tuberkulösen Hiluslymphknoten. Wien. Arch. inn. Med. **33,** 31 (1940).

*Böhlke, E.:* Zur Problematik des Bronchial-Karzinoms bei Lungentuberkulose. Prax. d. Pneumologie **20,** 1 (1966).

*Böttiger, L. E., H. H. Nordenstam* und *P. O. Wester:* Disseminated tuberculosis, a cause of fever of obscure origin. Lancet **1962,** 19.

*Braeuning, H.:* Der Beginn der Lungentuberkulose beim Erwachsenen. Leipzig: Thieme. 1938.

*Braeuning, H.,* und *F. Redeker:* Phthisische Entwicklungen aus den Reihen des Frühinfiltrats und des frühen phthisischen Nachschubes. Tbk. bibl. Nr. 39 (1931).

*Brock, R. C.:* Post-tuberculous bronchostenosis and bronchiectasis of the middle lobe. Thorax **5,** 5 (1950).

*Buchegger, G.,* und *W. Pertzborn:* Zur Erfassung und stationären Behandlung der im Zusammenhang mit der Umgebungs- und Röntgenreihenuntersuchung entdeckten Lungentuberkulosen von Frauen. Beitr. Klin. Tbk. **122,** 203 (1960).

*Canetti, G.:* Primo-infection et réinfection dans la tuberculose pulmonaire. Paris: Flammarion. 1954.

*Dufourt, A.,* und *A. Depierre:* Klinik des Tracheobronchialdrüsendurchbruchs. Erg. Tbk. Forsch. **12,** 47 (1954).

*Endrei, E.:* Das Lungenkarzinom bei Lungentuberkulose. Schweiz. med. Wschr. **93,** 882 (1963).

— Lungentuberkulose und Lungenkarzinom. Schweiz. med. Wschr. **94,** 1256 (1964).

*Esser, C.:* Lungensegmente. Fschr. Röntgenstr. **71,** 395 (1949).

*Favez, G.,* und *O. Soliman:* L'exploration radiologique du poumon et du médiastin à l'aide de la tomographie oblique postérieure à 55°. Basel: Karger. 1966.

*Fleischner, F.:* Heilungsvorgänge und Heilungsnachweis der Lungentuberkulose im Röntgenbilde. Erg. Tbk. Forsch. **1**, 195 (1930).
— Atelektase und Lungentuberkulose. Beitr. Klin. Tbk. **85**, 313 (1934).
— Stenosen und Perforationen der großen Bronchien in ihrer Bedeutung für die Lungenpathologie. Wien. klin. Wschr. Nr. 31 und 32 (1935).
*Froste, N.:* Bronchoscopy in pulmonary tuberculosis. Acta tbc. scand. Suppl. **23** (1950).
*Gey, R.:* Die Bronchitis deformans. Virch. Arch. **255**, 528 (1925).
*Giese, W.:* Die schwielige Induration der Lungenlymphknoten. Beitr. path. anat. u. allg. Pathologie **90**, 555 (1932/33).
— Die Lungentuberkulose. In: *Kaufmann:* Spezielle pathologische Anatomie, II/3. Berlin: Walter de Gruyter & Co. 1960.
— Die pathologische Anatomie des Tuberkuloms. Beitr. Klin. Tbk. **124**, 205 (1961).
*Good, H.:* Persönliche Mitteilungen.
*Görgényi-Göttche, O.,* und *D. Kassay:* Zur Bedeutung der Bronchialdrüsenperforation bei der Tuberkulose der endothorakalen Lymphknoten. Schweiz. med. Wschr. **80**, 1213 (1950).
*Gräff, S.,* und *L. Küpferle:* Die Lungenphthise. Ergebnisse vergleichender röntgenologisch-anatomischer Untersuchungen. Berlin: Springer. 1923.
*Graham, E. A., T. H. Burford,* und *J. H. Mayer:* Middle lobe syndrom. Postgraduate Med. **4**, 29 (1948).
*Haefliger, E.:* Die Bedeutung der hämatogenen Streuung für die Entwicklung der Lungentuberkulose. Schweiz. Z. f. Tuberk. **9**, 446 (1952).
— Die Primo-Sekundärtuberkulose. Handb. inn. Medizin Bd. IV/3. Berlin-Göttingen-Heidelberg: Springer. 1956.
*Haefliger, E.,* und *R. Bischoff:* Das röntgenologische Erscheinungsbild der in das Lungenparenchym streuenden Bronchus- und Hilusdrüsentuberkulose. Fschr. Röntgenstr. **83**, 671 (1955).
*Haefliger, E.,* und *G. Mark:* Lungenphthise. Handb. inn. Medizin Bd. IV/3. Berlin-Göttingen-Heidelberg: Springer. 1956.
*Hanke, R.:* Lymphknoten- oder Gefäßschatten am Aortenbogen? Fortschr. Röntgenstr. **108**, 197 (1968).
*Hasche, E.,* und *V. Haenselt:* Die Hamartome der Lunge. Z. Tbk. **116**, 1 (1960).
*Hein, J.:* Zur Problematik des tuberkulösen Rundherdes (in internistischer Sicht). Beitr. Klin. Tbk. **124**, 208 (1961).
*Hoppe, W.:* Klinik der segmentalen Verlaufsform der Lungentuberkulose. Z. Tbk. **103**, 331 (1953).
*Huebschmann, P.:* Pathologische Anatomie der Tuberkulose. Berlin: Springer. 1928.
*Irmer, W.,* u. Mitarb.: Solitäre Rundschatten der Lunge. Z. Tbk. **111**, 270 (1958).
*Junker, F.:* Die Notwendigkeit der Tuberkulosefürsorge und ihre Aufgaben in der Zukunft. Vierte Arbeitstagung d. Arbeitsgemeinschaft der Fürsorgeärzte. Österr. Gesellschaft f. Tuberkulose u. Lungenerkrankungen, 1964.
— Zur Frage der offenen Kavernenheilung vom Standpunkt des Fürsorgearztes. 8. Tag. d. Österr. Gesellschaft f. Tuberkulose u. Lungenerkrankungen, 1965. Wien: Hollinek.
*Karthagener, M., J. C. Landis, P. Sträuli* und *E. Uehlinger:* Die bronchiolitische Lungenfibrose. Beitr. Klin. Tbk. **129**, 338 (1964).
*Kleinschmidt, H.:* 50 Jahre Beschäftigung mit dem Problem der Kindertuberkulose. Schweiz. Z. f. Tuberk. **16**, 320 (1959).
*Lachmann, E.:* Atypische Tuberkulose (oder Tuberkulome?), Lungenmetastasen vortäuschend. Fschr. Röntgenstr. **43**, 407 (1931).

*Langer, Cl.:* Die offene Kavernenheilung. 8. Tag. d. Österr. Gesellschaft f. Tuberkulose u. Lungenerkrankungen, 1965. Wien: Hollinek.

*Lincoln, E. M.:* Epidemics of tuberculosis. Fortschr. Tuberk. Forsch. **14,** 157 (1965).

*Linder, F.,* und *V. Jagdschian:* Rundherde der Lunge. Langenbecks Arch. klin. Chir. **292,** 371 (1959).

— Der pulmonale Rundherd. Z. Kurse ärztl. Fortbild. **5,** 210 (1960).

*Lobenwein-Weinegg, E.:* Pleurakaverne nach „gedeckter" Kavernenperforation. 6. Tag. d. Österr. Gesellschaft f. Tuberkulose u. Lungenerkrankungen, 1961. Wien: Hollinek.

*Löffler, W.:* Die tuberkulöse Späterstinfektion und ihre Entwicklungstendenz. Schweiz. med. Wschr. **23,** 686 (1942).

*Lüdin, M.:* Der solitäre umschriebene, rundliche Schatten im Lungenröntgenbilde. Fschr. Röntgenstr. **34,** 899 (1926).

*Malmros, H.,* und *E. Hedvall:* Studien über die Entstehung und Entwicklung der Lungentuberkulose. Tbk. bibl. Nr. 68 (1938).

*Medlar, E. M.:* The Behavior of Pulmonary Tuberculous Lesions. New York: 1954.

*Müller, G.:* Zur Frage des Rezidivs nach Lungenresektion. Beitr. Klin. Tbk. **129,** 246 (1964).

*Puhl, H.:* Über die phthisische Primär- und Reinfektion der Lunge. Beitr. Klin. Tbk. **52,** 116 (1922).

*Ranke, K. E.:* Primäraffekt, sekundäre und tertiäre Stadien der Lungentuberkulose. Dtsch. Arch. klin. Med. **129,** 224 (1916).

*Rauch, H. W. M.:* Anzeigen zur operativen Behandlung und ihre Ergebnisse bei 220 Tuberkulomen der Lunge. Thoraxchirurgie **4,** 534 (1956/57).

*Redeker, F.,* und *O. Walter:* Entstehung und Entwicklung der Lungenschwindsucht des Erwachsenen. Leipzig: Kabitzsch. 1929.

*Rehm, A.,* und *K. A. Kühnemann:* Broncholithiasis. Fschr. Röntgenstr. **104,** 781 (1966).

*Rotach, F.:* Eine Tuberkulose-Endemie in einer Schwachsinnigenanstalt. Schweiz. Z. f. Tuberk. **2,** 212 (1945).

*Rothe, G.* u. Mitarb.: Das Tuberkulom der Lunge. Tuberk. Bibliothek. Leipzig: Barth. 1960.

*Roulet, F.:* Die infektiösen spezifischen Granulome. In: Hdb. allg. Path. VII/1. Berlin-Göttingen-Heidelberg: Springer. 1956.

*Rübe, W.:* Der Lungenrundherd. Stuttgart: Thieme. 1966.

*Rüttimann, A.,* und *F. Suter:* Das Tuberkulom der Lunge. Schweiz. med. Wschr. **83,** 591 (1953).

*Sattler, A.:* Der Beitrag der pleuralen Bioskopie zur Diagnose und Differentialdiagnose der pulmonalen Rundherde. Beitr. Klin. Tbk. **126,** 57 (1962).

*Schmidt, P. G.:* Die Behandlung der Konglomerattuberkulose unter Berücksichtigung des Tuberkulomes, der aufgefüllten Kaverne, der käsigen Pneumonie. Beitr. Klin. Tbk. **121,** 321 (1959).

*Schmidt, P. G.,* und *H. W. Rauch:* Spätergebnisse nach Lungenresektion wegen Lungentuberkulose. Beitr. Klin. Tbk. **129,** 56 (1964).

*Schwartz, Ph.:* Die automatische, endogene, lymphadenobronchogene Reinfektion in der Initialperiode der Tuberkulose. Fol. Pathol. (Istanbul) **1** (1948).

— Einbrüche tuberkulöser Lymphknoten in das Bronchialsystem und ihre pathogenetische Bedeutung. Beitr. Klin. Tbk. **103,** 182 (1950).

— Neue Beiträge zur Morphologie und Pathogenese der Lungenschwindsucht. Fol. Pathol. (Istanbul) **2,** (1952).

*Simon, G.:* Neuere Anschauungen über Entstehung und Wesen der Lungentuberkulose des Kindesalters. Z. Tbk. **97,** 133 (1951).
— Beispiele aus dem Ablauf der Primärtuberkulose und Folgerungen für die Therapie und Prognose. Beitr. Klin. Tbk. **122,** 305 (1960).
*Soulas, A.:* Rôle des bronches dans la genèse et la dissémination de la tuberculose pulmonaire. Fortschr. Tuberk. Forsch. **5,** 314 (1952).
*Stiefel, G. E.:* Tonsillentuberkulose und tuberkulöses Halslymphom. Schweiz. med. Wschr. **83,** 671 (1953).
*Suter, F.,* und *H. Iselin:* Zur Frage der Entstehung der Lungenphthise des Erwachsenen aus perforierenden Hiluslymphknoten. Schweiz. Z. f. Tuberk. **8,** 341 (1951).
— Hat die tuberkulöse Hiluslymphknotenperforation beim Erwachsenen praktische Bedeutung? Schweiz. med. Wschr. **82,** 273 (1952).
*Tanner, E.:* Röntgenologische Erscheinungen der Bronchustuberkulose beim Erwachsenen. Bronchus et pulmo. Basel: Karger. Nr. 72 (1950).
*Tuttle, W. M., R. J. Barrett,* und *J. H. Hertzler:* The importance of surgery in the management of the coin lesion. Amer. J. Surg. **89,** 422 (1955).
*Uehlinger, E.:* Die pathologische Anatomie der Bronchustuberkulose. In: *Wernli-Hässig, A.:* Bronchus et pulmo. Basel: Karger. 1950.
— Pathologische Anatomie und Pathogenese der hämatogenen Tuberkulose. Schweiz. Z. f. Tuberk. **9,** 455 (1952).
— Pathologische Anatomie der tuberkulösen Späterstinfektion. Erg. Tbk. Forsch. **11,** 1 (1953).
— Die Epidemiologie des Bronchialdurchbruchs tuberkulöser Lymphknoten. Beitr. Klin. Tbk. **110,** 128 (1953/54).
*Uehlinger, E.,* und *G. Schoch:* Das Mittellappensyndrom. In: Röntgendiagnostik. Ergebnisse 1952—1956. Stuttgart: Thieme. 1957.
*Vogt, D.:* Zur Frage des Einflusses der Superinfektion auf den Verlauf der Tuberkulose des Kindesalters. Erg. Tbk. Forsch. **12,** 423 (1954).
*Voigtmann, S.:* Über isolierte chron. Rundherde in den Lungen. Beitr. Klin. Tbk. **35,** 867 (1935).
*Wallgren, A.:* Über das Ansteckungsvermögen der Kindertuberkulose. Acta paediat. **22,** 229 (1937).
*Weber, H. W.:* Untersuchungen über die Bedeutung der Lungensegmente. Frankf. Z. Path. **62,** 499 (1951).
*Wessler* und *Jaches:* Clinical Roentgenology of the Chest. New York 1923. Zit. nach *Redeker* und *Walter.*
*Wissler, H.:* Die Bedeutung der durch tuberkulöse Bronchialdrüsen hervorgerufenen Bronchusveränderungen für den Ablauf der Tuberkulose im Kindesalter. Schweiz. med. Wschr. **80,** 831 (1950).
*Wurm, H.:* Der Ablauf der tuberkulösen Infektion des Menschen. In: Handbuch der allg. Pathologie und pathologischen Anatomie des Menschen. Leipzig: Thieme. 1943.
*Zdansky, E.:* Die Entwicklung der Lungentuberkulose im Röntgenbild. Wien: Springer. 1949.
— Über die Bedeutung der entzündlichen segmentförmigen Lungenprozesse. Radiologia clin. **21,** 289 (1952).
— Neuere Anschauungen über die Pathogenese der tuberkulösen Lungenstreuungen. Wien. med. Wschr. **1953,** 690.
*Zdansky, E.,* und *F. Wachtler:* Über ein gehäuftes Auftreten der von der Hilusgegend ausgehenden sog. Infiltrierungen im vorgerückten Lebensalter. Wien. klin. Wschr. **58,** 34 (1946).

# Sachverzeichnis




Druck: Friedrich Jasper, 1030 Wien